U0198312

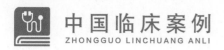

临床实践与教学丛书

炎症性肠病MDT病例精解

主编 田 雨 李俊霞 王化虹

上海科学技术文献出版社
Shanghai Scientific and Technological Literature Press

图书在版编目（CIP）数据

炎症性肠病 MDT 病例精解 / 田雨，李俊霞，王化虹主编 . -- 上海：上海科学技术文献出版社，2024

（中国临床案例）

ISBN 978-7-5439-9072-2

Ⅰ . ①炎… Ⅱ . ①田… ②李… ③王… Ⅲ . ①肠炎—病案—分析 Ⅳ . ① R516.1

中国国家版本馆 CIP 数据核字（2024）第 095866 号

策划编辑：张　树
责任编辑：应丽春
封面设计：李　楠

炎症性肠病 MDT 病例精解
YANZHENGXING CHANGBING MDT BINGLI JINGJIE

主　　编：田　雨　李俊霞　王化虹
出版发行：上海科学技术文献出版社
地　　址：上海市淮海中路 1329 号 4 楼
邮政编码：200031
经　　销：全国新华书店
印　　刷：河北朗祥印刷有限公司
开　　本：787mm×1092mm　1/16
印　　张：15.5
版　　次：2024 年 5 月第 1 版　2024 年 5 月第 1 次印刷
书　　号：ISBN 978-7-5439-9072-2
定　　价：218.00 元
http://www.sstlp.com

田雨，医学博士，主任医师。现任北京大学第一医院消化内科副主任。

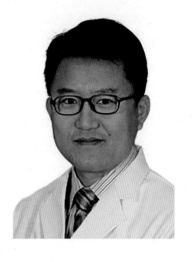

兼任中华医学会肝病分会肝病相关消化疾病协作组副组长，中国医师协会消化医师分会消化内镜专业委员会委员，中华医学会消化病分会炎症性肠病学组内镜俱乐部委员，中国医师协会循证医学委员会临床循证营养学组委员，北京医学会消化病学分会肠病学组委员，北京医师协会消化内科专科医师分会理事，中国中西医结合学会消化内镜学专业委员会炎症性肠病学组委员，中国研究型医院学会中西医整合脾胃消化病专业委员会委员。

2022年度中央高水平医院临床研究"膳食纤维对炎症性肠病治疗效果的影响及机制探讨"（2022CR02）项目负责人。

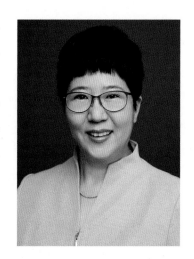

　　李俊霞，主任医师，教授，硕士研究生导师，内科学兼全科医学执业医师。现任北京大学第一医院消化内科主任。

　　兼任中华医学会消化分会炎症性肠病学组委员，中华医学会全科医学分会慢性病管理学组委员，吴阶平医学基金会消化内科及炎症性肠病联盟委员等，北京大学医学部全科医学系委员、吴阶平基金会全科医学部委员等。

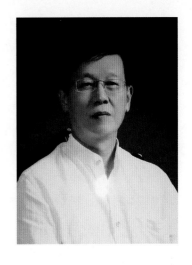

王化虹，主任医师，教授，博士生导师。现任北京大学第一医院消化内科主任。

兼任中华医学会消化分会炎症性肠病学组委员和胃肠动力协作组副组长，中华医学会北京微生态和Hp学会副主任委员，北京医师协会消化委员会副主任委员，北京医学奖励基金会微生态委员会副主任委员和IBD委员会常务委员，中国研究型医院学会中西医整合脾胃消化专业委员会副主任委员，中华消化病学分会炎症性肠病诊疗质控评估指导中心委员会委员，中国医药教育协会炎症性肠病专业委员会副主任委员。

炎症性肠病（IBD）是一类病因未明的肠道免疫炎症性疾病，包括克罗恩病（CD）和溃疡性结肠炎（UC）。我国 IBD 的发病率逐年增高，已经成为临床不少见的疾病，而且由于其疾病特征使得临床处置有很大的特殊性，因疾病复杂而诊治困难，因长期反复而病程迁延，因个体差异而结局多变，因机制不明而方案迥异。如果在 IBD 诊治过程中缺少了多学科团队（MDT）的实时严密监测和及时调整治疗方案，将对患者的预后产生较大影响。为建立切合我国现阶段实际的 IBD-MDT 诊疗模式，形成行业的标准操作流程，中华医学会消化病学分会炎症性肠病学组组织 IBD 专家，经过反复讨论及投票，制定了《炎症性肠病多学科团队诊疗模式的共识意见》，并推动 MDT 在临床的规范实践和应用，促进了我国在 IBD 领域不断发展和进步，尤其是专科队伍建设、诊疗水平、科研项目和公众认知等方面的提高。

北大医院 IBD 团队是我国第一批认证的 IBD 区域中心，在 IBD 诊治尤其是疑难复杂病例处理上经验丰富、积淀深厚，这本《炎症性肠病 MDT 病例精解》就是部分体现。全书分七个章节，既有经典病案，也有复杂病例；既有成人 IBD，也有儿童 IBD；既有并发症处理，也有感染控制；既有内科，也有外科，还有营养及心理学，充分记录了多学科诊疗模式的过程和结果，从中能学到作者团队缜密思维、整合处置、精医尚德的风范。作为一部病例集，其特点是病例多、种类全、复杂度高和资料齐全，点评到位，图文并茂，使得全书知识性和可读性均很强，是一本难得的案头常伴书籍，特此推荐。

吴开春

2024 年 1 月 30 日于西安

序言作者简介

吴开春，主任医师，教授。现任职于空军军医大学西京消化病医院。"长江学者奖励计划"特聘教授，"国家杰出青年基金"获得者，国务院政府特殊津贴专家。兼任世界胃肠病组织（WGO）常务理事，亚太消化学会（APAGE）常务理事，中华消化学会副主任委员，中国医师协会消化分会副会长，全军消化专委会主任委员，陕西省消化学会主任委员。

1859 年，英国 Samuel Wilks 医生提出 UC 的诊断。Crohn 医生 1932 年描述了与 UC 不同的一种疾病："该疾病病因尚不明确，患者可出现与溃疡性结肠炎（ulcerative colitis，UC）患者相似的症状，如发热、腹泻和消瘦；患者右髂窝常有可被触及的包块；通常，这些患者需要接受手术治疗。这一疾病被命名为克罗恩病（Crohn'sdisease，CD）。有资料表明，在过去 50 多年中，UC 在西方国家的发病率和患病率分别为 8/10 万～14/10 万和 120/10 万～200/10 万，而目前 CD 的发病率和患病率分别为 6/10 万～15/10 万和 50/10 万～200/10 万。我国 IBD 相关研究起步较晚，虽然从 20 个世纪 50 年代开始北大医院就有 UC 的诊断病例，但 CD 报道很少。所以开始在我国 IBD 曾被认为是罕见病。我国报道 UC 和 CD 的发病率分别为 1.45/10 万～2.05/10 万、0.51/10 万～1.09/10 万。近十几年 IBD 在我国有明显的上升趋势。

但是，在我国炎症性肠病的诊断是需要全面考虑的，我国的结核病发生较多，特别容易和炎症性肠病相混淆，需要很好的排查。另外，在不同年龄发生腹痛、腹泻、黏液血便等症状的患者，要全面考虑，要除外感染性疾病、缺血性肠病和肿瘤性疾病；还有 IBD 的肠外表现等问题也需要在诊断中加以考虑。我国小儿的 IBD 发生也有明显的上升趋势，这可能与基因遗传的因素有关。因此，IBD 是复杂的，而且可能造成多系统损害。所以对该病的诊治，通过多学科（MDT）的共同协作，是正确诊断和治疗的关键。

本书试图通过对 IBD 典型病例的诊断与治疗、IBD 的肠外表现与肠外并发症、IBD 合并感染、IBD 应鉴别的感染性疾病、IBD 应鉴别的非感染性肠道炎性疾病、IBD 手术治疗的相关问题、儿童期 IBD 与 IBD 的社会心理问题等多方面多学科诊治的处理进行探讨。希望对 IBD 的诊治认识有一定帮助，同时也对发现的一些问题提出了一定的思考，为今后正确的诊断和处理 IBD 打下了较好的基础，并特别希望各位同道提出宝贵的意见和建议，为了我国 IBD 工作，希望我们大家共同努力！

2024 年 1 月 30 日于北京

序言作者简介

王化虹，主任医师，教授，博士生导师。现任北京大学第一医院消化内科主任。兼任中华医学会消化分会炎症性肠病学组委员和胃肠动力协作组副组长，中华医学会北京微生态和 Hp 学会副主任委员，北京医师协会消化委员会副主任委员，北京医学奖励基金会微生态委员会副主任委员和 IBD 委员会常务委员，中国研究型医院学会中西医整合脾胃消化专业委员会副主任委员，中国医药教育协会炎症性肠病专业委员会副主任委员。

炎症性肠病（Inflammatory Bowel Diseases，简称 IBD）是一种慢性、复发性、炎症性的消化道疾病，主要包括溃疡性结肠炎（Ulcerative Colitis）和克罗恩病（Crohn's Disease）。这类疾病虽然较为常见，但其病因未明，病情复杂多变，给临床诊断和治疗带来了一定的困难。本书汇集了一系列炎症性肠病典型及疑难病例，通过对其深入分析和讨论，旨在提高读者对这类疾病的诊断和治疗水平。

本书的病例均来自临床实践，每一个病例都具有其独特的诊断和治疗难点。通过专家们的深入剖析，我们将能够更深入地理解这些病例的本质，掌握处理复杂病例的技巧和方法。我们希望读者通过这些病例的学习，能更好地理解炎症性肠病的复杂性和多样性，提高对这类疾病的诊疗能力。

此外，本书也强调了多学科联合诊疗在炎症性肠病中的重要性。从病理学到临床诊断，从内窥镜到影像学，从药物治疗到外科手术，每一个病例都需要多学科的紧密合作。通过本书的阅读，读者将能更全面地了解和掌握这类疾病的诊疗知识，提高其在多学科联合诊疗中的能力。

总的来说，《中国临床案例·炎症性肠病 MDT 病例精解》旨在为临床医生提供一本实用的参考书籍，帮助他们在面对炎症性肠病时能做出更为准确的诊断和治疗决策。我们希望通过这本书的出版，能提高我国炎症性肠病的诊疗水平，为患者提供更为优质的医疗服务。

在本书的编写过程中，我们得到了很多专家和学者的支持与帮助。在此，我们向他们表示由衷的感谢！同时，我们也感谢所有为本书提供病例的医护人员和患者们，是他们的贡献使得这本书能够得以完成。

由于编者水平有限，本书难免存在不足之处，欢迎广大读者批评指正。

编 者

2023 年 12 月

目 录

1

第一章

IBD 典型病例诊断与治疗

由于炎症性肠病（IBD）缺少诊断"金标准"，所以诊断每一例 IBD 均需排除各种原因引起的慢性肠道炎症，才可以做出正确诊断。"典型病例"首先是鉴别诊断的过程相对并不复杂，不像有些鉴别诊断困难的病例，经历较长时间临床随访才做出最终诊断。虽然溃疡性结肠炎（UC）和克罗恩病（CD）是 IBD 中两个相对独立的疾病，其临床表现也不尽相同，但反复发作，不断进展是其共同特征。"典型病例"通常很快被诊断，与其较短时间内临床复发和疾病进展往往伴随。总体而言，与 UC 相比，CD 的诊治更加棘手。有些重症 CD 进展迅猛，可能会出现难以控制的灾难性炎症爆发，危及 CD 患者生命。对于重症 UC 病例的治疗，包括外科手术在内的多种治疗方式的恰当运用通常可以挽救患者生命。

病例 1　溃疡性结肠炎的治疗——专业门诊共同决策

一、病历摘要

患者男性，63 岁，主因"间断黏液血便 19 年，加重 3 个月"就诊。

现病史：患者 19 年前（2003 年 5 月）因发热转往定点医院治疗，予红霉素及胸腺肽治疗 2 周后出现腹泻 7 ~ 8 次 / 天，便中伴鲜血，偶有黏液，无腹痛。行钡灌肠检查示结肠多发溃疡。后转往上级医院行结肠镜示全结肠多发溃疡，诊断为"溃疡性结肠炎"。给予泼尼松（最大量 50mg/d）治疗 1 个月后症状明显好转，逐渐停激素，之后服中药治疗 1 年。

18 年前（2004 年）患者因再次便血，伴右下腹痛，无发热。复查结肠镜：全结肠黏膜充血散在 0.1 ~ 0.2cm 小溃疡，部分小溃疡聚集成片，以肝曲、横结肠及脾曲为主，符合溃疡性结肠炎（UC）。查 Hb 145g/L，血沉（ESR）9mm/h，ANCA（-），予柳氮磺胺吡啶（SASP）1.0g qid 治疗。1 周后便血消失，SASP 逐渐减量至 2g/d 维持治疗。

17 年前（2005 年 8 月）患者再次出现便血，遂将 SASP 加至 4g/d 效果不佳，间断便中有黏液脓血。查结肠镜：自升结肠至直肠黏膜充血、糜烂及浅溃疡形成。换用美沙拉秦(惠迪)1.0g qid 并加用 SASP 栓 0.5g qn。患者排便每日 1 次,偶伴黏液。美沙拉秦(惠迪)口服加直肠 SASP 栓治疗约 1 年。1 年后患者自行改为中药治疗,便中间断有鲜血。患者自行中药与美沙拉秦联合使用。

11 年前(2011 年 3 月)患者便血再次明显发作。复查肠镜：直肠至直 - 乙交界(距肛门 15cm)可见连续的黏膜充血水肿、糜烂,可见大量分泌物附着。临床活动度判定 Mayo 7 分,参与美沙拉秦(Asacol)治疗轻 - 中度活动期 UC Ⅲ期临床试验。2 个月后达临床缓解,复查肠镜示直乙结肠黏膜略粗糙。后患者进入美沙拉秦(Asacol)维持期Ⅲ期临床试验,1 年维持治疗处于缓解状态。11 年前(2012 年 4 月)患者复查肠镜：直肠黏膜稍充血,余结肠黏膜光滑。患者实现内镜下黏膜愈合。

6 年前(2016 年 7 月)患者停用美沙拉秦 1 年左右,再次出现黏液血便。查肠镜：直肠乙状结肠(距肛门口约 20cm 内)见黏膜弥漫的水肿、充血呈颗粒感,黏膜血管网消失,见弥漫的糜烂及片状溃疡形成。足量服用美沙拉秦后患者黏液血便消失。自 2016 年至 2019 年,患者自行根据便血情况,调整美沙拉秦用量,期间多数情况为持续黏液便中带血迹。

2 年余前(2020 年 11 月)患者复查肠镜可见盲肠、乙状结肠、直肠黏膜呈颗粒感,余结肠黏膜光滑,血管网清晰,未见溃疡及肿物。病理(乙状)大肠黏膜慢性炎。

1 年余前(2021 年 10 月)患者再次出现黏液脓血便,2～3 次/天,伴腹胀、腹部不适,排便后减轻,无腹痛,无发热。服用美沙拉秦 1g qid,加用美沙拉秦栓 1 粒/天纳肛,排便中黏液脓血改善但始终不消失。复查肠镜：脾曲近端开始至降结肠、乙状结肠、直肠弥漫充血水肿、细小溃疡形成,接触出血,如病例 1 图 1。

病理(降结肠、乙状)：大肠黏膜慢性炎,伴活动性炎,隐窝形态欠规则,数量减少,基底部淋巴、浆细胞聚集,可见隐窝炎,固有层淋巴、浆细胞及中性粒细胞浸润,符合 UC。开始加用美沙拉秦灌肠液(莎尔福 4g/支)治疗,同时口服美沙拉秦 3g/天。灌肠治疗 2 周后,便中肉眼血迹消失,排便每天 1～2 次。患者此后美沙拉秦灌肠液和美沙拉秦栓交替使用,保持无肉眼血便。美沙拉秦灌肠液使用 2～3 天 1 次,其他时间使用美沙拉秦栓,口服美沙拉秦保持 3g/天。

5 个月前(2022 年 12 月)患者发热,咳嗽自测 COVID-19 抗原阳性,服用解热止痛药和中药对症治疗 1 周后,便血加重。美沙拉秦灌肠液每晚 1 支,口服美沙拉秦 4g/天,治疗 4 个月左右,粪便中仍有肉眼可见血迹。此期间患者每日灌肠治疗,无法外出,诉生活质量明显下降。

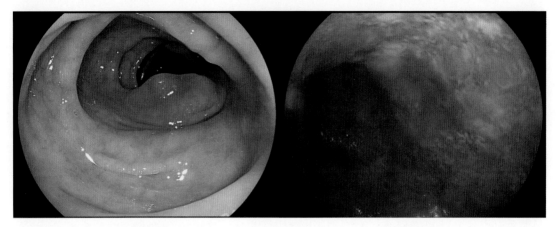

横结肠　　　　　　　　　　　　　降结肠

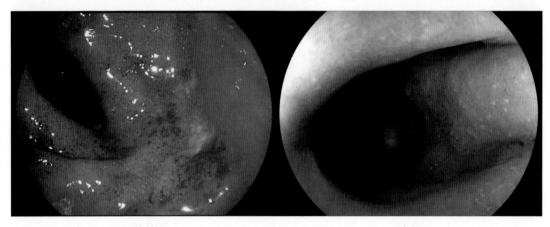

乙状结肠　　　　　　　　　　　　直肠

病例1图1　复查肠镜

既往史：患者高脂血症10余年，间断口服瑞舒伐他汀。右侧锁骨下动脉起始处有斑块。否认高血压、糖尿病、肾病病史，否认肝炎、结核等传染病史。

初步诊断：溃疡性结肠炎，左半结肠型（E2），慢性复发型，活动期，轻度；高脂血症。

体格查体：脉搏76次/分，血压128/72mmHg，身高172cm，体重85kg。发育正常，神志清楚，全身皮肤未见皮疹，关节无肿胀。双肺呼吸音清，未闻及干湿啰音。心界不大，心律齐，腹软，无压痛、反跳痛及肌紧张。肠鸣音4次/分。

辅助检查：粪便常规RBC 3～5/Hp，WBC 2～5/Hp，潜血化学法及免疫法均阳性。粪便钙卫蛋白FC（定性）阳性。粪便艰难梭菌毒素A/B阴性。T-SPOT TB阴性。PT正常，D-二聚体正常。

二、诊疗过程

（一）炎症性肠病（IBD）专业门诊

IBD 专科门诊由 IBD 医生、护理人员、相关学科（日常为营养科，必要时包括外科、病理科、影像科）组成。针对近半年来患者必须每天灌肠治疗才能得到临床缓解的情况，向患者提出升阶梯治疗的建议，患者接受升阶梯治疗提高生活质量。

复查结肠镜检查（2023 年 5 月）：末端回肠黏膜光滑。盲肠及阑尾口黏膜略充血，升结肠、横结肠黏膜血管网清晰。脾曲以远黏膜血管网消失，乙状结肠可见多发充血、糜烂，直肠黏膜光滑，血管网消失，如病例 1 图 2。

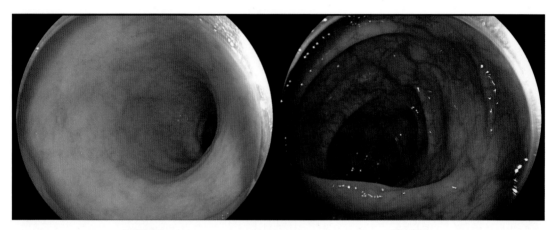

末端回肠 横结肠

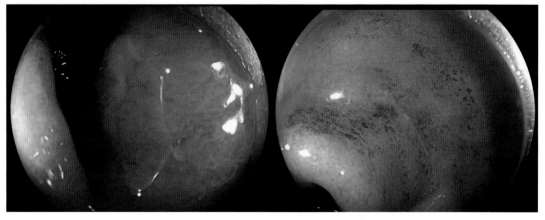

降结肠 乙状结肠

病例 1 图 2 复查结肠镜检查（2023 年 5 月）

病理诊断：（盲肠）大肠黏膜急慢性炎；（乙状结肠）大肠黏膜慢性炎伴活动性炎，可见隐窝炎及隐窝脓肿，腺体形态不规则，淋巴滤泡形成。

在与患者充分沟通后，医患共同决策升级治疗为乌帕替尼 15mg qd，保持美沙拉秦 3g/ 天口服，停用美沙拉秦灌肠液，观察治疗效果。

患者治疗 2 周，未使用美沙拉秦灌肠液情况下，肉眼观察便中血迹消失。治疗 4 周复查粪便潜血阴性，粪便 FC（定性）阴性。治疗 8 周后患者自驾外出旅行 3 周，期间饮食未限制，自觉生活质量明显改善，复诊粪便潜血持续阴性。治疗 12 周复查结肠镜：全结肠黏膜光滑，乙状结肠、直肠局部血管网略模糊，如病例 1 图 3。历经多年，患者第 2 次实现内镜下黏膜愈合，治疗达标。

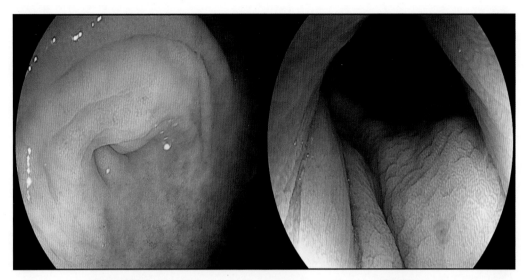

盲肠（阑尾口）　　　　　　　　　　　　　　降结肠

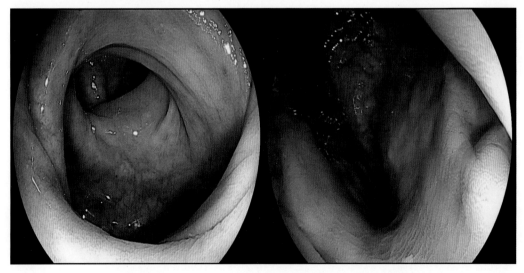

乙状结肠　　　　　　　　　　　　　　　　　直肠

病例 1 图 3　复查结肠镜

（二）MDT 讨论（MDT 会诊意见）

1. 感染疾病科（徐京杭，北京大学第一医院）：新冠病毒感染与基础疾病互相影响，从而增加临床管理难度，所幸 COVID-19 在 IBD 患者的患病率较低。一方面，基础疾病及相关治疗措施可导致新冠病毒感染重症化 / 死亡风险增高（正因如此，指南建议有基础疾病者尽早接受抗病毒治疗）。一项荟萃分析结果显示，接受不同的 IBD 药物治疗措施与 IBD 患者新冠病毒感染的结局差异有关：使用皮质类固醇或美沙拉秦与较差的结果相关，而使用抗 TNF 药物则与较好的结果相关；另一方面，新冠病毒感染会导致一些基础疾病病情变化，尤其是免疫相关疾病（包括 IBD 在内）。本例患者的末次病情复发紧跟在新冠病毒感染后，可能与新冠病毒影响机体免疫功能相关。因此，对于患有 IBD 等基础病的患者而言，预防感染（包括注射疫苗、佩戴口罩、手卫生等）就显得尤为重要。

2. 临床药学（周颖，北京大学第一医院）：正如病史所述，本例患者使用美沙拉秦效果最佳的时期正是其参与美沙拉秦（Asacol）Ⅲ期临床试验的 1 年时间。在医生的提示和随访下，患者严格试验方案治疗，第 1 次实现了内镜下黏膜愈合，也给他带来了随后近 5 年的疾病缓解状态。对于 IBD 这样难以治愈，严重影响生存质量，给患者及家庭带来沉重负担的慢性炎症性疾病，一直是国内外新药研发高度关注的热点。一批新靶向、新通路，肠道炎症发病机制相关的单克隆抗体以及可以干扰细胞内促炎信号通路的小分子药物，都显示出了很好的临床应用前景。从患者角度看待参与新药临床试验至少可以获得以下益处：①明确疾病诊断，临床研究对于患者筛选非常严格，包括分型、分期、严重程度判定等都会在权威专家指导下做出；②获得前沿治疗，临床试验代表着某个疾病领域的最新进展，是在现有治疗手段上的前沿探索，很多患者在新药治疗中获得收益；③减轻经济负担，新药临床试验中，提供给患者的大部分药物是免费的，在一定程度上减轻了患者和家庭的经济负担。当然参加新药临床试验也有风险，因此临床试验开展要求严格，受到广泛的伦理与科学性的监督，受试者的安全与利益被放在首位，只有完全符合入组标准，才有可能被纳入临床试验范畴。

三、病例讨论

患者 20 年病史，经历了轻中度 UC 药物治疗中的几个时期。起初，传统药物柳氮磺胺吡啶（SASP）是治疗轻中度 UC 的一线方案，患者开始的正规治疗 SASP 发挥了一定作用，使病情得到临床缓解。SASP 的作用机制是链接了氨基水杨酸和磺胺嘧啶之间的偶氮键，在肠道细菌的作用下断裂，从而达到在结肠释放出抗炎活性药物 5- 氨基水杨酸（5-ASA）发挥抗炎作用。但是磺胺嘧啶的不良反应使得其长期维持治疗难以进行，患者只能达到临床缓解 / 临床有效的状态。随着 IBD 在我国发病的逐渐增多，被覆不同外包衣技术的口服美沙拉秦肠溶制剂被临床广泛应用。正如患者随后的治疗中使用过多种类型的美沙拉秦口服药物，均有一定的疗效。采用不同外包衣技术的美沙拉秦制备成从空肠开始释放，到回肠末端开始释放的不同药物，成为 UC 治疗的基础用药。由于不存在磺胺药物的不良反应，国内从那时起开始与国际接轨，主张 IBD 患者进行维持治疗，并逐渐成为共识。本例患者使用美沙拉秦治疗效果最好的时期正是其参与 Asacol 临床研究的 1 年时间，在医生的提示和随访下，患者严格按照试验方案治疗，第 1 次实现了内镜下黏膜愈合，也给他带来了随后近 5 年的疾病缓解状态。6 年前，患者在口服加直肠美沙拉秦治疗后，仍有乙状结肠持续性轻中度炎症，此时美沙拉秦灌肠液在国内已经上市多年。局部灌肠治疗增加药物局部浓度，疗效大幅提升，是推荐的治疗方案，患者再次取得了临床缓解。但局部治疗的问题是操作复杂，常需要其他人辅助，维持治疗存在难度，且对于社会活动要求比较高的患者影响较多，生活质量不高是他们继续选择升阶梯治疗的原因。

本例患者另一特点是其发病。从 2003 年（北京 SARS 流行进入定点专科医院治疗）诊断 UC 至今 20 年病史。发病诱因中存在精神紧张，合并使用抗菌药导致肠道菌群变化，解热止痛药物的消化道黏膜屏障功能损伤以及具有一定免疫调节功能药物如胸腺肽的使用等，但病毒感染，尤其是新型病毒流行对人类免疫系统的作用同样值得关注。随着 2019 年开始的 COVID-19 全球流行，病毒与人体免疫系统之间的关系再次成为热点。IBD 和 COVID-19 存在着共同的膜受体，血管紧张素转换酶 -2（angiotensin converting enzyme 2，ACE2）在肠道黏膜固有层中可以检测到该受体的高表达，病毒表面的糖蛋白可以和 ACE2 受体结合，造成组织损伤。期待今后相关的深入研究能够对 IBD 发病机制中环境因素作用带来新的理念。

四、病例点评

炎症性肠病的临床表现非常复杂，病程中会伴有多种并发症出现。很多患者病史漫长，诊治的延误，疾病的反复发作，经济负担沉重，长期的疾病带来的心理问题等都需要专业的团队来帮助 IBD 患者共同面对。多学科团队（multidisciplinary team，MDT）可以为患者提供规范且高效的诊疗。正如本例患者，在 IBD 专业门诊（包括消化内科 IBD 方向专家、IBD 专科护士、营养师参与）通过充分的医患共同决策，做出诊疗的调整，带给患者的是规范且个体化的诊疗方案，最终改变疾病反复发作的病程，减少疾病致残致癌率，降低手术率，提高患者的生活质量。

根据指南 5-ASA 效果欠佳，使用激素无效、复发或不能耐受时，纳入中 - 重度 UC 或难治 UC 范畴，不再要求重复激素治疗，建议生物制剂治疗。故本例患者需进行升级治疗。患者使用维持剂量乌帕替尼治疗再次达到黏膜愈合，表明靶向抗炎小分子药物可以成为升级治疗的又一选择。乌帕替尼是选择性 JAK 抑制剂，主要作用于 JAK1，因此减少了对 JAK2、JAK3 抑制产生的不良事件。在国内已经批准上市治疗对一种或多种 TNF 抑制剂应答不佳或不耐受或禁忌的中度至重度活动性溃疡性结肠炎的治疗。JAK 是位于细胞质内的一种非受体型酪氨酸激酶，目前发现 JAK1、JAK2、JAK3 以及酪胺酸激酶 2 共 4 个亚型。当细胞外配体结合细胞膜上的对应受体后，细胞内 JAK 随即磷酸化启动 JAK-STAT 信号通路，参与细胞增殖、分化、凋亡、免疫调节等功能。2022 年，来自 U-ACHIEVE 和 U-ACCOMPLISH 两项乌帕替尼治疗中重度 UC 的注册研究结果在线发表，共纳入 988 例中度至重度活动期 UC 患者，且一半患者为既往使用过生物制剂治疗者，近 40% 患者正接受激素治疗。研究结果报告，2 周诱导期治疗应答率 60% 以上，8 周临床应答率提升至 70% 以上。维持 52 周治疗后，内镜改善率和内镜下黏膜愈合率显著高于安慰剂，尤其近 20% 的患者实现了疾病的深度愈合。特别的是，这样的治疗效果是在使用激素、生物制剂治疗不佳的患者群体中实现的。本例患者在充分沟通后，试用乌帕替尼取得了比较好的疗效。根据目前的临床使用，JAK 抑制剂作为口服小分子药物患者依从性更高，且因其半衰期短、代谢清除较快，对转换治疗（如手术）有优势。与生物制剂相比，无免疫原性的特点更是得天独厚。选择性 JAK1 抑制剂的安全性从现有研究数据上看，严重不良事件的发生率未见明显升高，但这需要更多的临床应用中去总结。

（病例提供：张　维　北京大学第一医院）

参考文献

[1] 梁洁，周禾，杨红，等. 炎症性肠病多学科团队诊疗模式的共识意见. 中华炎性肠病杂志，2021，5（4）：276-283.

[2] Tripathi K，Godoy Brewer G，Thu Nguyen M，et al. COVID-19 and Outcomes in Patients With Inflammatory Bowel Disease：Systematic Review and Meta-Analysis. Inflamm Bowel Dis，2022，28（8）：1265-1279. doi：10.1093/ibd/izab236. PMID：34718595；PMCID：PMC8574492.

[3] Danese S，Vermeire S，Zhou W，et al. Upadacitinib as induction and maintenance therapy for moderately to severely active ulcerative colitis：results from three phase 3，multicentre，double-blind，randomised trials. Lancet，2022，399（10341）：2113-2128. doi：10.1016/

S0140-6736（22）00581-5．Epub 2022 May 26．Erratum in：Lancet.2022 Sep 24；400（10357）：
996．PMID：35644166．

病例2　难治性溃疡性结肠炎——白细胞吸附治疗

一、病历摘要

患者男性，43岁，主因"间断腹泻、黏液血便12年余"。

现病史：12年前（2011年）初次发病，患者无诱因出现腹泻，为黏液血便，5～6
次/天，无关节痛、皮疹、口腔溃疡等不适。外院结肠镜：距肛门25cm以远，黏膜充血、
肿胀、表面不平，较多血性和黄白色脓性分泌物，可见斑点状溃疡。病理：肠黏膜急性炎，
并见炎性渗出物及炎性肉芽组织，并见淋巴组织增生。予美沙拉秦、奥硝唑、静脉营养
等治疗，患者病情缓解，后服用美沙拉秦4g/d维持治疗，排便基本正常。

8年前再次复发（2015年5月），无明显诱因复发，黏液血便5～20次/天，排便前腹痛，
便后可缓解，伴发热38℃左右。外院肠镜（病例2图1）：横结肠远段、脾曲、降结肠、

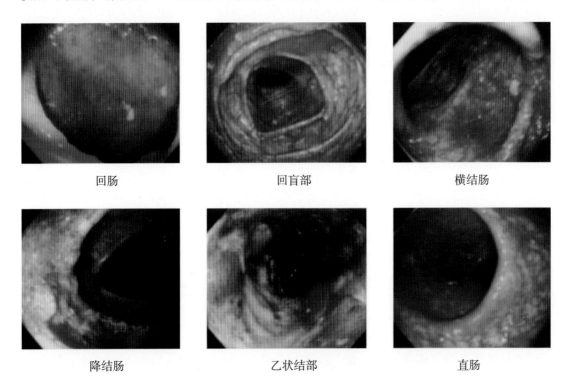

回肠　　　　　　　　　　回盲部　　　　　　　　　　横结肠

降结肠　　　　　　　　　乙状结部　　　　　　　　　直肠

病例2图1　外院肠镜检查

乙状结肠和直肠近段弥漫充血、糜烂，血管纹理消失，散见颗粒样隆起，距肛门 10cm 以远直肠黏膜轻度充血。血常规：WBC 8.98×10^9/L，NE 73.6%，Hb 111g/L，PLT 427×10^9/L。便常规：WBC、RBC 满视野；ESR 70mm/1h 末，CRP 69.8mg/L；补体＋免疫球蛋白、CMV-IgM、EBV-IgM 未见异常、难辨梭菌毒素检测 A/B 阴性，轮状病毒检测、感染疾病筛查、T-SPOT.TB、瘤标均未见异常。

外院给予静脉营养、抗感染，美沙拉秦口服加灌肠液治疗后无明显疗效。更改治疗方案为泼尼松 20mg bid，4 天后改为早 30mg、晚 20mg，停用 5- 氨基水杨酸（5-ASA）。患者便次无变化，便血有所减轻，短暂体温正常后再次波动于 37 ～ 38℃。患者治疗未见好转，转入我科治疗。

既往史：否认肝炎、结核病史，无其他疾病史。

个人史：不嗜烟酒，无长期毒物药物接触史。

体格检查：体温 37.5℃，脉搏 103 次 / 分，呼吸 20 次 / 分，血压 120/60mmHg，BMI ＝ 15.6kg/m²。无力体型，结膜、甲床显苍白，心肺查体无异常。腹软，全腹无压痛、反跳痛、肌紧张，移动性浊音阴性，肠鸣音 4 次 / 分，双下肢无可凹性水肿。

辅助检查：便常规 褐色不成形便，WBC 60 ～ 80/HP，RBC 20 ～ 25/HP，OB 双法阳性。血常规 WBC 7.3×10^9/L，NE 58.2%，Hb 99g/L，PLT 423×10^9/L。血生化 白蛋白（ALB）34.2g/L，谷氨酰转肽酶（GGT）130U/L，前白蛋白（PA）187.7mg/L，胆碱酯酶（PCHE）2371U/L ↓，血肌酐（Cr）80μmol/L，尿素氮（BUN）4.17mmol/L，K⁺ 3.35mmol/L。凝血 PT 12.1s，APTT 26.9s，D-Dimer 0.17mg/L。ESR 40mm/h 末，CRP 60.77mg/L。

初步诊断：溃疡性结肠炎，广泛结肠型（E3），慢性复发型，活动期，重度；合并肠道感染可能性大；肠道淋巴瘤不除外。

二、诊疗过程

（一）入院后诊疗

此后患者间断住院治疗，整体诊疗过程大致经历如下 4 个阶段：

第一阶段入院诊疗：

进一步完善检查，感染性肠炎方面：降钙素原（PCT）阴性；便找虫卵阴性；大便涂片球杆比 4：6；粪便艰难梭菌毒素 A/B（－）；便培养：阴性；便真菌镜检：阴性。关于结核、病毒、真菌方面的检查：T-SPOT.TB（－）；PPD（－）；便找抗酸杆菌（－）；血浆、淋巴细胞内 CMV、EBV-DNA 均＜ 500copies/ml；G 试验 105.9pg/ml，GM 试验阴性，G 试验阳性考虑与输血浆及蛋白相关。ANA 谱、ENA 谱阴性。ANCA 阴性；LDH 正常，血、尿免疫固定电泳未见单克隆条带。

调整治疗策略：①加强支持治疗。低渣饮食加肠内营养[短肽型肠内营养剂(百普素)、肠内营养粉剂（安素）]联合肠外营养支持。地衣芽孢杆菌活菌胶囊（整肠生）、双歧杆菌三联活菌散(培菲康)调节肠道菌群；②升级为静脉激素治疗。考虑患者排便次数仍较多，外院口服激素效果差，改用静脉氢化可的松300mg/d连续使用5天，症状有所好转后口服激素泼尼松早30mg、晚20mg口服5天。因患者直肠刺激症状重局部用药耐受差，停用美沙拉秦灌肠液等局部用药。

转换治疗（升阶梯）：患者激素应用1周，一般状态、排便频率、血便量、炎症指标均无好转趋势。排除现症感染后，予英夫利昔单抗（IFX）转换治疗，同时泼尼松开始规律减量。IFX应用后第4天，炎症指标稍有好转：ESR 34mm/h，CRP 32.35mg/L，Hb 95g/L，PLT $364×10^9$/L，ALB 27.4g/L。便常规：红黄色稀便，有黏液。镜检：WBC 100～200/HP，RBC 50～60/HP。临床表现加重：每日30余次排便，最严重时每10～15分钟一次排便，每次量少10～15ml，为黄色稀便，无明显血迹。患者转换治疗效果不佳，再次复查肠镜（病例2图2）：回肠末端黏膜光滑。全结肠黏膜充血、水肿严重，多发溃疡形成，上覆白苔、伪膜，结肠肠腔相对狭窄，考虑与水肿有关。病理：大肠黏膜慢性及急性炎症，隐窝扩大，伴糜烂、渗出，腺体分布紊乱，有隐窝炎及隐窝脓肿。

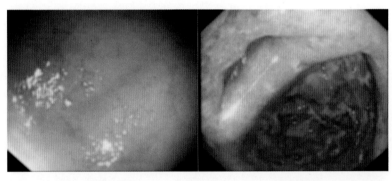

回肠末端　　　　　　　　　　　　　回盲部

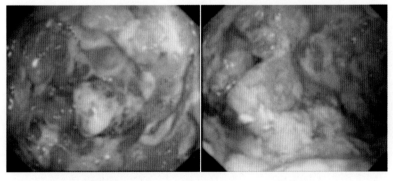

横结肠　　　　　　　　　　　　　乙状结肠

病例2图2　复查肠镜

分析患者激素和 IFX 治疗均无效的原因，机会性感染必须充分排查，CMV、EBV 等病毒感染，艰难梭菌感染都是重点需关注的问题。等待肠道 CMV、EBV 病毒检测结果同时，考虑患者结肠镜下大量黄色厚腻苔，虽然粪便艰难梭菌毒素 A/B 阴性，经验性使用口服万古霉素治疗也是安全的。肠黏膜病毒定量回报：CMV-DNA 4.4×10^3 copies/ml；EBV-DNA 1.29×10^6 copies/ml，患者 CMV、EBV 感染诊断明确。给予膦甲酸钠 3.0g q8h 抗病毒治疗 3 周。

足疗程及抗病毒治疗后，患者排便频次较前无明显改善，仍为糊状不成形黏液血便。复查炎症指标：ESR 34mm/h，CRP 41.98mg/L，Hb 97g/L，PLT 314×10^9/L，ALB 35.8g/L，便常规：镜检未见异常，潜血双法阳性。

再次重新 IFX 治疗：考虑患者感染已初步控制，临床症状严重为本病活动引起，再次开始 IFX 治疗。

第一剂 300mg IFX 用药 5 天后复查：ESR 30mm/h，CRP 13.87mg/L。用药 9 天，排便次数 2 ~ 3 小时一次，无明显黏液便，粪便中带少许血丝。

复查肠镜（病例 2 图 3）：回肠末端黏膜光滑，全结肠黏膜充血水肿，可见大小不等的溃疡及增生息肉状隆起，结肠病变较前好转，黏膜活检病理检查及 CMV-DNA 检测。病理：大肠黏膜慢性炎，固有层内大量淋巴、浆细胞浸润，表面少许急性炎症渗出。黏膜 CMV-DNA 定量：阴性。

第二剂 IFX 用药 10 天后，患者排便减少到每日 10 次左右，糊状略成形，便中无明显黏液、血迹。复查炎症指标：ESR 65mm/h，CRP 30.26mg/L；第二剂后 24 天排便次数减至 6 ~ 10 次 / 天，为黄色不成形便，偶伴有黏液血丝。

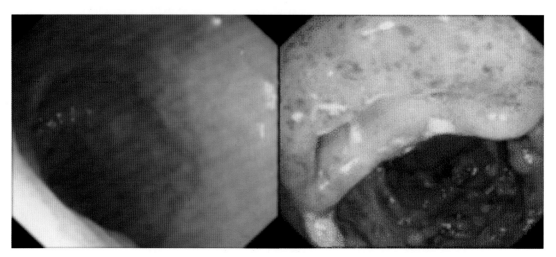

末端回肠   回盲部

病例 2 图 3   复查肠镜

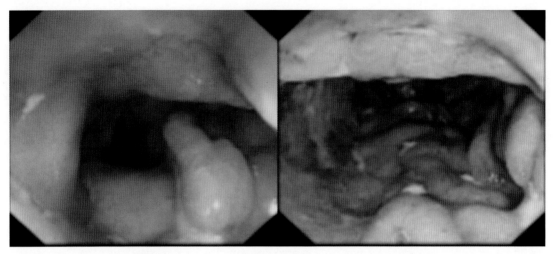

横结肠　　　　　　　　　　　　　　乙状结肠

病例2图3　复查肠镜（续）

第三剂 IFX 注射后激素规律减停，患者症状没能进一步的好转，仍维持每日排便 6 ~ 10 次；复查炎症指标 CRP 28.22mg/L，ESR 28mm/h。考虑开始优化 IFX 治疗方案，加用 6- 巯基嘌呤（6-MP），同时继续按计划（8 周后）输注 IFX。

第二阶段入院诊疗：

加用 6-MP 2 ~ 3 周（2015 年 10 月），患者逐渐出现上腹腹部不适、疼痛，排便次数增多至每日 10 ~ 12 次，黄色稀便，有黏液，偶带血。体温波动在 37.3 ~ 39℃，查肝、肾功能正常，营养指标尚可，ESR 53mm/h，CRP 82.67mg/L。应用 6-MP 3 周，因上腹痛加重查血淀粉酶（AMY）113U/L、脂肪酶（LPS）293U/L；两天后复查 AMY 127U/L，LPS 375U/L。腹部 B 超见胰尾部轻度肿大，厚约 2.4cm。考虑不除外药物引起的胰腺炎，停用 6-MP 加用善宁 0.1mg q8h 皮下注射，适当增加补液。10 月 26 日磁共振胰胆管成像（MRCP）检查：胰腺体尾肿胀伴周围少量渗出，左侧肾前筋膜、邻近腹膜增厚，胰腺炎可能大（病例 2 图 4）。AMY 和 LPS 逐步胰酶下降趋势后，加用胰酶肠溶胶囊（得每通）450mg tid，注射用醋酸奥曲肽微球（善龙）20mg 肌内注射。

第四次 IFX 注射前复查肠镜（2015 年 11 月）（病例 2 图 5）：回肠黏膜光滑，全结肠黏膜水肿、充血、糜烂及连续的片状溃疡，同时见全结肠内多发多形息肉，大小不等，息肉表面糜烂充血。结肠袋消失，结肠缩短、僵直。

病理：（横）大肠黏膜急慢性炎，可见隐窝炎隐窝脓肿，局灶表面黏膜糜烂。（乙状）大肠黏膜慢性炎，散在急性炎，间质成纤维细胞及毛细血管增生。CMV-DNA < 500copies/ml，EBV-DNA 1.02×10^4copies/ml。未予抗病毒治疗。

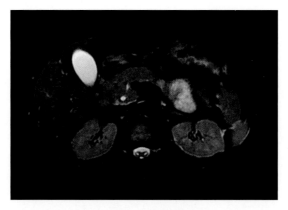

病例 2 图 4　磁共振图像

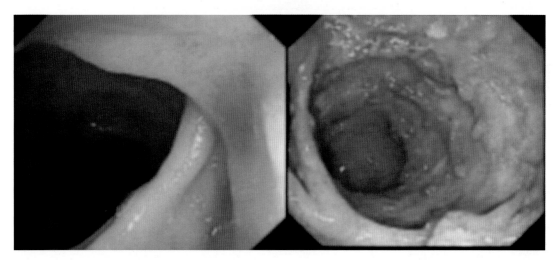

末端回肠　　　　　　　　　　　　　　　回盲部

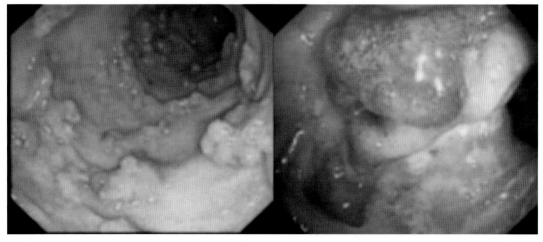

横结肠　　　　　　　　　　　　　　　　乙状结肠

病例 2 图 5　复查肠镜

第三阶段入院诊疗：

2015 年 11 月 3 日、6 日、10 日、13 日、17 日行选择性白细胞吸附治疗，循环血量 1600 ～ 2100ml。吸附前血常规：WBC 4.1×10^9/L，NE 44.7%，LN 41.4%，Hb 95g/L，PLT 353×10^9/L。吸附后血常规：WBC 4.3×10^9/L，NE 41.9%，LN 43.2%，Hb 100g/L，PLT 315×10^9/L。ESR 45mm/h；CRP 17.10mg/L。5 次白细胞吸附治疗后，患者排便次减少至 3 ～ 4 次 / 天。

选择性白细胞吸附治疗后 2 周（2015 年 11 月 30 日）复查肠镜（病例 2 图 6）：回肠末端光滑。回盲瓣充血水肿糜烂。全结肠多发多形息肉，脾曲、降结肠、乙状结肠及直肠见大片糜烂、溃疡，部分溃疡呈纵行分布。

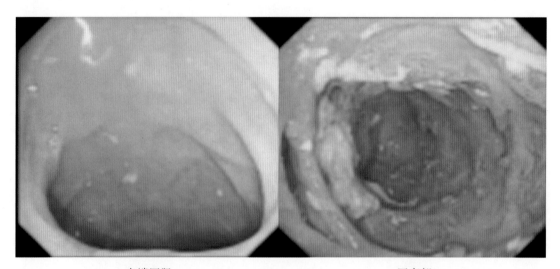

末端回肠　　　　　　　　　　　　　回盲部

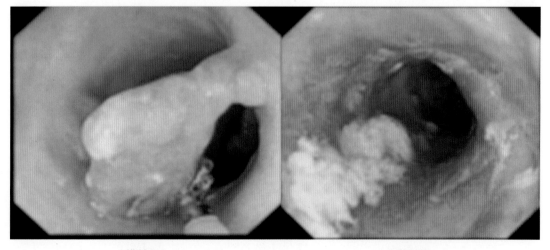

横结肠　　　　　　　　　　　　　　乙状结肠

病例 2 图 6　复查肠镜

病理：大肠黏膜急慢性炎症形成，上皮糜烂、破溃，固有层炎性肉芽组织形成，腺体减少。

此后，患者每日排便 3 次，为基本成形便，无肉眼黏液、血丝血块。查便常规：镜检未见异常；潜血间断阳性。复查 ESR 17mm/h，CRP 5.08mg/L。

患者前三个阶段整体治疗过程中 ESR 变化与治疗的对映如病例 2 图 7 所示。

治疗策略：规律使用 IFX 治疗，同时局部应用美沙拉秦灌肠液。自 2015 年 11 月开始至 2016 年 12 月，患者每 8 周来医院进行一次复查随访，并静脉注射一剂 IFX 维持治疗，此期间共使用 8 次。

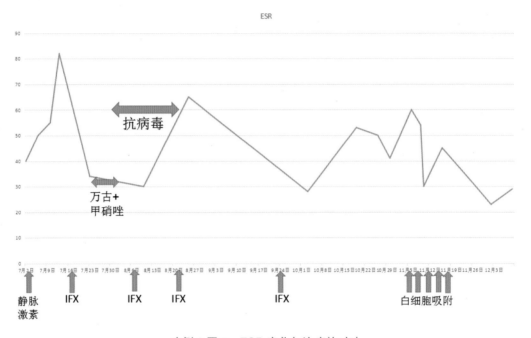

病例 2 图 7　ESR 变化与治疗的对映

第四阶段入院诊疗：

2016 年 12 月，患者再次出现下腹绞痛，进食加重。排便＞ 6 次 / 天，为不成形黏液血便。每日午后发热，Tmax 37.5 ℃。血常规：WBC 8.1×10^9/L，NE 76.1%，Hb 133g/L，PLT 325×10^9/L；生化：ALB 35.6g/L，PA 130.2mg/L；凝血 PT 14.2s，APTT 31.4s，D-Dimer 0.11mg/L。便常规：褐色软便，WBC 100 ～ 200/HP，RBC 50 ～ 100/HP。便病原学（－）。ESR 32mm/h，CRP 65.12mg/L；G 试验、GM 试验：阴性；血清 CMV-DNA、EBV-DNA ＜ 500copies/ml。

复查肠镜（2017 年 1 月 6 日）（病例 2 图 8）：全结肠变短，黏膜充血糜烂，溃疡形成，可见纵行溃疡多个，并假息肉形成。溃疡附白苔。

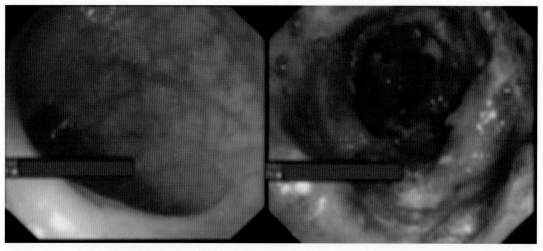

末端回肠　　　　　　　　　　　　　　　　回盲部

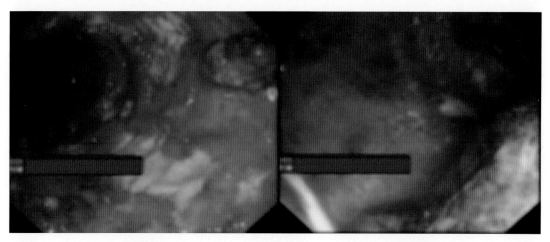

横结肠　　　　　　　　　　　　　　　　乙状结肠

病例2图8　2017年1月6日复查肠镜

病理：大肠黏膜显著急慢性炎，固有腺体减少，排列紊乱，可见隐窝炎，伴急性渗出。肠黏膜EBV-DNA 7.27×10^3copies/ml，CMV-DNA阴性。

治疗方案调整：考虑感染因素加IFX继发失效。使用万古霉素口服加抗菌素静脉滴注；膦甲酸抗病毒，营养支持治疗等基础上，再次于2017年2月14日、16日、21日、23日，3月1日行选择性白细胞吸附，循环血量1600～2100ml。

同时完善IFX抗体及血药浓度检查。2017年3月10日查IFX血药浓度为0.97μg/ml↓，IFX抗体血清浓度287ng/ml↑，血TNF-α 63pg/ml↑。

考虑IFX产生抗抗体，继发失效明确，改为阿达木单抗（ADA）治疗。2017年3月24日予ADA160mg皮下注射，2周后开始每2周80mg皮下注射。

选择性白细胞吸附并改换 ADA 治疗后，患者每日排便 1～2 次，为基本成形便，粪便中无黏液及血迹。化验便常规：镜检未见异常，潜血阴性。ESR 7mm/h，CRP 0.39mg/L。随后规律使用 ADA 抗治疗，自 2017 年 3 月至 2019 年 10 月共 61 次。

治疗后随访：3 年余前随访，患者排便 1～2 次 / 天，无肉眼黏液、血便。ESR 5mm/h，超敏 C 反应蛋白（hsCRP）0.89mg/L；患者体重从疾病严重时的 40kg 增加至 70kg，BMI = 24.2kg/m^2。

肠镜（2019 年 10 月）（病例 2 图 9）：回肠末端黏膜未见异常。降结肠、横结肠、升结肠可见多发息肉样增生改变，长短不一，大小不等。肛门直肠可见多个增生样息肉改变。

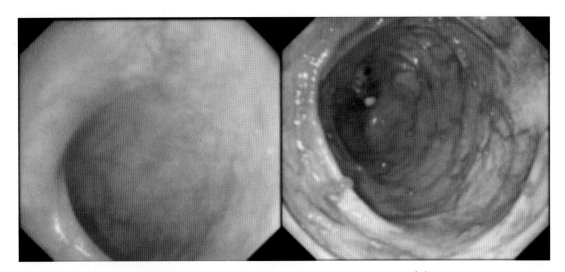

末端回肠　　　　　　　　　　　　　　　回盲部

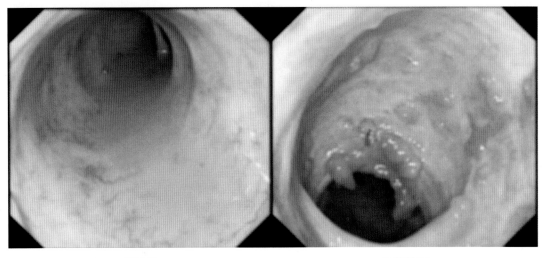

横结肠　　　　　　　　　　　　　　　乙状结肠

病例 2 图 9　2019 年 10 月肠镜

病理回报。回肠末端：小肠黏膜慢性炎。升、横、直：增生性息肉。

至今患者仍在定期随访，规律使用生物制剂维持治疗，保持治疗达标。

（二）MDT诊疗

1. 感染疾病科（徐京杭，北京大学第一医院）：本例患者存在免疫功能低下的背景，发现肠黏膜中CMV和EBV DNA复制，考虑存在组织侵袭性CMV病和EBV感染。抗病毒（膦甲酸钠）治疗后CMV DNA转阴，考虑抗病毒治疗有效。其他抗CMV药物还包括更昔洛韦、缬更昔洛韦和西多福韦等。但是EBV DNA仍然有复制，说明EBV抗病毒治疗的难度更大。实际上，尽管体外试验发现多种抗病毒药物（包括阿昔洛韦、更昔洛韦、膦甲酸钠等）有效，但是临床研究并未能发现短期抗病毒治疗对EBV感染临床结局带来明显的好转。免疫功能低下者的抗EBV治疗仍然是尚待解决的临床问题。

2. 药学部（周颖，北京大学第一医院）：在糖皮质激素逐渐减量及停用时无法维持缓解的炎症性肠病患者中，硫嘌呤类药物（AZA和6-MP）可作为糖皮质激素助减剂，其目标剂量通常按体重进行计算。药物性胰腺炎是AZA的罕见不良反应，多表现为非剂量依赖性，存在特异性HLA Ⅱ类分子变异时发生风险增加。本例中，患者使用6-MP后出现AMY、LPS升高，停药及对症治疗后好转，考虑不除外与6-MP相关。除此之外，硫嘌呤类药物引起骨髓抑制更为常见，硫嘌呤甲基转移酶（thiopurine methyltransferase，TPMT）基因型预测骨髓特异性高，但在汉族人群中其灵敏性低，不常规推荐。有条件的单位检测此指标，应用时须充分认识其局限性。另外，还可检测NUDT15基因型，如出现该基因纯合突变，则不可使用硫唑嘌呤，因其引起的骨髓抑制严重且风险高。如为杂合突变，硫唑嘌呤使用需谨慎，大多数为未突变型（野生型），使用硫唑嘌呤是安全的。硫嘌呤类免疫抑制剂使用1个月左右，药物剂量稳定后，或治疗足疗程仍处于疾病的活动期，或出现相关不良反应时，建议行6-硫基嘌呤核苷酸药物浓度测定指导剂量调整。

由于炎症负荷较高，在IBD病程早期通常需要较高的药物浓度才能取得较好的疗效。英夫利昔单抗（IFX）治疗期间的血清与浓度应为3～7μg/ml，这一浓度已被证明可改善IBD的临床结局。用药期间应测定血药谷浓度和抗药抗体，以优化抗TNF药物在IBD患者中的应用。本例中，患者IFX血药浓度明显偏低，抗药抗体产生明确，TNF-α未能有效清除，进而导致了疾病复发。临床诊疗中，应及时、规范监测IFX血药浓度，必要时调整给药方案，优化临床诊疗。

三、病例讨论

本例患者至今历经12年治疗随访，从2015—2017年的两年时间里病情严重治疗棘手，大致可分为4个诊疗阶段，遇到了重症溃疡性结肠炎患者几个最常见的问题：CMV、

EBV 及艰难梭菌感染引起的激素治疗无效——是"难治性溃疡性结肠炎"的常见原因；优化生物制剂治疗中的药物不良反应/药物性胰腺炎；免疫抑制状态下 EBV 感染时的治疗——选择性白细胞吸附；生物制剂继发失效——抗药抗体产生与应对。最终到 2019 年底实现了达标治疗，即患者报告的临床缓解；反映炎症水平的实验室指标 ESR、CRP 正常；内镜下黏膜愈合。此后患者还要面对漫长的维持期治疗。

第一阶段：CMV/EBV 感染引起的激素治疗无效。

虽然 IBD 的治疗已经进入生物制剂的时代，糖皮质激素仍然有其存在的价值。"激素无效"是指相当于泼尼松每天 0.75 ~ 1mg/kg 剂量，使用 4 周仍处于临床活动状态。对重度活动病例，激素无效的判断是不能等到 4 周的，如本例患者做出激素治疗无效进行转换治疗的时间为 10 天。与 IBD 共识（2018 北京）中转换治疗判定应在 3 ~ 7 天相比，本例患者转换治疗间隔略长。实际临床工作中，这段时间非常紧张，既要处理各种并发症，加强支持治疗，又要完善检查除外感染和恶性疾病，尤其是结肠镜和病理检查需要一定的时间周期，需要多学科密切配合。激素无效时应高度警惕机会性感染，如艰难梭菌和 CMV。熟悉内镜下典型表现对于尽早明确病原十分重要。

第二阶段：生物制剂的优化治疗/药物不良反应。

患者抗病毒治疗后再次使用 IFX 治疗，第 3 剂诱导缓解治疗结束后，患者症状缓解不满意，仍处于重度活动。抗 TNF 治疗中约有 10% ~ 30% 的患者治疗起始即无应答，判断原发无应答的时间点一般在初次使用后的第 14 周。本患者虽然有应答，但全身炎症反应仍旧明显，需要考虑如何优化 IFX 的治疗。研究表明生物制剂与免疫抑制剂联合使用可以提高 IBD 的临床缓解率和黏膜愈合率，降低抗 TNF 治疗继发失效率，其作用机制可能是降低了 IFX 的免疫原性，使药物浓度保持在治疗水平。此时选择加用 6-MP 希望 8 周后免疫抑制剂疗效发挥充分时与 IFX 联合发挥更好的治疗效果。硫唑嘌呤类药物常见不良反应发生于开始使用的 1 ~ 3 个月，包括骨髓抑制和肝功能受损等，罕见的是药物性胰腺炎。遗憾的是本例患者出现了 6-MP 相关胰腺炎，优化治疗被迫停止。

第三阶段：免疫抑制状态下 EBV 感染时的治疗选择。

第 4 剂 IFX 治疗前，患者 UC 临床症状开始加重。但此时复查结肠镜黏膜活检 EBV-DNA 1.02×10^4copies/ml 的情况提示免疫系统抑制明显，机会感染与本病活动一起出现的困难局面给接下去的治疗又提出难题。此时选择性白细胞吸附治疗显奇效，5 次吸附治疗后患者临床症状明显好转。白细胞吸附治疗不但对 UC 显示出非常好的疗效，而且为患者免疫系统恢复赢得了时间。EBV 在免疫系统恢复后得以清除，此后 IFX 治疗得以继续。共识意见中提到白细胞吸附治疗是合并机会性感染患者特别适合的治疗方式之一。1 年后，患者再次免疫系统抑制伴 EBV 活化与 UC 活动并存，还是白细胞吸附治疗再次显奇效。

第四阶段：生物制剂继发失效——抗药抗体产生与应对。

生物制剂继发失效主要与其血药浓度密切相关。IFX 是最早应用于 IBD 临床治疗的生物制剂，属于人鼠嵌合体抗 TNF 免疫球蛋白 G1 单克隆抗体，结合可溶性和跨膜性 TNFα 发挥阻断炎症的作用。由于人鼠嵌合体免疫源性较高，产生抗药抗体导致血药浓度提前降低，失去疗效。治疗药物监测（therapeutic drug monitoring，TMD）有助于优化药物使用。当出现 IFX 失应答时，可测定药物谷浓度和抗药抗体效价，并根据检测结果优化 IFX 剂量或调整治疗间隔。IFX 有效谷浓度推荐为 3 ~ 7μg/L，本例患者 IFX 血药浓度仅 0.97μg/L，抗药抗体产生明确，导致血 TNF-α 没能有效清除，疾病复发。更换 ADA 的治疗后患者终于治疗达标。ADA 是纯人源化 TNF 单克隆抗体，免疫源性低，作用机制与 IFX 相似，在本例患者身上发挥了较好的治疗效果。

四、病例点评

对于难治性溃疡性结肠炎（激素依赖、激素抵抗、免疫抑制剂无效的活动期 UC、难治性直肠炎等情况），处理原则首先要再次进行鉴别诊断，如原发病诊断是否有误，是否合并感染等，其次要确认用药是否规范。最后比较考验临床决策的是转换治疗的时机。治疗成功的关键是个体化诊疗和发挥 MDT 多学科的作用。

选择性白细胞吸附疗法是通过体外循环的方式选择性地吸附粒细胞和单核细胞，而达治疗 IBD 的一种方式，在日本有 20 年的临床使用经验。大量研究已证明类风湿关节炎、IBD 等自身免疫病与体内活化的白细胞有关，活化白细胞在病灶处浸润，释放促炎物质（如 IL-2、TNF-α 等），造成靶器官破坏。日本在 20 世纪 90 年代研发了白细胞吸附疗法，逐渐被广泛接受和应用。我国 IBD 共识（2018 北京）中推荐为：对于轻中度 UC 患者，特别是合并机会性感染者。本例重症患者两次 EBV 活动感染时应用 GMA 控制 UC 活动取得良好效果，为后续治疗创造了条件，值得借鉴。

青年男性，慢性病程，反复发作，治疗棘手。难治性、全结肠型、重度活动 UC，病程中反复出现机会性感染，激素治疗无效，免疫抑制状态下的 EBV 活动，免疫抑制剂不良反应，生物制剂继发失效等问题接连不断。在诸多问题逐一被破解后，历经 2 年多时间终于实现治疗达标，即内镜下黏膜愈合，为我们树立起重症 IBD 治疗的信心。

（病例提供：滕贵根　北京大学第一医院）

参考文献

[1] 胡可，施逸怡，李妞妞等．青少年和成人 EB 病毒相关传染性单核细胞增多症抗病毒治疗的研究进展 [J]．中华传染病杂志，2023，41（7）：477-482．DOI：10.3760/cma. j.cn311365-20220926-00406.

[2] 中华医学会消化病学分会炎症性肠病学组．炎症性肠病合并机会性感染专家共识意见．中华消化杂志，2017，37（4），217-226.

[3] Ding NS，Hart A，De Cruz P. Systematic review：predicting and optimising response to anti-TNF therapy in Crohn's disease-algorithm for practical management[J]. Aliment Pharmacol Ther，2016，43：30-51.

[4] Colombel JF，et al.Infliximab，azathioprine，or combination therapy for Crohn's disease.N Engl J Med，2010，362（15）：1383-1395.

[5] Panaccione R，et al.Combination therapy with infliximab and azathioprine is superior to monotherapy with either agent in ulcerative colitis.Gastroenterology，2014，146（2）：392-400.e3.

[6] Targownik LE，Benchimol EI，Bernstein CN，et al.Combined biologic and immunomodulatory therapy is superior to monotherapy for decreasing the risk of inflammatory bowel disease-related complications.J Crohns Colitis，2020，14：1354-1363.

病例 3　克罗恩病和营养治疗——诊断"延误"

一、病历摘要

患者女性，45 岁，主因"间断腹痛 18 年，加重伴恶心呕吐 1 个月"入院。

现病史：患者 18 年前无明显诱因出现腹胀、腹痛，无明显恶心、呕吐、黑便、便血等，排黄色糊状便，每日 3 ~ 4 次，偶有黏液，症状与进食无明显关系。患者未予重视，未前往医院就诊。16 年前（2005 年），患者因反复发作上述症状前往当地医院就诊，胃肠镜未见明显异常。2005 年 12 月因腹痛发作 CT 发现回盲部肿物行右半结肠切除术，术后病理送我院病理科会诊示标本未见特征性改变及典型炎症性肠病表现。5年前（2016年，患者时年40岁）因腹痛、腹胀加重，就诊于我院，当时无恶心、呕吐等症状。腹盆CT提示胆囊结石，右下腹肠管聚集成团，可见气液平。2016年6月于全麻下行开腹探查＋肠粘连松解＋肠切除肠吻合＋胆囊切除术。术后病理检查：小肠切除标本（长10cm）局部肠管粘连、扭曲扩张，扩张区肠壁溃疡形成（大小3cm×3cm×0.5cm）伴肠壁全层及周围脂肪组织淋巴细胞浸润，淋巴滤泡形成，黏膜下层血管、淋巴管扩张，纤维组织增生，浆膜面有脂肪缠绕，其中黏膜下层有增生的神经节细胞团，溃疡周围肠黏膜水肿，黏膜皱襞粗大，炎症表现轻微，未见黏膜腺体形态改变及幽门腺化生，未见底层炎细胞聚集及黏膜肌增生，未见裂隙性溃疡，未见肉芽肿性结节及异型组织成分。结合临床症状、实验室检验及治疗表现，给予综合评估，诊断为炎症性肠病可能性大。

4年前患者再次因腹痛加重就诊于我院，腹盆CT平扫（2017年7月）右下腹约第6组小肠不全梗阻，梗阻原因考虑粘连，伴内疝可能，局部肠系膜未见明显肿胀，克罗恩病术后改变，吻合口肠壁增厚可能，伴肠系膜多发淋巴结，淋巴结较前略增大。患者开始服用美沙拉秦（颇得斯安）1.0g tid治疗，间断出现腹胀、腹痛，但程度较前减轻。3年前（2018年9月）患者腹痛症状较前明显加重，每次于进食后1小时左右出现腹痛，持续1小时左右可缓解，每日均有发作，每日2～3次黄色稀便。行小肠CTE提示：克罗恩病术后，对比以往腹部CT平扫发现吻合口邻近肠壁增厚，周围肠管粘连伴内瘘形成，较前新发，考虑疾病复发可能性大。9个月前因腹痛就诊于我院急诊，查血常规示：WBC $6.87×10^9$/L、Hb 96g/L、NE% 79.4%、CRP 37mg/L。腹部CT示肠道切除术后，吻合口邻近肠壁增厚较前稍明显，伴周围渗出改变，考虑炎性可能大；周围肠管粘连伴内瘘形成可能，较前位置稍改变。考虑疾病处于活动期，予禁食，肠内营养治疗，使用氨基酸制剂爱伦多鼻饲，后患者腹痛症状明显缓解。7个月前患者再次出现腹痛，性质同前，每日均可发作1～2次，偶伴呕吐，呕吐物为营养液，止痛治疗有效。

6个月前，综合病史与辅助检查结果，考虑患者克罗恩病诊断基本成立，且间断有腹痛症状发作，症状严重。影像学提示有肠管狭窄、内瘘不除外，有使用生物制剂指征，除外禁忌后于2020年1月予乌司奴单抗260mg治疗，后分别于2021年3月和2021年5月予乌司奴单抗治疗。三次乌司奴单抗（UST）治疗后患者腹痛症状基本消失。1个月余前间断上腹不适伴间断恶心、呕吐，因餐后呕吐而致明显纳差，进食量下降至原来30%，2周前患者医院就诊，考虑"糖尿病酮症酸中毒"予住院补液、灭酮治疗后症状缓解，食欲改善，近期症状再次反复，体重近1个月内下降15kg，为进一步诊治收入院。

既往史：8岁时患"肺结核"，自述已治愈。1个月前诊断为糖尿病。否认其他病史。家族无遗传病史。已婚未育，无不良嗜好，无药物过敏史。

初步诊断：克罗恩病 A2 回结肠型（L3），穿透型（B3），回肠狭窄并内瘘形成，右半结肠切除术后，部分小肠切除术后；胆囊结石，胆囊切除术后；子宫切除术后；2 型糖尿病。

体格查体：体温 36.2℃，脉搏 82 次 / 分，血压 135/101mmHg，身高 158cm，体重 41.5kg，BMI 15.06kg/m²。神志清，无力体型，全身皮肤未见皮疹，关节无肿胀，全身体表淋巴结未触及肿大。双肺呼吸音弥漫减弱，未闻及干湿啰音。心界不大，心律齐，P2 < A2，心尖区可闻及 Ⅲ /6 级收缩期递减型杂音，腹软，无压痛、反跳痛及肌紧张。双肺呼吸音清。腹部触诊无压痛点，肠鸣音 3 次 / 分。

辅助检查：WBC 3.4×10⁹/L，LY 0.9×10⁹/L，Hb 116g/L，ALB 34.1g/L，PA 116.9mg/L，总蛋白（TP）64.9g/L。

二、诊疗过程

（一）入院后诊疗

患者接受生物制剂治疗的 6 个月内，腹痛梗阻症状得到明显改善，但是进食和营养状态日益恶化，加之糖尿病血糖未得到有效控制，多次出现糖尿病酮症酸中毒发生。此次入院后，分析其不显性失水达到或超过体质量的 10%；经口营养无法满足正常体质需求量；临床表现为近期上腹部不适、恶心呕吐、纳差伴体重快速下降为主要特点。经临床营养科、内分泌内科和临床护理多学科 MDT 讨论，决定予鼻空肠营养管置入，肠内营养治疗。床边置入螺旋形鼻空肠营养管，如病例 3 图 1 所示。

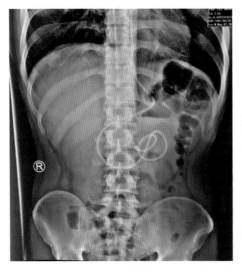
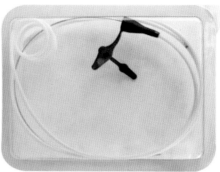

病例 3 图 1　床边置入螺旋形鼻空肠营养管

后续随访：患者经过 1 年 UST 治疗，联合肠内营养支持逐步过渡为部分肠内营养

（PEN），梗阻症状消失，全身炎症反应控制，复查腹部CT：吻合口邻近肠壁增厚较前明显减轻。体重恢复到1年半前水平，糖化血红蛋白水平在6.5g/L左右。经1年治疗后，拔出肠内营养管，经口低渣饮食，坚持UST维持治疗。

（二）MDT讨论（MDT会诊意见）

1. 临床营养科（迟雁，北京大学第一医院）：小肠是消化吸收的重要器官，也是克罗恩病的好发部位，因此克罗恩病较溃疡性结肠炎具有更高的营养不良风险，容易造成儿童和青少年营养障碍和发育不良的发生。完全肠内营养由于减少了异种抗原的刺激，使肠腔局部的免疫和炎症反应得以缓解，有诱导CD缓解的作用。因此，完全肠内营养（exclusive enteral nutrition，EEN）作为儿童CD诱导缓解的一线治疗，已经在国内外指南中得到推荐。成人CD的治疗中，EEN诱导缓解率低于儿童，主要原因在于成人依从性差，更难以坚持单一口味的肠内营养制剂。有研究显示肠外瘘病人应用12周全肠内营养后，超过半数的病例出现了瘘的闭合，在EEN有效的患者中，其炎症指标和营养指标都有明显的改善，提示营养治疗在成人的有效性。因此，在CD患者中，如果肠道有功能，应尽量应用肠内营养治疗，在肠内营养有禁忌或没有足够的肠道行使正常功能时，联合肠外营养治疗以保证患者的营养状态是非常必要的。在本例患者中，根据患者的肠道功能状态，以肠内营养为主，肠外为辅，联合生物制剂使患者得以疾病的缓解和改善。

在糖尿病患者的肠内营养支持治疗过程中，改善其营养状况的同时，还必须注意营养支持对于血糖的影响，使患者既能达到并维持较佳的代谢状态，又减少血糖水平异常、酮症及高渗昏迷等并发症的发生。肠内营养制剂的类型、用量、速度都是在应用中需要注意的问题。选用适合糖尿病的肠内营养制剂，以输注泵调控速度、加强血糖监控、调整胰岛素用法用量等措施都可以帮助稳定血糖水平。糖尿病患者接受肠内营养治疗时血糖控制的目标值在空腹血糖7.8mmol/L，餐后血糖10mmol/L较为适宜。在糖尿病酮症酸中毒发生时，保证足够的入量和热量是必要的，同时要通过定时监测血糖和调整胰岛素用量帮助患者安全地进行营养支持治疗。

2. 临床护理（高媛，北京大学第一医院）：肠内营养管饲能为患者提供足够的能量、蛋白质和微量元素，维持或促进营养状态、功能和活动的康复，提高生活质量，降低病死率，是临床上改善患者预后的一项重要辅助治疗措施。在使用过程中要确保鼻空肠管管路固定稳妥，不脱出、移位，避免管路扭曲、折叠、受压；每日观察鼻黏膜情况，可涂抹石蜡油或香油润滑鼻腔，避免鼻黏膜压力性损伤的发生；根据患者目前疾病状态遵医嘱选用适宜的营养制剂；管饲时，应保持床头抬高角度为30°～45°，鼻饲结束后继续保持半卧位30～60min，如果患者必须降低床头进行其他操作，操作结束后应尽快恢复床头高度；营养泵持续喂养的温度以37～39℃为宜；速度应从慢到快，即首日速度为

20 ～ 50ml/h，在患者耐受的情况下，次日起每隔 8 ～ 12h 可增加速度 10 ～ 20ml/h，逐渐加至 80 ～ 100ml/h。根据鼻饲速度定时用温水冲洗管路，由于鼻空肠营养管管径较小，在使用过程中应禁止鼻饲非液体状药物，鼻饲液体药物前后应使用温水脉冲式冲管，以免造成堵管；肠内营养期间关注患者有无腹痛、腹胀、腹泻、便秘以及反流误吸等情况发生，若出现上述情况应及时与医生沟通，进行营养方案的调整；鼻饲营养的配置、喂养严格遵循无菌操作原则，现用现配，24h 内未用完应丢弃，鼻饲营养袋应 24h 更换 1 次，避免污染。首次进行肠内营养管饲，患者易出现紧张、焦虑、情绪低落等心理变化，详细讲解肠内营养治疗的必要性、方法、途径。介绍治疗的成功案例，可以帮助患者增加信心，消除顾虑和紧张，增强其信心和安全感，使患者达到积极配合营养治疗、护理的目的。

床旁置入螺旋型鼻空肠管前应与患者充分沟通，讲解置管的方法及体位配合要点取得患者配合。置管分为两个阶段，第一阶段到达胃部，第二阶段通过幽门到达空肠。首先可用灭菌注射用水充分激活螺旋型鼻空肠管表面亲水性材料达到充分润滑管体的目的，按照留置鼻胃管方法将管路经鼻腔置入胃部，深度可取胸骨剑突至鼻尖至耳垂的距离，确认到达胃内后可抬高患者床头 30° ～ 45°，患者取右侧屈膝卧位，进行第二阶段置管，用 50ml 注射器抽吸 200 ～ 300ml 空气经鼻导丝中心向胃内注入，使幽门处于开放状态，同时手法配合使胃小弯角度增大，以减轻置管阻力，手指捏紧管道呈"持笔式"靠近鼻腔，伴随患者呼吸运动，将管道用手指轻柔缓慢推进。在推进过程中，如果遇到阻力，将鼻空肠管往回退至胃内，然后再一次推送管道，当鼻空肠管送至超过 75cm 时，如果阻力突然消失，有落空感，提示操作者鼻空肠管有可能已经通过幽门。此时缓慢拔出导丝，螺旋型鼻空肠管前端自动卷曲，预留 20 ～ 30cm 空肠管，卷曲的螺旋型空肠管前端会随患者小肠蠕动缓慢进入更深的空肠上段。通常经 12 ～ 24 小时，预留的空肠管即完全进入，暂时固定导管并进行影像学检查，确认通过屈式韧带（置管至 95 ～ 105cm）后，完成空肠营养管置入。

三、病例讨论

本例患者前期治疗过程中，由于没有得到确切的炎症性肠病病理学表现，所以诊断在手术后仍没有确定，这也是很多 CD 患者经历过的。早期文献报道近一半 CD 患者确诊是在手术后。本例患者在第二次手术后，根据其临床反复发作的特点结合其他检查拟诊 CD 并按其治疗。开始时使用美沙拉秦治疗基本无效，UST 治疗是在本例患者出现明显梗阻时才开始使用的。炎症指标高，CT 及 MRI 发现存在黏膜水肿强化的征象，说明梗阻的产生有活动性炎症参与，故抗感染治疗才会有效。选用 UST 治疗也是考虑到此患者儿童期曾经感染过结核病，且 CD 的诊断缺少可靠的病理学支持，加之我国为结核病高流行区，UST 与抗 TNF 治疗相比较少引发结核病复燃。

完全肠内营养治疗对于 CD 具有诱导缓解治疗效果，这一结论已经得到很多临床研究支持，但 EEN 无法被患者长期接受，难以作为维持治疗手段。随着生物制剂的使用，本例患者炎症得到有效控制，但因其糖尿病一直未得到正规治疗，多次引起酮症酸中毒。患者营养状态逐渐恶化。此时管饲 EEN 成为首选的营养支持治疗方式。患者后续治疗在生物制剂和肠内营养支持的共同作用下，取得了非常好的治疗效果，尽最大可能保存了肠道功能，避免了反复手术治疗带来的肠道功能严重受损。

四、病例点评

本例患者在历经近 18 年的等待，2 次因并发症接受手术治疗后，才得以最终确诊走上正规治疗的路径，可见有不少的克罗恩病患者存在延误诊断的情况。由于炎症性肠病缺少诊断金标准，与其他疾病的鉴别诊断存在一定困难，尤其是克罗恩病与肠结核，所以其确诊前通常存在一段时间延误。一项回顾性研究根据诊断延迟的中位数（症状出现到诊断时间）将 720 名克罗恩病患者分为两组，分析了延迟治疗的危险因素，包括抗结核治疗。结果显示，与 ≤ 18 个月（中位数）的患者相比，诊断延迟 > 18 个月的患者出现了更多的狭窄并发症和手术（OR 4.12；95% CI：2.74 ~ 6.33，$P < 0.001$ 和 OR 2.41，95% CI：1.68 ~ 3.42，$P < 0.001$）。同时提示：在结核病流行地区，经验性抗结核治疗是导致诊断延迟的最大因素。尽管最初对抗结核治疗有临床反应，但长期狭窄并发症更高。另外一项来自瑞士的队列研究，纳入 905 名 CD 患者，数据显示 CD 中位诊断延迟为 9（3 ~ 24）个月。诊断延迟的时间与肠狭窄和肠道手术的发生呈正相关性。最新的 Meta 分析也提示相近的结果，CD 的平均诊断时间为 8 个月，平均延误诊断 7 个月。对于 CD 延误诊断带给患者的是狭窄、穿孔和手术率的增加。

很多学者致力于探索更早更准确的诊断 CD 的方法，其中国际炎症性肠病研究组织（International Organization for the Study of Inflammatory Bowel Disease，IOIBD）推荐使用早期危险信号指数（红旗指数，Red Flag index）对有症状和体征的成年人转诊至 IBD 诊疗中心。红旗指数包括 8 个指标并对应的权重，以 ≥ 8 分判定为 CD，如病例 3 表 1 所示。这一指数有较高的预测能力，其敏感性和特异性均达到 94%。

这里还需要指出，Red Flag 指数主要是从 IBS 和健康人群中鉴别出高度可疑 CD 患者。研究中没有涉及感染性疾病和肠结核患者，所以对于我国感染性疾病，如结核病为高流行区的情况，其运用需要更加谨慎。

病例 3 表 1　红旗指数

项目	得分
复杂肛瘘、脓肿或肛周病变，迁延不愈合（痔疮除外）	5
一级亲属确诊炎症性肠病	4
过去 3 个月体重减轻（≥正常体重的 5%）	3
慢性腹痛 ≥ 3 个月	3
夜间腹泻	3
过去的 3 个月中有低热	2
餐后 30 ～ 45 分钟不出现腹痛，特别是在摄入蔬菜后无腹痛	2
无排便急迫感	2

（病例提供：高　媛　北京大学第一医院）

参考文献

[1]Schoepfer AM，Dehlavi MA，Fournier N，et al.Diagnostic delay in Crohn's disease is associated with a complicated disease course and increased operation rate.Am J Gastroenterol，2013，108（11）：1744-53；quiz 1754．doi：10.1038/ajg.2013.248．Epub 2013 Aug 27．PMID：23978953．

[2]Banerjee R，Pal P，Girish BG，et al.Risk factors for diagnostic delay in Crohn's disease and their impact on long-term complications：how do they differ in a tuberculosis endemic region？Aliment Pharmacol Ther，2018，47（10）：1367-1374．doi：10.1111/apt.14617．Epub 2018 Mar 24.PMID：29572889．

[3]Jayasooriya N，Baillie S，Blackwell J，et al.Systematic review with meta-analysis：Time to diagnosis and the impact of delayed diagnosis on clinical outcomes in inflammatory bowel disease.Aliment Pharmacol Ther，2023，57（6）：635-652．doi：10.1111/apt.17370．Epub 2023 Jan 10.PMID：36627691．

病例 4　迅猛进展的克罗恩病——没能挽救的生命

一、病历摘要

患者女性，26岁，因"间断上腹痛、恶心、呕吐、腹泻4年"入院。

现病史： 4年余前（2011年3月第一次入院），患者出现间断上腹部疼痛，伴排不成形稀便，每天约3次，无明显血便，无发热、乏力、皮疹或关节疼痛。腹痛严重时伴恶心、呕吐。间断在当地医院对症治疗，停止进食，输液后症状可缓解。2个月前因腹痛、腹泻症状加重再次外院就诊，查CT：回盲部及回肠末端肠壁增厚水肿，黏膜强化。T-SPOT TB阴性，PPD和结核抗体阴性；ESR、ANA谱、瘤标均正常。结肠镜见回盲部溃疡，外院基本排除TB，考虑为克罗恩病，加用甲基强的松龙30mg qd 5天，后改用口服泼尼松30mg qd。1个月后，泼尼松减量至25mg qd。腹痛症状再次出现，为上腹痛，伴腹泻，严重时每天4～5次不成形稀便。

既往史： 无特殊嗜好，无炎症性肠病家族史。家族中无结核病患病史。已婚未育。

初步诊断： 回盲部溃疡原因待查，克罗恩病可能性大。

体格查体： 身高162cm，体重40kg。全身浅表淋巴结未触及肿大。全身皮肤未见皮疹，关节无肿胀。心肺检查正常。腹部触诊上腹部轻压痛，腹部未触及明显包块，肠鸣音4次/分。

辅助检查： 入院后积极改善一般情况，营养支持治疗基础上，查血常规Hb正常，ESR、ANA正常，CRP 50.9mg/L，腹部超声：回盲部及末端回肠肠壁轻度增厚。结肠镜（2011年4月28日）回肠末端黏膜充血水肿，黏膜隆起，溃疡形成，呈节段性分布。回盲瓣变形，充血水肿，多条线性溃疡。回盲部溃疡瘢痕。升结肠及回盲部呈增生性改变，黏膜隆起，表面糜烂。病理：（回肠末端）及少许表浅小肠黏膜组织急慢性炎，伴纤维素变性及炎性渗出（回盲部）表层小肠黏膜急慢性炎，伴炎性纤维素性渗出及肉芽组织增生，符合溃疡改变。未见特殊形态及上皮样肉芽肿，见病例4图1。

经口肠内营养治疗后，患者腹痛症状改善，粪便常规及隐血试验均阴性。考虑CD可能性大。口服5-ASA（Pentasa）1g qid，同时激素规律减量。出院随访症状不明显。出院4个月后复查内镜(病例4图2)，回肠末端及回盲部黏膜呈息肉样增生。回盲部浅溃疡，边界尚清。病理：（回盲部）大肠黏膜固有层弥漫性急慢性炎细胞浸润，腺体数量稍减少，如病例 4 图 2。口服 5-ASA（Pentasa）1g qid，激素减停。

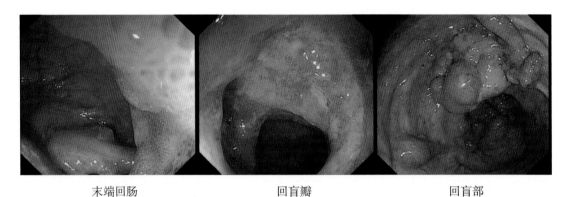

末端回肠　　　　　　　回盲瓣　　　　　　　回盲部

病例 4 图 1　结肠镜检查（2011 年 4 月 28 日）

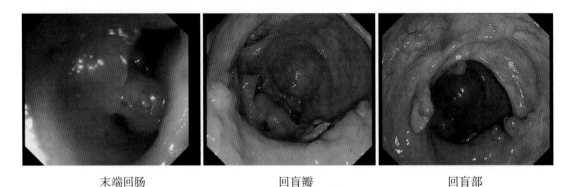

末端回肠　　　　　　　回盲瓣　　　　　　　回盲部

病例 4 图 2　2011 年 8 月 10 日复查内镜

二、诊疗过程

2012 年 1 月第二次入院：无明显诱因再次出现上腹脐周疼痛。急诊腹部增强 CT：右下腹回肠远段及回盲部肠壁增厚及强化，结合临床考虑炎症性肠病改变，考虑不全肠梗阻，如病例 4 图 3 所示。

入院后监测体温最高 39.2℃，CRP 38.4mg/L 予静脉使用美罗培南抗感染。营养情况方面体重 38kg，Alb 40.5g/L，因有不全肠梗阻予禁食、肠外营养支持。上述治疗 1 周体温仍波动在 37 ～ 38℃。2022 年 2 月 2 日复查结肠镜，回盲部结构消失，回盲瓣周边溃疡改变，回盲部固定，回肠末端可见增生性息肉。病理：小肠黏膜慢性炎伴急性炎；回盲瓣大肠黏膜慢性炎伴急性炎，固有层疏松水肿。如病例 4 图 4 所示。

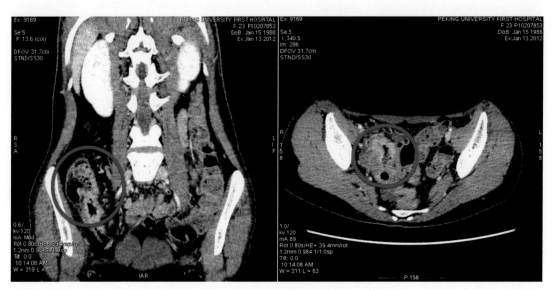

病例 4 图 3　急诊腹部增强 CT

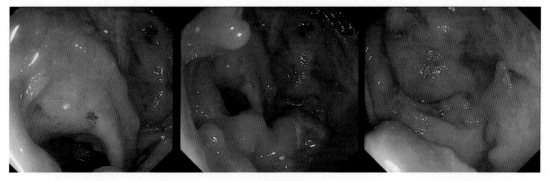

| 回盲瓣 | 回盲部 | 末端回肠 |

病例 4 图 4　2022 年 2 月 2 日复查结肠镜

考虑内镜下溃疡形成,炎症明显,CD 本病活动,加用琥珀酸氢化可的松 200mg qd 治疗,体温稳定在 37℃以下, CRP 逐渐降至正常范围。

加用激素治疗 2 周, 患者体温正常, 症状明显减轻, 开始逐步恢复经口进餐后, 突发弥漫性腹痛、腹泻、高热(＞39℃)。2012 年 2 月 18 日对症处理 3 天后腹痛弥漫性加重, 下腹为著, 向肛门区及会阴部放射。腹平片:双侧膈下可见游离气体。诊断:肠穿孔。

遂开腹探查、粘连松解、扩大右半结肠切除术。术中见右半结肠多发穿孔,腹腔感染,术中多反复冲洗腹腔及盆腔,如病例 4 图 5 所示。

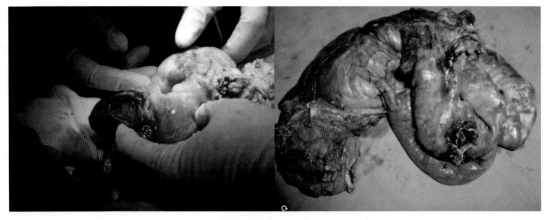

病例 4 图 5　术中所见

手术后送检病理学检查：切除小肠 42cm，大肠 21cm。黏膜面散在多发小而深的溃疡，部分伴穿孔，以回盲部最显著，肠道黏膜组织呈铺路石样改变，局部狭窄，小肠及大肠黏膜均呈全层显著慢性炎及急性炎，可见裂隙样溃疡及炎性肉芽组织形成，部分肠壁结构破坏，形成穿孔，未见典型肉芽肿改变。阑尾呈慢性炎，肠周淋巴结 20 枚呈反应性增生。支持克罗恩病的诊断，如病例 4 图 6 所示。

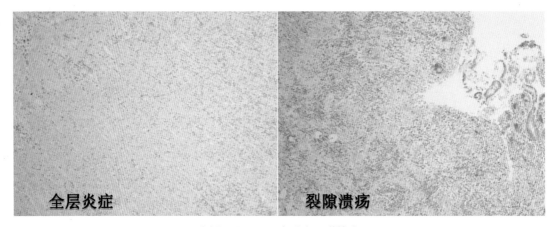

病例 4 图 6　手术后病理学检查

术后给予全肠内营养支持治疗，一般状况迅速恢复，未出现术后并发症。对于 CD 手术后的早期复发问题，经多学科讨论，患者女性，起病年龄轻，穿透性疾病行为均提示是术后早期复发的高危患者，应积极治疗原发病。故术后 28 天开始英夫利昔单抗（IFX）5mg/kg 治疗，严格按照 0、2、6 周诱导缓解期，随后每 8 周 1 次维持治疗的方案，并根据患者术后体重恢复情况调整剂量至 300mg/8 周。

使用 IFX 约一年第三次入院：第 7 次输注 IFX 前 1 周，患者再次出现上腹痛症状，遂入院 2012 年 12 月 27 日复查结肠镜：吻合口可见深大溃疡约半个肠腔，近吻合口处可见直径约 2cm×3cm 深溃疡。病理：吻合口显著急慢性炎，淋巴组织及组织细胞增生，可见上皮糜烂及炎性渗出，如病例 4 图 7 所示。

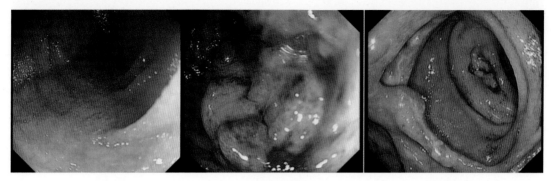

末端回肠　　　　　　　　吻合口附近　　　　　　　　吻合口

病例 4 图 7　2012 年 12 月 27 日复查结肠镜

（一）入院后诊疗

考虑为 CD 复发，患者间断餐后腹痛，停止经口进食改为无渣肠内营养支持治疗，由于 IFX 治疗可能存在抗抗体导致治疗无效，准备调整治疗。入院 2 周突发剧烈腹痛，随后高热，对症处理无效，急诊 CT 发现盆腹腔多发游离气体，肠穿孔，如病例 4 图 8 所示。

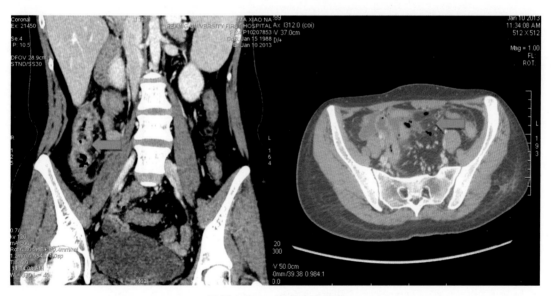

病例 4 图 8　急诊 CT 检查

急诊行开腹探查术，术中见小肠多处穿孔，术中行小肠镜未见剩余肠管有明显异常，切除部分回结肠，行回肠造瘘术。共切除结肠 10cm，小肠 30cm，剩余小肠 170cm，如病例 4 图 9 所示。

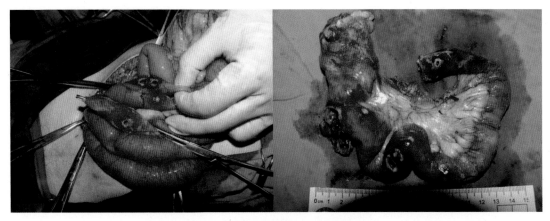

病例4图9　急诊行开腹探查术

术后病理:(末端回肠及升结肠部分)小肠及大肠多发溃疡,溃疡间可见正常肠黏膜。镜下,溃疡深达全层,可见裂隙形成,肠壁全层弥漫性淋巴、浆细胞及中性粒细胞浸润,未见肉芽肿形成。小肠断端黏膜下层及浆膜下层内见显著急慢性炎细胞浸润,大肠断端无著变。大肠周淋巴结2枚,小肠周围可见淋巴结12枚均呈反应性增生。综上,病理形态部分支持CD改变。

此次患者强化治疗期间再次疾病复发,炎症受累范围广泛,术后疾病早期复发的危险因素进一步增多,且小肠仅剩余170cm,更需要积极强化治疗。术后2天,2013年2月7日开始如下治疗方案:鼻胃管进行全肠内营养治疗;换用阿达木单抗(ADA)80mg起始剂量后,每隔2周40mg维持治疗。此后1年间患者无腹痛发作,期间间断行结肠镜及经造瘘口小肠镜及胃镜检查,均未见复发。

换用阿达木治疗1年后复查内镜,经造瘘口小肠观察达十二指肠屈氏韧带处,小肠黏膜呈节段样糜烂,未见溃疡,质软。结肠镜至远端直乙、降结肠,黏膜光滑,旷置结肠内黏膜大量白色黏液附着,如病例4图10所示。

此期间患者无腹痛发作,营养状态维持良好。鼻饲肠内营养制剂基础上ADA规律维持治疗,期间转氨酶间断升高,未加用AZA治疗。2014年7月即第二次手术后1年半,复查内镜无复发迹象,逐渐恢复进口进餐,准备停用ADA治疗。

2014年8月第四次入院:患者再次出现间断上腹痛,伴间断恶心、呕吐,间断发热,并间断造瘘口出血,局部应用止血药可好转。血胆红素进行性升高,血AMY＞正常上限3倍,MRCP:胆总管下段小结石可能,肝内外胆管轻度扩张,胆囊多发结石,慢性胆囊炎。(2014年9月)腹部CT:右下腹部分小肠壁轻度增厚,增强扫描黏膜强化明显,肠管间脂肪间隙模糊;胰腺肿胀伴周围渗出。2014年10月行ERCP＋EPT术,术中取出多发小结石。术后患者腹痛症状迅速改善,胆红素逐渐下降,出院。

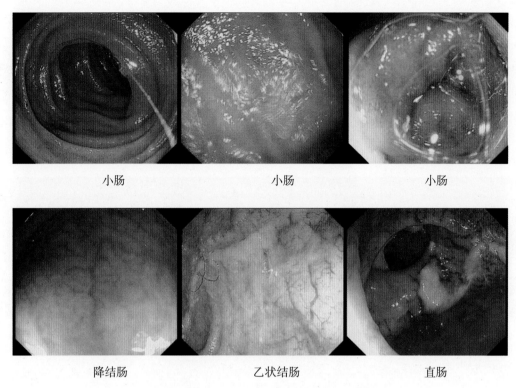

小肠	小肠	小肠
降结肠	乙状结肠	直肠

病例 4 图 10　2014 年 3 月 28 日复查内镜

　　2014 年 11 月第五次入院：出院后 1 周余患者餐后再次出现间断上腹痛，伴间断恶心、呕吐，间断发热，并间断造瘘口出血。查 CRP 波动在 50 ~ 103mg/L；PCT 0.29ng/ml。因造瘘口出血，Hb 降至 75g/L，ALB 26.8g/L。

　　入院后给予营养支持，生长抑素治疗，同时静脉使用足量激素 7 天，造瘘口出血未停止。复查 CT：右下腹肠管排列紊乱，节段性肠腔扩张，肠壁增厚，增强扫描可见高强化。肠系膜血管增多，肠管间脂肪间隙模糊，多发轻度增大淋巴结。如病例 4 图 11 所示。

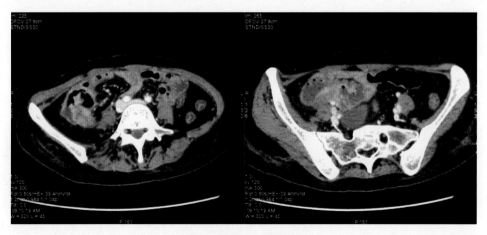

病例 4 图 11　复查 CT

经再次 MDT 讨论，出血内科治疗无效，有手术指征。但患者一般状况差，应尽量缩短手术时间，不处理胆囊。术前完善小肠镜检查，明确病变范围，尽可能保留肠道。在准备手术过程中，2014 年 12 月 9 日患者肠道大量出血立即行急诊手术治疗，术中经造瘘口进内镜约 30cm，造瘘口及进镜 10cm 处可见黏膜水肿出血。手术切除内瘘及脓肿形成部分小肠，保留术前内镜黏膜大致正常小肠，并放置肠内营养管，术中内镜和手术标本示意图如病例 4 图 12 所示。

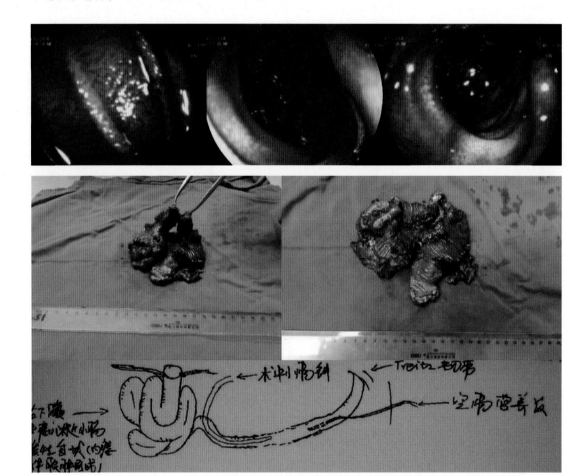

病例 4 图 12　术中内镜和手术标本示意图

手术后病理诊断：部分小肠切除标本（全长 40.05cm）。肠管高度扭曲粘连，肠壁有多灶性（共计 4 个病灶）、节段性分布病灶，伴窦道形成。病变区小肠黏膜急性慢性炎，并平坦形溃疡形成，部分伴有裂隙性深在性溃疡，肌层断裂，穿透肠壁，致肠穿孔及急性浆膜炎，溃疡区有片状淋巴、浆细胞及散在中性和嗜酸性粒细胞，并腺上皮、小血管及成纤维细胞增生，形成炎性肉芽组织，未见神经节细胞异常，未见腺上皮及淋巴细胞的肿瘤性改变，未见上皮样肉芽肿性结节和血管炎。肠溃疡间区肠壁组织基本正常，黏膜轻度慢性炎，黏膜下层轻度水肿，肌间神经节部分有团状增生。小肠近断端肠壁正常。远断端附造瘘口皮肤组织，并与腹壁脂肪组织炎性粘连。小肠周淋巴结9枚均呈反应性增生，未见上皮样肉芽肿性结节。综上，结合既往病史及本次大体和镜下所见，病理形态符合小肠克罗恩病，并肠穿孔和窦道形成。

术后第5天患者再次出现间断消化道大出血（间断呕吐鲜血），持续泵点PPI、生长抑素止血无效。2015年1月7日急诊胃镜检查：胃体大弯侧至胃窦、幽门管，可见大片溃疡形成伴出血，十二指肠可见大小不等溃疡，有自发出血及接触性出血，如病例4图13所示。

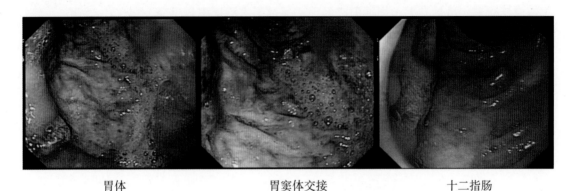

胃体　　　　　　　　　胃窦体交接　　　　　　　　十二指肠

病例4图13　2015年1月7日急诊胃镜检查

积极输血，全肠外营养支持，持续泵点PPI、生长抑素止血等治疗下，1月8日、1月22日分别应用ADA 2次。患者仍然间断呕鲜血，最终1月29日患者因消化道大出血，失血性休克不幸去世。

（二）MDT诊疗（MDT会诊意见）

1. 医学影像科（刘婧，北京大学第一医院）：病变肠管表现为多发长节段肠壁增厚伴强化，且肠壁增厚不规则；病变累及全层。由于回盲瓣受累且有变形，需要和肠结核相鉴别，肠结核的肠道病变多表现为短节段受累，这是不太符合的地方；另外多发的肠道溃疡还需要和CMUSE鉴别；但CMUSE引起的肠道病变范围更小，且肠壁增厚不如克罗恩病明显。克罗恩病常见的严重并发症包括因穿透性溃疡引起肠瘘、穿孔如本病例；还有腹腔内的渗出、脓肿和蜂窝织炎，以及肠腔狭窄引起肠梗阻，也是比较严重的并发症；如有急腹症的情况下，CT增强肯定是首选。另外比较常见的还有肛瘘，这类型的并发症做局部肛管MRI显示更加清楚。鉴别诊断，CD急性并发症的诊断。

2. 胃肠外科（姜勇，北京大学第一医院）：炎症性肠病的药物治疗虽然取得了众多进展，但仍存在药物治疗无效的问题，尤其是CD患者，所以外科手术治疗对IBD具有重要意义。本例患者接受3次手术治疗，均为明显发生的并发症时的急诊手术，多发穿孔、腹腔感染、大量出血等。中华医学会消化病学分会炎症性肠病学组对《炎症性肠病外科治疗专家共识》中明确提出 CD 急性肠穿孔伴弥漫腹膜炎时强烈推荐急诊手术，急诊手术中推荐实施肠造口术。患者前 2 次肠道穿孔，腹腔感染急诊手术过程中，尽可能在去除病灶和保留肠道中平衡。第 3 次急诊手术是患者出现难以控制的大出血，手术中通过小肠镜明确出血部位，准确测量并记录保留小肠的长度，期望留存下来的肠道满足患者营养素消化吸收。专家共识中指出 CD 伴消化道大出血患者多为 CD 反复发作，诊断较明确，出血部位多在病变最严重处，对危及生命的大出血强烈推荐急诊手术。手术中探查测量非常重要，为术后治疗甚至再手术保留依据。非常遗憾，最后患者 CD 难以控制，残留消化道广泛受累，虽然有手术指征但已经无法通过手术治疗挽救生命。

三、病例讨论

克罗恩病患者起初鉴别诊断时除肠结核、淋巴瘤、恶性肿瘤、白塞病等之外，还要考虑 CMUSE、NSAIDs 引起的小肠溃疡等的可能。隐源性多灶性溃疡性狭窄性小肠炎（CMUSE）于 1964 年由法国学者首先报道，目前报告病例数量不多，高发于年轻人，溃疡位置通常位于空肠和回肠近端。该疾病病因、发病机制和诊断标准均不明确，故常存在误诊或漏诊情况，基因检测可能对诊断有一定提示作用。

CMUSE 首先要与克罗恩病相鉴别，仅累及小肠的克罗恩病表现与 CMUSE 相似，尤其是早期。两者的区别特征为：CMUSE 炎症指标如 ESR 和 CRP 通常不高或轻度升高；主要为小肠间断反复梗阻，病程较克罗恩病长而症状较轻；影像检查病变肠管节段改变较克罗恩病短，常呈多发性、短节段小肠狭窄，若病变肠管较多，可见肠管成串珠样改变；无 IBD 相关的肠外表现等。从以上几点可以看出本例更倾向于克罗恩病的诊断。本例患者起初反复出现小肠梗阻，随后穿孔、内瘘，反复多次手术治疗，最终疾病累积到上消化道，胃及十二指肠出现巨大溃疡，导致大量出血，从最终疾病的发生发展过程中就排除 CMUSE 的诊断。本例患者多次术后病理可见全层炎，跳跃性病变分布，裂隙样溃疡等均为典型克罗恩病的病理改变，但始终没有找到非干酪样肉芽肿，可见非干酪样肉芽肿并非必要的确诊条件。

另一需要鉴别诊断的是非甾体类消炎药（NSAIDs）累及小肠病变。这类患者并不少见，尤其是中老年伴心血管疾病者和慢性骨关节病患者，他们均需要长期服用 NSAIDs。详细询问用药史能够帮助鉴别诊断，使用 NSAIDs 的病人一般病史较短，且停药后肠病症状可明显改善。

近年来，我国 IBD 患病率逐年增加，国内对 IBD 患者的管理更加规范。但是 CD 患者的复发率仍较高，尤其是术后复发的问题。总体 IBD 患者中，UC 患者的寿命与健康人群无差异，但 CD 患者寿命短于健康人群，有些 CD 患者发病迅猛，本例就是典型案例。其临床复发难以控制，使用当时最新的生物制剂也没有改变反复出现并发症，反复手术治疗，术后再发作的病程，没能挽救患者的生命。

文献中 CD 患者术后 1 年及 3 年累积内镜复发率分别为 22.6% 及 73.6%；术后 1 年、3 年及 5 年累积影像复发率分别为 12.9%、46.4% 及 73.2%；术后 1 年、3 年、5 年及 10 年累积临床复发率分别为 23.3%、52.9%、73.6% 及 88.5%；术后 1 年、3 年、5 年及 10 年累积再手术率分别为 5.5%、10.8%、20.4% 及 42.0%。简单总结，总体 CD 患者手术后 3 年内三分之二以上患者内镜下复发；一半患者临床复发；10% 的患者接受再次手术治疗。术后 10 年总体 CD 患者近一半人需再次手术治疗。

影响 CD 术后复发因素中比较肯定的有以下因素，首先穿通型病变为 CD 手术患者再手术明确高危因素。有研究比较了首次手术时疾病行为表现为狭窄型（B2）及穿通型（B3）的患者术后复发情况，发现穿通型（B3）的患者总复发率明显高于首次手术时为狭窄型（B2）的患者。其次手术治疗（肠切除史，回结肠吻合术等）本身就是 CD 复发的高危因素。肛周病变是 CD 临床特点之一，也是疾病复发的高危因素。最容易控制的环境因素却容易被忽视的是吸烟和被动吸烟，两者均可能增加 CD 相关手术风险及再次手术概率。尼古丁对肠道黏液层、细胞因子的产生、巨噬细胞功能及微血管系统均有影响，此外尼古丁还可影响肠道菌群，从而破坏肠道内环境稳态，戒烟对 CD，尤其是接受手术治疗的患者十分重要。其他预测复发的高危因素还包括：年轻起病，病变范围广，有 IBD 家族史，病程短和女性等。遗憾的是本例患者高危因素众多，治疗效果不理想。

四、病例点评

本例患者 22 岁起病，历经 8 年治疗，因 CD 并发症穿孔和内瘘接受紧急手术治疗 3 次，术后强化生物制剂（两种）治疗 3 年余，接受回肠造瘘和管饲肠内营养制剂治疗 2 年余，如此充分治疗仍没能阻止疾病进展，说明了 CD 患者中的少数进展迅猛者没有很好的治疗手段，也是影响 CD 患者整体寿命的原因。

对于这样的进展迅猛的 CD 患者，临床判定其早期复发可能性大，在第一次手术后决策开始接受正规生物制剂治疗是正确的，英夫利昔单抗起始治疗于术后 28 天，干预早且足量，根据患者术后体重恢复增加剂量保证 5mg/kg 体重，坚持治疗 1 年，但没能制止疾病进展。第二次手术治疗后，更加认识到此患者疾病难以控制的情况，选择回肠造瘘并开始管饲肠内营养制剂加上术后早期阿达木单抗治疗，已经是当时最强效的治疗方案。造瘘可以使远端肠道尽可能不接触抗原刺激，减少肛周病变的发生；管饲肠内营养制剂可以保证热量和营养素均衡，同时也是诱导 CD 治疗的重要手段。选择纯人源化肿瘤坏死因子单抗治疗可以降低抗抗体产生，避免抗抗体对生物制剂疗效的影响。这些治疗综合到同一患者身上是充分和最优化的治疗手段了。非常遗憾，在治疗1年半后患者很难再接受长期管饲治疗，包括生物制剂和肠内营养制剂在内的总体医疗花费也是患者和家属不得不考虑的实际问题。在刚刚经口低渣饮食，准备降低强化治疗的时候，疾病再次凶猛袭来。从后面的转归分析强化治疗是不能停的。

2015年国际炎症性肠病组织（the international organization for the study of IBD, IOIBD）提出 STRIDE 共识为成人 IBD 患者提出治疗目标。2021年更新了 STRIDE Ⅱ 共识，进一步将 IBD 治疗目标细化，并提出内镜黏膜愈合的治疗目标。治疗目标的不断更新主要是新型生物制剂的不断应用于临床，使得减少残疾和恢复正常生活质量成为可能，是真正改变 IBD 的自然病程为目标的。本例患者的治疗过程充分说明，越是发病迅猛的患者，对其管理越需严格，治疗是否达标尤为重要。CD 的内镜愈合或者透壁愈合是当前的治疗目标，治疗达标才会降低患者复发，从而减少致残致死。生物制剂和小分子药物的研发和临床应用推进了 IBD 治疗目标的发展。更深层次和更严格的治疗目标与新型药物的临床应用相辅相成，为 IBD 患者实现更好的长期预后带来新的希望。

（病例提供：迟　雁　北京大学第一医院）

参考文献

[1]Yamamoto T.Factors affecting recurrence after surgery for Crohn's disease.World J Gastroenterol，2005，11（26）：3971-3979. doi：10.3748/wjg.v11. i26.3971. PMID：15996018；PMCID：PMC4502089.

[2]Perlemuter G，Guillevin L，Legman P，et al.Cryptogenetic multifocal ulcerous stenosing enteritis：an atypical type of vasculitis or a disease mimicking vasculitis.Gut，2001，48（3）：333-338. doi：10.1136/gut.48.3.333. PMID：11171822；PMCID：PMC1760126.

[3]GBD 2017 Inflammatory Bowel Disease Collaborators.The global，regional，and national burden of inflammatory bowel disease in 195 countries and territories，1990-2017：a systematic analysis for the Global Burden of Disease Study 2017.Lancet Gastroenterol Hepatol，2020,5(1)：17-30. doi：10.1016/S2468-1253（19）30333-4. Epub 2019 Oct 21. PMID：31648971；PMCID：PMC7026709.

[4]Fumery M，Singh S，Dulai PS，et al.Natural History of Adult Ulcerative Colitis in Population-

based Cohorts：A Systematic Review.Clin Gastroenterol Hepatol，2018，16（3）：343-356. e3．doi：10.1016/j.cgh.2017.06.016．Epub 2017 Jun 16．PMID：28625817；PMCID：PMC6658168.

[5]Turner D，Ricciuto A，Lewis A，et al.International Organization for the Study of IBD. STRIDE-Ⅱ：An Update on the Selecting Therapeutic Targets in Inflammatory Bowel Disease（STRIDE）Initiative of the International Organization for the Study of IBD（IOIBD）：Determining Therapeutic Goals for Treat-to-Target strategies in IBD.Gastroenterology，2021，160（5）：1570-1583．doi：10.1053/j.gastro.2020.12.031．Epub 2021 Feb 19．PMID：33359090.

[6]中华医学会消化病学分会炎症性肠病学组．炎症性肠病外科治疗专家共识．中华炎性肠病杂志，20204，（3）：180-199.

第二章

IBD 的肠外表现与肠外并发症

炎症性肠病常见的肠外表现有骨关节病变（周围关节炎、骶髂关节炎和强直性脊柱炎等）、皮肤病变（结节红斑、坏疽性脓皮病等）和眼病（葡萄膜炎和虹膜炎等）；肝胆系统与周围血管并发症是炎症性肠病重要的肠外并发症。IBD 的肠外表现往往与肠道炎症活动相伴随，但有时肠外表现症状较肠道症状出现早，这时诊断很困难。国外文献报告，IBD 肠外表现发生较高，在 IBD 患者整个病程中 40% ~ 50% 有肠外表现，国内的数据较之略低，可能与诊断标准不同有关。肠外肝胆系统并发症中包括胆囊结石、胆管周围炎症、脂肪肝、原发性硬化性胆管炎和胆管癌等，国外报道发生率在 25% ~ 50%。IBD 患者血栓栓塞并发症风险是尤其需要关注的问题，常与炎症活动导致的高凝状态相关，抗凝和改善微循环治疗在重度活动期 IBD 患者中应该列为常规治疗。

病例 5　激素依赖型溃疡性结肠炎——关节表现

一、病历摘要

患者男性，44 岁，主因"间断黏液血便伴腹痛 28 年"入院。

现病史：28 年前（1994 年）患者开始间断出现黏液血便伴下腹痛，排便后可缓解。外院行结肠镜提示"溃疡性结肠炎，左半结肠型 E2 重度活动"。予口服柳氮磺吡啶 4g/d 及中成药治疗，1 ~ 2 个月后腹痛、黏液血便消失，后柳氮磺吡啶减量至 3g/d。患者仍间断出现黏液血便，症状明显发作每年 1 ~ 2 次。

22 年前（2000 年）患者再次出现腹痛、黏液血便，部位及发作、缓解规律同前，腹痛程度较前加重，排便 4 ~ 5 次 / 天，就诊于当地医院，予静脉激素治疗。约半月余患者腹痛、黏液血便消失，后改为足量口服激素，后逐渐减量。激素减量过程中约至 15mg/d 剂量时，症状反复。遂自行加量激素至症状好转再减量，如此反复激素始终未能停药。

17 年前（2005 年）患者反复出现腹痛、黏液血便，部位、程度、性质及缓解规律基本同前。就诊于外院，先后予柳氮磺吡啶 4g/d 联合泼尼松 15mg/d 口服，症状缓解不满意，开始加用琥珀酸氢化可的松 100mg bid 灌肠等治疗，症状明显好转。

　　15 年前（2007 年）患者复发，于外院肠镜示：溃疡性结肠炎，左半结肠型 E2，活动期。上述治疗同时加用硫唑嘌呤（AZA）100mg/d，约 3 个月余患者症状缓解。激素逐渐减停（包括灌肠激素治疗）。12 年前（2010 年）患者停用 AZA，改为口服美沙拉秦 4g/d。停用 AZA 后约 6 个月，患者肠道再次复发，同时逐渐出现腰背疼痛，脊柱活动受限，膝关节、指趾关节疼痛。予口服美沙拉秦 4g/d、泼尼松 15mg/d，琥珀酸氢化可的松 100mg bid 灌肠，约 1 周后患者黏液血便较前减少，排便渐减至 2 次 / 天，腰背和外周关节疼痛好转，但脊柱活动仍受限。

　　11 年前（2011 年）到我院门诊就诊，每日排稀水样便 10 次以上，粪便为明显黏液血便，同时腰背疼加剧，脊柱僵直轻度屈曲位。肠镜检查因未做肠道准备，仅观察到横结肠，可见自结肠脾曲至直肠黏膜明显充血、水肿、大片不规则溃疡形成，附黄白色厚腻苔，如病例 5 图 1 所示。

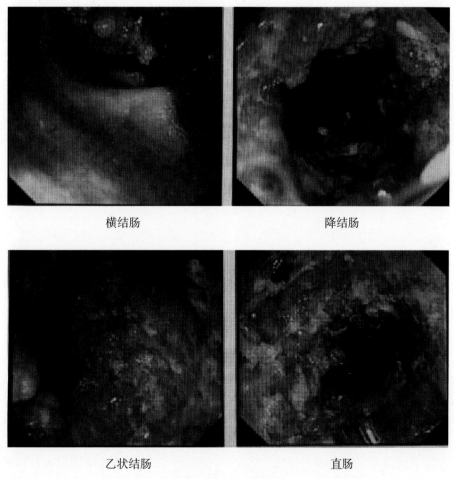

横结肠　　　　　　　　　　　　　　降结肠

乙状结肠　　　　　　　　　　　　　　直肠

病例 5 图 1　肠镜检查

病理：（直、乙状、降）大肠黏膜组织，大量急慢性炎性细胞浸润，腺体排列尚规则，伴腺上皮轻度非典型增生，并见隐窝炎，（直）可见隐窝脓肿，伴肉芽组织形成。查HLA-B27 阳性。诊断：溃疡性结肠炎，慢性复发型 左半结肠型 E2，重度活动，合并强直性脊柱炎可能性大。

经查房考虑患者病史 11 年余，院外治疗中激素、免疫抑制剂等多种治疗效果不佳，且并脊柱关节和外周关节症状明显，可能合并强直性脊柱炎，遂于 2011 年 3 月开始予英夫利昔单抗（IFX）治疗，激素（泼尼松 15mg/d，琥珀酸氢化可的松 100mg bid 灌肠）逐渐减量，保留美沙拉秦 1g qid 维持治疗。应用 IFX 3 次后，排便维持于 1 ~ 2 次 / 天，仍有少量便血。脊柱关节疼痛和活动受限症状缓解不满意。

此后患者 IFX 每 8 周注射 1 次，维持治疗 6 个月左右，激素逐渐减量（停用口服激素，地塞米松 5mg qd 灌肠）。复查肠镜（2011 年 12 月 15 日）示左半结肠可见黏膜充血，散在小息肉形成，余结肠黏膜光滑，血管网清晰，如病例 5 图 2 所示。

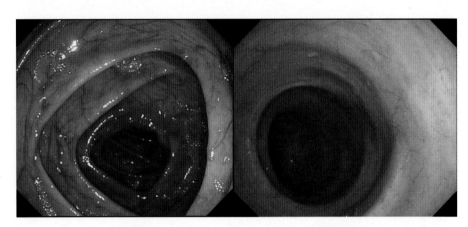

升结肠 横结肠

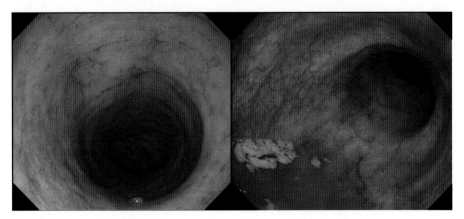

乙状结肠 直肠

病例 5 图 2 2011 年 12 月 15 日复查肠镜

病理：（直－乙交界）大肠黏膜轻－中度慢性炎，腺体排列欠规则，（乙状）大肠黏膜慢性炎，腺体明显增生并排列欠规则。

IFX治疗达到黏膜愈合，与患者共同决策维持治疗方式，患者选择AZA维持治疗，遂加用AZA（2011年12月16日）。后患者大便2～3次/天，便中无明显肉眼血迹，腹痛基本消失，激素灌肠继续规律减量。至9年前（2013年初）激素完全停用，仅保留口服AZA100mg qd，偶有腹痛，大便2次/天，为黄色成形便。

9年余前（2013年6月）患者劳累后再发腹痛、血便，自行应用地塞米松5mg qd灌肠，约1周后症状缓解。此后患者未规律随访，AZA自行停药，并间断使用地塞米松5mg灌肠治疗，美沙拉秦3g/d口服。

2年余前（2020年）患者再次来医院就诊，表现为头晕、恶心纳差、低血压（70/40mmHg）无咳嗽咳痰、腹痛腹泻血便、尿频尿急尿痛。完善皮质醇节律检测：皮质醇（8am）0.84μg/dl；（4pm）0.93μg/d1；（0am）0.91μg/dl。促肾上腺皮质激素（8am）3.25PG/ml；（4pm）3.22PG/ml；（0am）3.21PG/ml。提示低平曲线。行ACTH兴奋试验示：ACTH（0min）1684.00pg/ml；（60min）765.90pg/ml；皮质醇（0min）1.70μg/dl；（60min）6.47μg/d1。内分泌科会诊，考虑长期外源激素应用导致下丘脑－垂体－肾上腺轴（HPA轴）抑制，肾上腺皮质功能减退症。予氢化可的松20mg bid替代治疗。

2年前（2020年11月）患者脊柱关节疼痛伴活动受限明显，X线双髋正侧位片提示：双髋关节间隙变窄，关节面尚光整，双侧关节盂骨质增生硬化。双侧髋骨坐骨支骨质增生。双侧骶髂关节间隙模糊、消失。腰椎呈竹节样改变。印象：强直性脊柱炎，累及腰椎、双侧骶髂关节、双侧髋关节及双侧坐骨支。双侧骶髂关节炎Ⅳ级，图像如病例5图3所示。

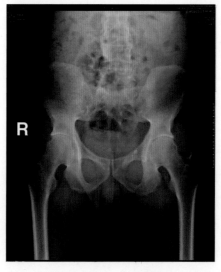

病例5图3　X线检查

同时患者间断出现黏液血便，再次入院治疗。此时氢化可的松调整为早 20mg，晚 10mg 治疗肾上腺皮质功能减退症。再次医患共同决策，此时患者接受阿达木单抗（ADA）治疗方案。遂于 2020 年 11 月 6 日开始予 ADA 160mg/2 周，至 2021 年初调整为 40mg/2 周，美沙拉秦 3g/d，治疗至今。

既往史：高血压 3 级很高危、类固醇性糖尿病、脂代谢异常。

个人史和家族史：其父为强直性脊柱炎。

入院查体：T 35.9℃，P 57 次 / 分，R 16 次 / 分，BP 142/80mmHg。双肺呼吸音清，未闻及明显干湿啰音，心律齐，各瓣膜区未闻及杂音，腹软，左下腹压痛，无反跳痛及肌紧张，双下肢无水肿。脊柱后凸畸形，各项活动严重受限。枕墙距 > 10cm、指地距无法完成、脊柱活动度各项明显受限。

入院诊断：①溃疡性结肠炎，慢性复发型，左半结肠型（E2），缓解期；肠病相关脊柱关节炎可能性大；②强直性脊柱炎不除外；③继发性肾上腺皮质功能不全；④胆囊结石；⑤高血压病 3 级很高危；⑥类固醇性糖尿病；⑦脂代谢异常。

二、诊疗过程

（一）入院后诊疗

入院后查，血常规：WBC 4.5×10^9/L，NE 50.0%，RBC 4.86×10^{12}/L，Hb 144g/L，PLT 132×10^9/L；尿常规：蛋白质 +；生化：ALT 34IU/L，AST 331U/L，总胆红素 24.1μmol/L，直接胆红素 4.50μmol/L，Cr 83.7μmol/L，CRP 0.40mg/L；PCT 正常；IL-6 1.83pg/ml；ESR 12mm/h；HLA-B27（+）；凝血功能正常，便常规正常，OB 阴性。甲功正常，甲状腺抗体均阴性。CT 腹盆部多期增强：胆囊多发结石，右肾囊肿（Busniak Ⅰ）。

1. **UC 方面**　患者既往溃疡性结肠炎诊断明确，现患者每日排便 1～2 次，无血便，脉搏体温正常，入院后查血红蛋白及 ESR 正常范围，考虑 UC 临床缓解。2022 年 10 月 21 日行肠镜示横结肠开始血管网欠清晰，降结肠、乙状、直肠可见多发小息肉形成，血管网紊乱。诊断：溃疡性结肠炎，黏膜愈合（内镜 Mayo 评分 1 分），如病例 5 图 4 所示。治疗达标，维持 ADA +美沙拉秦治疗方案。

2. **关节炎方面**　患者强直性脊柱炎家族史，脊柱后凸、活动度受限，入院后查 HLA-B27（+），影像学提示骶髂关节融合、腰椎呈竹节样改变，X 线分期为Ⅳ期，根据风湿免疫科会诊意见考虑脊柱关节炎诊断成立，与炎症性肠病相关，且患者长期使用激素，应积极预防骨质疏松。

3. **内分泌方面**　患者继发性肾上腺皮质功能不全，长期口服氢化可的松治疗，根据内分泌会诊意见继续目前氢化可的松早 15mg、晚 5mg 治疗。入院后查糖化血红蛋白 6.20%，嘱患者继续监测血糖变化。

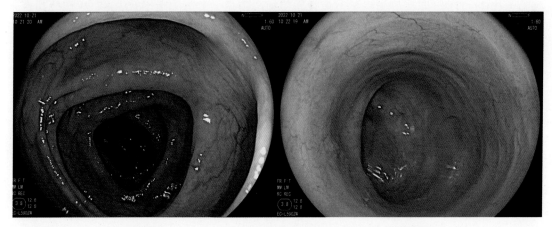

| 升结肠 | 横结肠 |

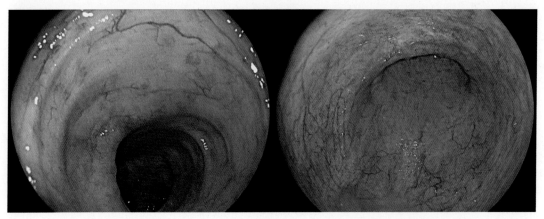

| 乙状结肠 | 直肠 |

病例 5 图 4　2022 年 10 月 21 日行肠镜

出院随访：患者至今坚持美沙拉秦缓释颗粒 1g tid，阿达木单抗 40mg（每 2 周皮下注射 1 次），醋酸氢化可的松 15mg qd ＋ 5mg qd 4pm，降脂药、降压药、补钙、补维生素 D 等治疗。患者报告诊治临床缓解，腰背疼痛明显减轻，日常工作生活恢复正常。

（二）MDT 诊疗（MDT 会诊意见）

1. 影像科（刘婧，北京大学第一医院）：IBD 患者中 5% ～ 15% 伴有外周关节炎，10% ～ 20% 伴有中轴或骶髂关节炎。影像学检查受累关节可见关节糜烂及关节间隙狭窄；骶髂关节及脊柱受累者可见与强直性脊柱炎（AS）相似表现。AS 早期 X 线表现为骶髂关节炎，病变一般在骶髂关节中下部开始，通常为两侧同时受累。开始多侵犯髂骨侧，进而侵犯骶骨侧，最终可侵犯整个关节。关节边缘呈锯齿状改变，软骨下有骨硬化、骨质增生、关节间隙变窄等表现。最后关节间隙消失，发生骨性强直。骶髂关节炎在 X 线上可分为 5 级，0 级：正常；Ⅰ级：可疑异常；Ⅱ级：轻度异常，关节局限性侵蚀、硬化、间隙无改变；Ⅲ级：明显异常，关节面骨质侵蚀、硬化、关节间隙增宽 / 狭窄或部分强直；Ⅳ级：严重异常，关节完全骨性强直。AS 特征性 X 线表现是：椎旁韧带钙化、骨化呈竹节样改变，如本病例所示。

2. 内分泌内科（李昂，北京大学第一医院）：外源性皮质类固醇导致肾上腺萎缩的现象自 20 世纪 40 年代被发现以来一直受到重视。考虑到半衰期和糖皮质激素受体亲和力的差别，等效剂量的不同糖皮质激素制剂中，尤以地塞米松对 HPA 轴产生的抑制作用更为持久。而就剂量和持续时间而言，任何每超过 30mg/d 氢化可的松（或 > 7.5mg/d 泼尼松或 > 0.75mg/d 地塞米松）超过 3 周的患者，都可能导致肾上腺皮质萎缩及随后的肾上腺皮质功能减退。本例患者病程中因溃疡性结肠炎，应用超生理剂量的中效、长效外源糖皮质激素治疗过程中，曾评估 HPA 功能，提示皮质醇 +ACTH 节律均为低平曲线，符合外源应用糖皮质激素后的 HPA 持续受到抑制的改变。

如果类固醇剂量可以逐渐减少到 5mg/d 的泼尼松，肾上腺功能有望实现一定恢复。合理的减量策略是，假设潜在疾病允许减少类固醇，应在几周内将剂量从药理学水平降至生理水平（等效剂量 7.5mg/d 泼尼松），并在此后根据患者的健康状况，每 2 ~ 4 周减少 1mg/d 的泼尼松剂量。同时，为了现皮质类固醇治疗的安全停用，可考虑在减少剂量 2 至 3 个月后，HPA 轴的内源性功能可以通过 ACTH 兴奋试验来评估。本例患者完善的单次 ACTH 兴奋试验提示，兴奋后皮质醇水平仅为 6.47 μg/dl，未达到 20 μg/dl，提示肾上腺皮质对 ACTH 反应不良，进一步支持符合外源应用糖皮质激素后的 HPA 持续受到抑制的改变，并提示此时内源 HPA 轴未能恢复功能，故应继续生理剂量的糖皮质激素替代，首选短效或中效制剂（30mg/d 氢化可的松）。

3. 风湿免疫科（王昱，北京大学第一医院）：本例患者，强直性脊柱炎诊断成立，X 线分期已经提示为晚期，脊柱关节炎的症状应该已经持续数年之久，导致不可逆的结构破坏。而近期突出表现为肠道炎症，对于中轴型强直性脊柱炎的治疗，如果 NSAIDs 效果不佳，直接推荐使用生物制剂，TNF-α 抑制剂为首选，兼顾治疗炎症性肠病。该患者使用 TNF-α 抑制剂效果理想，减药复发，建议长期使用，病情缓解后再考虑逐渐缓慢减量。

脊柱关节炎（spondyloarthritis，SpA；旧称脊柱关节病）包括多种疾病：强直性脊柱炎（ankylosing spondylitis，AS）、放射学阴性中轴型脊柱关节炎（nonradiographic axial SpA，nr-axSpA）、未分化脊柱关节炎（undifferentiated spondyloarthritis，USpA）、反应性关节炎，以及可能伴有银屑病和炎症性肠病（inflammatory bowel disease，IBD）的关节炎和脊柱炎。依据主要受累部位，SpA 还可分为中轴型与外周型。平片上可见骶髂关节异常的中轴型 SpA 为 AS，否则为 nr-axSpA。

SpA 包括一系列临床表现不同、累及多种结构的疾病，发病机制涉及多种重要因素，如肠道微生物组，固有样淋巴细胞与发病部位所受机械应力之间在特定遗传背景下的相互作用。中轴型 SpA 的发病部位是沿中轴骨分布的肌腱附着点，最常累及中轴关节以及肌腱附着点；外周型 SpA 的发病部位为外周肌腱附着点和外周关节，常累及下肢中大关节，表现为不对称的关节炎。病变部位的主要介质为 TNF-α 和 IL-6、IL-17、IL-23 等。AS 影响最大的遗传因素是 HLA-B27 基因，但不一定为 HLA-B27 阳性，发病机制也涉及非 HLA 基因和其他因素。80% ~ 95% 的 AS 患者都存在 HLA-B27 阳性，因此 HLA-B27 可能是 AS 的主要致病因素。多项针对 HLA-B27 阳性健康人的研究显示，HLA-B27 基因型与肠道微生物的整体构成有关，阳性与否会改变肠道微生物组的构成尚未得出明确结论，也是未来的研究重点。

三、病例讨论

本例患者 28 年前起病即表现为 UC 重度活动，随后的 11 年期间辗转多家医院，受到当时医疗条件的限制，治疗中糖皮质激素处于停药即复发，最后发展为无法停用的状态，即激素依赖型 UC。15 年前患者开始使用硫唑嘌呤维持治疗，这是对激素依赖型 UC 的推荐治疗方案。在随后的 3 年时间里，正是 AZA 维持治疗使患者实现无激素临床缓解。AZA 常见的不良反应较多，有些不良反应危害较大，尤其是骨髓抑制的发生如没有及时发现，往往造成严重的感染。患者在使用 AZA 过程中定期化验检查和调整药物剂量十分重要。这也是很多患者难以维持治疗的原因之一。另外，担心 AZA 长期使用增加淋巴瘤患病风险更是患者停药的原因。即便如此，文献报道随着使用 AZA 的时间延长，IBD 患者的获益也会增多。可惜的是本例患者没能坚持使用下去，导致停药后疾病复发。

11 年前患者转入我院治疗，同时其脊柱关节炎症表现突出。此时 IFX 治疗 UC 的适应证虽然在国内并未获批准，但临床治疗激素依赖型 CD 和 UC 已经取得比较成熟的临床经验。患者 HLA-B27 阳性，影像学表现有符合强直性脊柱炎的表现，IFX 治疗强直性脊柱炎的适应证已经批准，故对本例患者尝试 IFX 治疗。在 IFX 治疗 UC 经典临床研究 ACT 1 和 ACT 2 中，均显示了联合 IFX 治疗组在第 30 周无激素临床缓解率显著高于对照组。实际情况证明了，IFX 对激素依赖型 UC 有着较好的疗效，本例患者使用 IFX 治疗半年后，达到了黏膜愈合，但遗憾的是未实现停用激素的目标。在后续维持治疗选择中，药品费用成为实际问题。AZA 维持治疗方案再次使患者达到了无激素临床缓解。

从 9 年前患者再次发作自行选择激素灌肠治疗开始，其治疗再次走回到误区——使用激素维持治疗，这是本例患者 2 年前最终出现肾上腺皮质功能不全的原因。出现激素长期使用的明显不良反应后，患者才恢复到规范治疗的路径中。应用阿达木单抗治疗，同时在内分泌科指导下逐渐调整糖皮质激素使用。至今患者阿达木单抗维持治疗接近无激素黏膜愈合的治疗目标，这还要归功于医保政策将生物制剂纳入 IBD 治疗报销范围，整体费用可以为患者接受。

四、病例点评

炎症性肠病的肠道外表现（extraintestinal manifestation，EIM）应与 IBD 的肠外并发症区分开来。EIM 定义为 IBD 患者位于肠道外的炎症病理改变，其发病机制取决于肠道免疫反应的延伸或转移，或是 IBD 炎症持续存在的表现，EIM 与 IBD 具有共同的环境或遗传易感性。肠外并发症是肠道炎症的直接或间接后遗症。所以有学者将 IBD 的肠道以外的表现一起总结起来，并分为 3 类。第一类为严格意义的 IBD 的 EIM，发生率在为 21% ~ 43%，一般 CD 多于 UC，主要累及骨关节、皮肤和眼；第二类为与 IBD 独立的自身免疫性疾病，常见的合并包括原发性硬化性胆管炎（primary sclerosing cholangitis PSC）、原发性胆汁性胆管炎（primary biliary cholangitis PBC）、干燥综合征（Sjogren's syndrome）和自身免疫性甲状腺疾病等；第三类为 IBD 可能出现的肠外并发症，通常指胆石症、贫血、骨病、血栓栓塞事件、生长发育障碍等。

IBD 的 EIM 中脊柱关节炎是最常见的，可以分为外周关节病和中轴关节病。外周关节病发生率 UC 为 3.6%，CD 为 6%。通常表现为少数关节受累，非对称分布，往往为游走性大关节炎，多发生在承重的关节。这种肠外表现与肠道炎症活动相关，治疗好转后不留永久性关节损害，故其治疗以控制肠道炎症为主。中轴关节病又称为骶髂关节炎，发生率 UC 为 8.1%，CD16.2%。表现为休息后骨盆疼痛，活动加重，有报道 50%CD 为无症状性骶髂关节炎。IBD 合并强直性脊柱炎（AS）发生率为 UC 2%，CD 6%，主要表现为下腰痛，腰椎前凸消失，脊柱活动受限，HLA-B27（+）。MRI 具有早期诊断价值，治疗以生物制剂或 SASP 为主。

本例患者是应用激素维持治疗导致严重不良反应的案例，实例印证了激素不能作为 IBD 维持治疗的药物。生物制剂或者免疫抑制剂可以作为激素诱导缓解后的维持治疗药物。激素依赖是使用激素可以达到疾病缓解，但是在使用 3 个月时间后仍不能减少剂量到 10mg/d，或者是在停用激素后的 3 个月内复发。足量激素诱导治疗过程中，无论是否达到临床缓解，均不能随意拖延激素应用的时间。尤其是重度活动的 IBD 患者，足量激素使用 3 天如果判定为无效，即要开始考虑转换治疗。IFX 对重度 UC 是有效的挽救治疗手段，文献报告拖延转换治疗导致患者营养状态不佳，低白蛋白水平是 IFX 应答不良的预测因素。所以越严重活动的 IBD 患者，临床决策越需要果断。

（病例提供：许　颖　北京大学第一医院）

参考文献

[1]Rutgeerts P，Sandborn WJ，Feagan BG，et al.Infliximab for induction and maintenance therapy for ulcerative colitis.N Engl J Med，2005，353（23）：2462-2476．doi：10.1056/NEJMoa050516．Erratum in：N Engl J Med.2006 May 18；354（20）：2200．PMID：16339095．

[2]Rogler G，Singh A，Kavanaugh A，et al.Extraintestinal Manifestations of Inflammatory Bowel Disease：Current Concepts，Treatment，and Implications for Disease Management.Gastroenterology，2021，161（4）：1118-1132．doi：10.1053/j.gastro.2021.07.042．Epub 2021 Aug 3．PMID：34358489；PMCID：PMC8564770．

[3]Schlosstein L，Terasaki PI，Bluestone R，et al.High association of an HL-A antigen，W27，with ankylosing spondylitis.N Engl J Med，1973，288：704．

[4]Vieira-Sousa E，van Duivenvoorde LM，Fonseca JE，et al.Review：animal models as a tool to dissect pivotal pathways driving spondyloarthritis.Arthritis Rheumatol，2015，67：2813．

病例 6　溃疡性结肠炎的达标治疗——皮肤表现

一、病历摘要

患者女性，43岁，因"间断腹痛、腹泻血便15年，皮肤破溃3年余"入院。

现病史：15年前（2008年6月）患者发病第一次入院。入院前约20天患者无明显诱因腹泻2～3次/天，逐渐增至每日10次以上，粪便为黑色糊样便，并可见混有明显的肉眼脓血，每次100g左右。同时出现脐周绞痛，有"腹痛-腹泻-腹痛缓解"的特点。当地医院诊断"细菌性痢疾"，给予抗生素治疗2周，腹泻症状无好转，治疗第2周始出现发热，最高体温达到39.4℃。不伴咳嗽、咽痛、尿急、尿频、尿痛症状。患者食欲下降，乏力明显。当地医院行结肠镜检查考虑"溃疡性结肠炎，重症"，给予氢化可的松200mg，bid，静脉输注治疗及药物保留灌肠治疗。患者仍腹泻6～7次/天，呈明显的黏液血便。食欲下降、乏力、发热等症状无改善，最高体温40℃。治疗2周效果不佳转入我院。

我院急诊查体，血压80/50mmHg，脉搏96次/分，体温37.3℃。患者意识淡漠，口唇干燥，眼球下陷。到急诊后排鲜红色水样便约每 2 小时 1 次，每次 100 ～ 200ml。急查：WBC 8.6×10^9/L，Hb 113g/L，PLT 406×10^9/L，K^+ 2.53mmol/L，Na^+ 134mmol/L。ALT 11U/L，Cr 4μmmol/L，LDH 125mmol/L。立即快速补液，纠正水电失衡，同时给予输注氢化可的松 200mg，左氧氟沙星加甲硝唑抗感染，转入病房。

既往史：8 岁时患肺结核，自述已愈，具体治疗方案不清。1 年前因偶尔粪便覆新鲜血迹当地医院考虑为痔疮。否认其他病史。家族无遗传病史。已婚未育，无不良嗜好，无药物过敏史。一年来减肥自主控制饮食量，体重下降 10kg，至发病前体重 45kg。

初步诊断：腹泻、血便原因待查；休克；低钾血症；陈旧性肺结核。

体格查体：体温 37.2℃，脉搏 92 次 / 分，血压 90/60mmHg，身高 165cm，体重 43kg。神志清，全身皮肤未见皮疹，关节无肿胀。双肺呼吸音清。腹部触诊无压痛点，肠鸣音 6 ～ 10 次 / 分。

辅助检查：ESR 60mm/h，CRP 101mg/L，Alb 24.5g/L，PA 12.9mg/L。肥大及外斐反应均（-）；两次粪便艰难梭菌毒素 A 检测（-）；3 次粪便培养（-）；粪便找阿米巴滋养体（-）；便找 TB 菌（-）；血清结核抗体（-）；EBV-IgG 抗体（+）。CEA（-），CA125 轻度升高；ANA 谱（-），p-ANCA（+）。胸部 X 线：双上肺陈旧钙化。

腹部 B 超检查：全结肠壁增厚性病变；回盲部 - 回肠肠壁厚 1.2cm；横结肠肠壁厚 0.99cm，黏膜回声增强；降结肠肠壁厚 0.8cm。肝胆胰脾肾未见异常，未探查到腹水及肿大的腹腔淋巴结。

二、诊疗经过

（一）入院后诊疗

患者基本排除感染性腹泻常见病因，经 MDT 讨论病情进展迅速，应行内镜检查。鉴于患者一般情况差，未做常规肠道准备，进境达乙状结肠近端，见多发不规则溃疡，部分溃疡呈穿凿样，溃疡周边黏膜尚光滑，如病例 6 图 1 所示。

病理组织学检查：黏膜内大量浆细胞、淋巴细胞浸润；可见长溃疡，未见肉芽肿及肿瘤形态。

再次经 MDT 和科室查房，目前诊断仍不明确，IBD 诊断存在不典型之处，如进展迅速、高热等表现，可能存在合并感染的因素。内镜下表现不典型，不能排除肠道淋巴瘤等情况。加强营养支持治疗，选择肠外营养逐步过渡到管饲肠内营养；静脉激素减量至 0.6mg/kg 水平。同时考虑不能完全除外结核感染，四联异烟肼、链霉素、利福喷汀、乙胺丁醇强化抗结核治疗保驾。

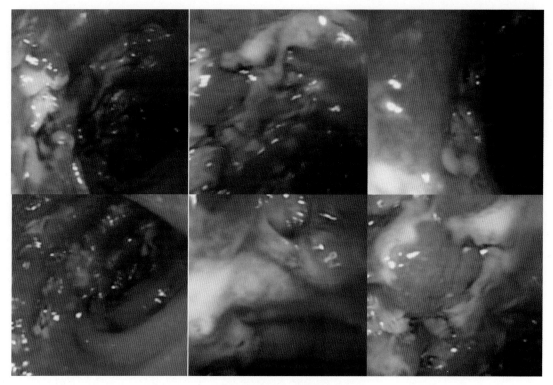

病例6图1　内镜检查

入院第17天，患者排便6～7次/天，糊状便，便中带有明显黏液、血丝、血块。体温低于37.3℃，肠内营养基础上可进少量流食。血常规：Hb 76g/L，WBC 3.9×10^9/L，PLT 357×10^9/L，改用口服泼尼松龙20mg bid，四联抗结核治疗出院。

出院后随访：2008年8月初，体温正常，排便2～4次/天，半成形便可见少量血丝黏液。食欲恢复，体重39kg。化验：Hb 104g/L，WBC 3.16×10^9/L，PLT 253×10^9/L；ESR 4mm/h，CRP 23mg/L，ALT 26U/L，AST 47U/L，Alb 23.1g/L，Cr 37mmol/L。复查结肠镜：直肠、乙状结肠黏膜充血，降结肠、横结肠、升结肠及回盲部可见大量息肉状改变及片状溃疡形成，回肠末端黏膜正常。病理提示慢性炎症，不支持淋巴瘤诊断。激素开始每2周减量5mg。口服5-ASA 4g/d。停用链霉素，改为三联抗结核。

2009年3月复诊，排便1～2次/天，成型便无肉眼黏液血便，体重达到62kg。复查结肠镜（病例6图2）：直肠黏膜散在充血，可见回盲瓣结构变形，右半结肠多发多形性息肉，局部形成"黏膜桥"。病理：大肠黏膜慢性炎。

2010年1月随访，已经停用激素，口服5-ASA 3g/d维持治疗，体重67kg。

2012年1月随访，处于完全临床缓解5-ASA 3g/d维持治疗2年。复查结肠镜示黏膜愈合。希望能停药备孕生育。根据医患共同决策，停用5-ASA，备孕。

2013年3月随访，停药怀孕，35周早产一女婴，2.75kg。

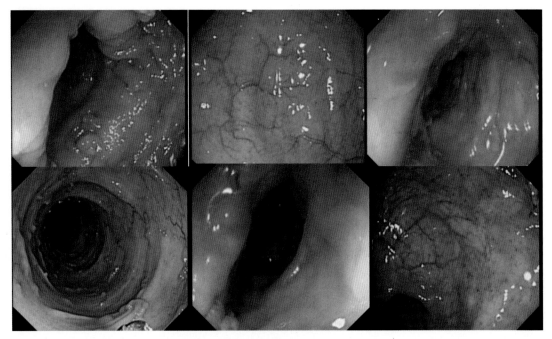

病例 6 图 2　2009 年 3 月复查结肠镜

第二阶段病史（2013 年 4 月，第一次复发）：10 年前，即患者生产后 1 个月，出现明显腹泻、黏液血便症状，每日 10 余次，伴下腹痛及低热、关节痛等全身症状，与 5 年前起病时症状相仿。此时患者已停止 5-ASA 治疗 1 年 3 个月。

2013 年 4 月 26 日行结肠镜检查：自直肠至升结肠黏膜弥漫广泛充血水肿，糜烂，部分肠管黏膜肿胀明显呈结节状，可见不规则溃疡形成，升结肠大量黏膜息肉样隆起表面充血，糜烂，如病例 6 图 3 所示。

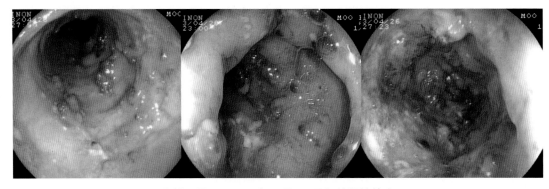

病例 6 图 3　2013 年 4 月 26 日行结肠镜检查

至此次复发，该患者确定为溃疡性结肠炎，广泛结肠受累（E3），慢性复发型，重度活动。考虑患者为哺乳期，5-ASA 足量 4g/d；同时加强支持治疗。

治疗 3 个月随访，患者症状基本达到临床缓解。2013 年 7 月 25 日复查结肠镜，见全结肠黏膜多发瘢痕形成及散在大小不等，形态各异息肉，部分形成黏膜桥；横结肠部分息肉表面充血水肿，如病例6图4所示。

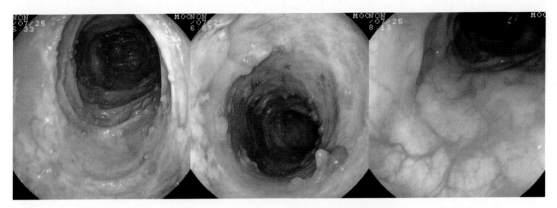

病例6图4　2013年7月25日复查结肠镜

2013年10月，再次诱导治疗3个月随访，患者日排便一次，黄色成形。决定5-ASA 3g/d长期维持治疗。

第三阶段病史（2020年3月，第二次复发）： 3年前，即在第一次明显复发维持治疗7年后（患者自2013年开始坚持服用美沙拉秦3g/d，没有中断）逐渐出现腹泻，每日2～3次不成形稀便，便中偶尔少量血丝。患者因长期服药疾病稳定故自2015年12月最后一次内镜随访后，近5年未规律复诊，亦未做内镜随访。

随后患者出现前臂内侧双肩背部颈部皮肤脓包，随后很快溃烂流脓。外院皮肤科对症治疗效果不佳再次来我院就诊，考虑为坏疽性脓皮病，如病例6图5所示。

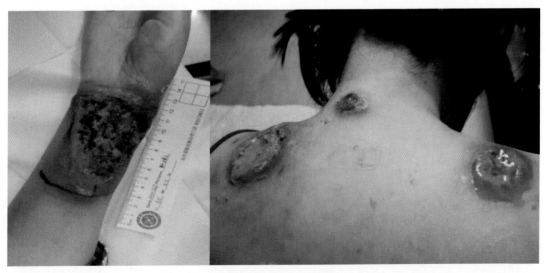

病例6图5　外观症状

　　入院考虑为溃疡性结肠炎复发，伴肠外表现－坏疽性脓皮病。复查肠镜：末端回肠黏膜光滑。回盲部及升结肠散在小息肉，尚光滑。回盲瓣黏膜稍充血，横结肠、降结肠黏膜散在充血，红斑，息肉形成，结肠袋消失。乙状结肠可见多发息肉，充血。直－乙交界可见大片不规则溃疡，如病例6图6所示。

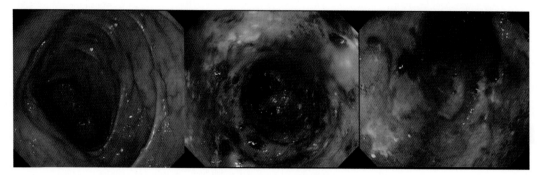

病例 6 图 6　复查肠镜

　　病理诊断:（回盲瓣）大肠黏膜慢性炎，腺体数量略减少，形态尚规则。（横结肠、降结肠、乙状结肠）大肠黏膜急慢性炎，局部黏膜糜烂，隐窝形态欠规则，排列欠规整，可见隐窝炎及隐窝脓肿，固有层大量淋巴、浆细胞及一些中性粒细胞浸润。综上，考虑为溃疡性结肠炎。

　　患者内镜炎症明显，肠外表现突出，美沙拉秦维持治疗失效，立即升阶梯为生物制剂。考虑外地患者，加之 COVID-19 疫情正值严重流行，选用阿达木单抗（ADA）治疗。

　　出院随访：2021 年 7 月 14 日，ADA 治疗 3 个月后，患者排便基本正常，粪便中无肉眼血便。化验粪便潜血阴性，CRP、ESR 均正常。皮肤损伤结疤愈合。复查结肠镜见（病例 6 图 7）：回肠末端黏膜光滑；回盲瓣结构正常。全结肠可见大小不等、长短不一的息肉样改变，黏膜血管欠清晰，直乙结肠黏膜散在充血。内镜诊断：UC E3 黏膜愈合（内镜 Mayo 评分 1 分）。病理诊断，大肠黏膜急慢性炎，固有层内淋巴滤泡形成。治疗达到黏膜愈合。

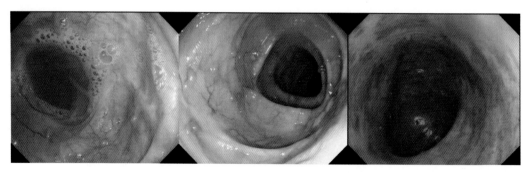

病例 6 图 7　2021 年 7 月 14 日复查结肠镜

2022年8月29日复查肠镜（病例6图8），盲肠可见散在小息肉，升结肠至横结肠黏膜光滑，血管网清晰，散在小息肉，降结肠黏膜光滑，可见瘢痕，散在息肉，部分息肉充血，直乙黏膜光滑，血管网清晰，可见瘢痕。

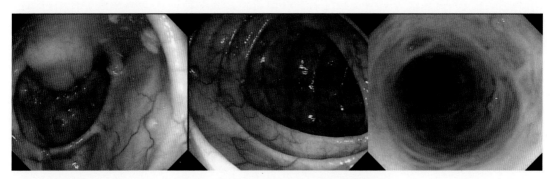

病例6图8　2022年8月29日复查肠镜

病理诊断：（升结肠、盲肠）息肉样大肠黏膜慢性炎，可见淋巴滤泡；（横结肠）息肉样大肠黏膜慢性炎，可见淋巴滤泡，部分间质出血，黏膜肌增生。

患者最近一次复查，皮肤完全愈合。2023年8月1日结肠镜检查（病例6图9），回肠末端黏膜光滑，回盲瓣开放可。盲肠、升结肠、横结肠、降结肠可见黏膜瘢痕，散在分布的多发息肉，多为亚蒂及指状息肉，长径0.2～1.0cm。乙状结肠黏膜散在指状息肉，直乙黏膜光滑，血管网清晰。近直肠肛门口可见瘢痕。

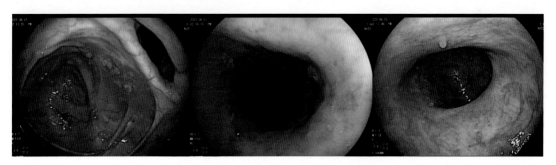

病例6图9　2023年8月1日结肠镜检查

病理诊断：（回肠）少许表层小肠黏膜绒毛组织；（盲肠、横结肠、乙状结肠）大肠黏膜慢性炎，多数腺体基本正常，局灶分布略稀疏及不规则，间质散在炎细胞，黏膜底层未增宽，未见急性炎及上皮样肉芽肿。

（二）MDT诊疗（MDT会诊意见）

1. 护理学（高媛，北京大学第一医院）：坏疽性脓皮病是一种进展迅速的皮肤损伤，由疼痛和坏死的破溃区域组成。患者2020年3月病情复发同时并发了多处的肠外皮肤表现，伤口创面可见大量坏死组织及脓性渗出液，给予患者皮损部位清创换药：使用0.9%

生理盐水冲洗创面、清除坏死组织；根据患者皮肤损伤渗液量的不同选择银离子藻酸盐敷料及泡沫敷料进行渗液管理保证患者伤口干湿平衡；由于坏疽性脓皮病疼痛剧烈，疼痛评估可达到 8 分，在换药前给予患者伤口涂抹止痛药或口服止痛药可明显减轻患者换药时的疼痛。伤口的愈合与患者整体营养状况息息相关，保证患者营养摄入是伤口护理中重要的一部分，愈合期如病例 6 图 10 所示。

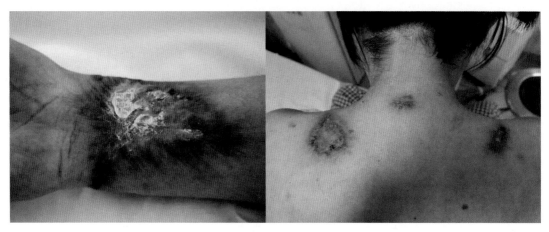

病例 6 图 10　愈合期

2. 皮肤性病科（王云，北京大学第一医院）：坏疽性脓皮病是一种慢性、坏死性、溃疡性、瘢痕性、疼痛性皮肤病。一般好发于 20～50 岁，男女无明显差异，皮损好发于下肢伸肌表面、面部、躯干、颈部及乳房等。其病因不明，目前认为是一种自发性中性粒细胞性皮肤病，与先天免疫系统失调相关。坏疽性脓皮病常继发于系统性疾病如溃疡性结肠炎、克罗恩病、多发性骨髓瘤、淋巴瘤、结缔组织病等，其中 20%～30% 继发于炎症性肠病。研究表明肠道和皮肤中的抗原交叉反应可能是继发性皮肤表现的原因。坏疽性脓皮病临床表现初起的皮损是丘疹、水疱、血疱、脓疱及结节、相互融合形成浸润性的紫红色硬块，短期内出现坏死、溃疡，边缘仍然为紫红色，溃疡的形状不规则，其上方可有脓液和结痂，溃疡中心结成瘢痕愈合的同时，边缘紫红色的斑块仍然不断地扩大。本例患者 IBD 诊断明确，第三阶段病史中出现了典型的 PG 表现，是一例典型的 IBD 合并 PG 患者。目前以阿达木为代表的 TNF-α 拮抗剂对 IBD 及 PG 治疗均有较好效果。

3. 妇产科（赫英东，北京大学第一医院）：IBD 患者妊娠相关的问题主要需要注意以下四个方面：第一，在疾病的稳定期再考虑备孕。IBD 本身并不增加胎儿畸形的风险，但是在疾病活动期妊娠，会增加早产等不良妊娠结局的风险。同时疾病活动期妊娠，约 70% 的患者会在孕期出现疾病持续或加重。第二，妊娠期间的营养管理。同健康孕妇一样，IBD 患者应在孕前补充叶酸，需要注意的是，低渣饮食、回肠受累的患者，叶酸的补充剂量需要提高到 2g/d；伴随着妊娠的进展，孕期对营养的需求逐渐增加。IBD 患者应在孕期注意营养指标的监测，必要时应进行专门的营养指导。同时应注意孕期铁和维生素 B_{12} 的补充。第三，妊娠期及哺乳期用药。很多 IBD 患者对妊娠期间用药有很大顾虑，甚至存在自行停药的情况，导致孕期出现 IBD 病情加重。目前的数据认为，美沙拉秦在妊娠期间使用是安全的。在妊娠期间需要使用激素或硫唑嘌呤，虽然激素或硫唑嘌呤不增加胎儿畸形的风险，但如在孕期需长期使用，建议激素应维持小剂量（泼尼松 ≤ 15mg/d）；阿达木单抗在妊娠期间使用的数据较少，但近年来也有孕期使用的报道，妊娠期间合理使用其安全性比较好；第四，分娩方式。IBD 并非一定需要剖宫产分娩，但如果病变累及会阴、直肠，需要根据具体情况判断适宜的分娩方式。

三、病例讨论

1. 本患者第一阶段诊疗中突出问题是诊断与鉴别诊断。青年女性急性起病，病情进展迅速。患者转诊时严重的水电解质紊乱、休克，使得救治非常棘手。对于休克考虑原因有：摄入少，发热脱水，长途转诊补液不足。还有很重要的是外院大量激素使用 2 周，但转诊途中骤然停用。急诊扩容、纠正电解质紊乱，给予静脉速效激素快速纠正休克，处理得当。

入院时患者腹泻 20 天，常规治疗效果不佳，进展迅速。腹泻起初 2 ~ 3 次 / 天，逐渐增至每日 10 次以上，粪便为黑色糊样混有明显的肉眼脓血，每次量不少于 100g，伴有明显脐周绞痛，严重程度与内镜下肠道炎症情况基本平行。对于起病急、病史短、渗出性腹泻仍首先考虑感染性腹泻的鉴别。经过细致的排查，诸多感染性腹泻相关的检查均没有阳性发现。此时患者状态恶化，表现为营养状态极差，炎症反应重，血沉和 CRP 明显升高。对非感染性腹泻的病因，如 IBD、肠道淋巴瘤、白塞病等的诊断，结肠镜具有重要的意义，但此时该检查的风险也是很高的。选择不做常规肠道准备的直乙结肠镜，谨慎操作是安全和必要的。

本例患者结肠镜下不是典型 UC 表现，溃疡深大且不规则。一些在炎症性肠病容易合并的因素，如 CMV、艰难梭菌、结核菌和其他条件致病微生物感染均应考虑。受当时医疗检测条件限制，有些检测没能开展。经治疗稳定后将激素逐渐减量，同时加强营养支持治疗，主要也是考虑患者 IBD 诊断不充分，感染因素仍是首要问题。加强营养支持治疗对感染控制和炎症性肠病的治疗均有益。抗结核强化为四联治疗主要考虑患者有肺结核病史，加之营养状态差，使用激素时间长。经过上述处理患者情况好转，印证有感染因素参与，是否诊断 UC 其实仍然存在争议，但 5-ASA 维持治疗还是坚持了 5 年。

2. 患者第二阶段妊娠生产以及产后复发，这次复发恰好证实了 IBD 的诊断。很多

IBD 的诊断在最初都是疑点重重，通过长时间随访才能得出正确的判断，本例就是这样的案例。患者停药的主要目的是怀孕生产，对于育龄期 IBD 患者这是一个非常重要的话题。达到临床缓解，进一步达到内镜下黏膜愈合才能有更好的妊娠结局，这一观点非常容易达成医患共识，但是能否坚持用药维持 IBD 治疗就存在一定的难度。大多数患者对备孕、怀孕期间用药有非常大的顾虑，认为会对胎儿产生不良影响。实际对于计划妊娠的 IBD 患者服用不含邻苯二甲酸二丁酯的 5- 氨基水杨酸是安全的，而且也是推荐的。大量临床研究结果已经阐明，氨基水杨酸类药物不增加妊娠相关不良事件，如胎儿畸形、流产等风险。患者选择停药妊娠，这也是第二次明显复发的主要原因。

3. 第三阶段维持治疗中再次复发和肠外表现。肠外表现中坏疽性脓皮病是少见疾病，UC 患者中发生率 1% ~ 3%，其皮损表现多样，多出现于肠道炎症活动期，结肠受累者更多见。本例患者在出现皮肤损伤时还没有与肠道疾病联系在一起，就诊于当地医院按照"皮肤感染"治疗，皮损迅速恶化，同时肠道炎症表现也十分突出。为控制肠道炎症来随访时才得到正确的诊断。追问病史，坏疽性脓皮病和 UC 复发表现基本是同时发生的，再次说明 IBD 患者需要长期随访，定期内镜检查。在第三次复发前的 5 年时间里，患者没有得到很好的管理，虽然维持用药治疗，但是否治疗达标只有通过内镜检查才能判定。最终肠道炎症复发并造成皮肤受损是非常遗憾的。

四、病例点评

本例患者妊娠和产后 UC 复发值得思考。2021 年中华医学会消化病分会炎症性肠病学组发布了关于《炎症性肠病妊娠管理的专家共识意见》，其中对 IBD 妊娠前药物调整有非常明确的共识意见。计划妊娠的 IBD 患者建议更换为不含邻苯二甲酸二丁酯的 5-ASA 药物，推荐等级为：强力推荐。这一共识明确了 5-ASA 维持治疗在妊娠前期和整个孕期不但不会影响胎儿的发育，还可以有效减少妊娠期孕妇的复发，降低孕产妇各项风险。可见对 IBD 患者和专科医师都需要进行相关知识的普及。

除 5-ASA 外，采用硫唑嘌呤类药物维持缓解的 IBD 患者，妊娠期可以口服硫唑嘌呤类药物，推荐等级是：推荐。这一结论来自于以往的对照研究和 Meta 分析结果，即妊娠期继续使用硫唑嘌呤药物者与未使用该药物者比较，胎儿先天畸形和低出生体重儿的风险均没有增加。硫唑嘌呤可以通过胎盘进入胎儿体内，有研究发现脐带血中硫唑嘌呤的浓度是母体血液浓度的大约一半水平，但没有发现分娩婴儿出现肝损伤或骨髓抑制。本例患者备孕即停止 5-ASA 药物维持治疗，导致产后很快复发。另外，患者 35 周早产很有可能也与她即将临床复发相关，肠道黏膜炎症早于临床表现，体内环境不佳是早产的原因。这本应该可以通过妊娠期维持治疗避免的。

坏疽性脓皮病（Pyoderma gangrenosum，PG）其发病通常比较迅速，形成皮肤溃疡。由于 PG 诊断需要排除其他原因引起的皮肤溃疡，所以很多 PG 开始被误诊，这一点非常类似 IBD。PG 常常与系统性疾病相关，尤其是 IBD，是 PG 最常伴发的系统疾病，其他还有类风湿关节炎和恶性肿瘤等。系统疾病发病通常早于 PG 发生。有学者提出对于 65 岁以下的 PG 患者应注意筛查炎症性肠病，而对于 65 岁以上的 PG 患者，应警惕血液系统恶性肿瘤及实体肿瘤的可能。PG 的治疗与 IBD 基本一致，糖皮质激素、免疫抑制剂、抗 TNF 单抗均能取得较好的治疗效果。

本例患者在随访中没有按照要求进行定期内镜检查，使得维持治疗没有衡量标准，没有真正做到"治疗达标"，故出现疾病复发而且伴随皮肤损伤。这一案例提示，越是严重活动的 IBD 患者，治疗中的管理越需要严格，按照国际炎症性肠病组织 STRIDE Ⅱ 共识意见中，UC 需达到内镜下黏膜愈合的目标才能真正改变疾病反复发作的自然病程，避免致残，影响生活质量。生物制剂和小分子靶向药物为伴有严重肠外表现和重度活动的 IBD 患者带来了实现达标治疗的希望。

（病例提供：滕贵根　北京大学第一医院）

参考文献

[1]Nørgård BM，Friedman S，Kjeldsen J，et al.The safety of paternal and maternal use of 5-aminosalicylic acid during conception and pregnancy：a nationwide cohort study.Aliment Pharmacol Ther，2022，56（9）：1349-1360．doi：10.1111/apt.17189．Epub 2022 Aug 28．PMID：36031741；PMCID：PMC9804381.

[2] 中华医学会消化病分会炎症性肠病学组．炎症性肠病妊娠管理的专家共识意见．中华炎症性肠病杂志，2019，3：284-295.

[3]Xu A，Balgobind A，Strunk A，et al.Prevalence estimates for pyoderma gangrenosum in the United States：An age- and sex-adjusted population analysis.J Am Acad Dermatol，2020，83（2）：425-429．doi：10.1016/jjaad.2019.08.001．Epub 2019 Aug 7．PMID：31400451.

病例 7 溃疡性结肠炎的长期随访——合并原发性硬化性胆管炎

一、病历摘要

患者女性，56 岁，因"巩膜黄染 13 年、腹泻伴黏液血便 10 年"于 2020 年 7 月入院。

现病史： 13 年前（2007 年，患者当时 43 岁）无诱因出现巩膜黄染、乏力，伴右上腹不适，与饮食无关。不伴发热、恶心、呕吐。就诊于当地医院，对症治疗未见好转。外院查 GGT、ALP、AST、ALT 升高，行 MRCP 考虑为原发性硬化性胆管炎（primary sclerosing cholangitis，PSC），给予熊去氧胆酸（ursodeoxycholic acid，UDCA）250mg tid 治疗并监测肝功能。治疗后 2 个月 GGT、ALP 等逐渐恢复正常，黄疸完全消退。随后长期口服 UDCA 500mg bid 治疗［12 ~ 15mg/（d·kg）体重］。

10 年前逐渐出现腹泻，从每日 3 ~ 4 次进展到每日 7 ~ 8 次并伴有明显肉眼黏液血便，不伴腹痛、关节痛。起初无发热，随后出现体重下降，鲜血便加重和发热，最高体温 38.3℃。行结肠镜检查：回肠末端黏膜正常，全结肠黏膜弥漫水肿、充血，细小糜烂，结肠袋减少。病理：大肠黏膜显著慢性炎症伴隐窝脓肿形成，隐窝上皮增生，淋巴滤泡形成，腺体排列不规则。诊断 PSC 合并溃疡性结肠炎（ulcerative colitis，UC）E3 重型。给予泼尼松龙 60mg/d 和 UDCA 1000mg/d 治疗，腹泻、血便逐渐好转，每日 2 ~ 3 次排便，无明显肉眼血便。肝功能基本正常水平。随后激素规律减量至 20mg/d，腹泻症状再次加重。加用硫唑嘌呤（AZA）50mg/d，服用 1 个月发现肝功能明显异常，遂停用 AZA。后试用环孢菌素、MTX 等治疗，均因肝脏不良反应停用。加用美沙拉秦，服用 1 周肝功能升高，且肠道症状无好转。此后多次尝试美沙拉秦均相同过程。故维持 UDCA 1000mg/d，激素 10mg/d 至 20mg/d 剂量之间自行调节。

3 年前患者开始出现间断右上腹痛并逐渐加重，GGT、ALP、AST、ALT 升高伴黄疸。给予保肝及抗菌素等治疗 1 个月余，肝功能逐渐好转。3 个月余后，患者排便逐渐增至 4 ~ 6 次 / 天，每次约 100ml 糊状黏液血便伴下腹绞痛。泼尼松龙加至 30mg 腹泻血便逐渐好转，激素大约 2 个月内减量至 20mg。此后患者每 3 ~ 6 个月一个周期，PSC 伴胆道感染和 UC 症状复发交替发作。推荐患者试用生物制剂治疗 UC 并减停激素，患者未接受。

6 个月前患者 PSC 伴胆道感染症状加重，予静脉保肝和抗菌素治疗后好转。1 个月前患者腹泻、便血、腹痛发作，再次入院。

既往史：患者无特殊嗜好，家族史无殊，否认毒物、药物接触史。否认其他疾病。

初步诊断：PSC合并UC（E3、慢性持续型、激素依赖），重度骨质疏松，类固醇相关高血压。

体格查体：体温36.3℃，脉搏92次/分，血压140/90mmHg。满月脸、水牛背，面部颈部皮肤菲薄，巩膜无黄染，腹部触诊无压痛，肝、脾肋下未触及，肠鸣音5次/分，双下肢轻度可凹性水肿。

辅助检查：血常规 白细胞、血小板计数和血红蛋白均正常范围。多次粪便常规检查，黄色不成形粪便，显微镜检可见红、白细胞 粪便涂片未发现真菌或结核杆菌，粪便艰难梭菌毒素A/B阴性。乙肝、丙肝和其他感染疾病筛查均阴性；血生化中ALT、AST、ALP、TBIL、DBIL轻度升高，TP和ALB轻度降低，TBA明显升高。自身抗体检测ANCA1 32阳性，其他均阴性。具体检查结果见病例7表1。

病例7表1 入院后主要实验室检查结果

常规检验		生化检查		血清检查		病原检查	
白细胞	8.2×10^9/L	TP（65～85g/L）	66g/L	HBsAg	阴性	便难辨梭菌外毒素	阴性
血红蛋白	136g/L	Alb（40～55g/L）	31.7g/L	抗HBs	阴性	粪便球/杆比	大致正常
血小板	167×109/L	T-bil（1.7～20μmol/L）	25.7μmol/L	抗HBc	阴性	便找TB菌	阴性
血沉	21mm/hr	D-bil（0～6μmol/L）	12μmol/L	抗HCV	阴性	便找真菌	阴性
PT	10.6s	ALT（7～40U/L）	45U/L	ANA	阴性	便培养	阴性
D-Dimer	阴性	AST（13～35U/L）	38U/L	ANCA	1:32	血CMV-DNA	阴性
粪便常规	黄色不成形	ALP（50～135U/L）	197U/L	AMA	阴性	血EBV-DNA	阴性
粪便潜血	阳性	γ-GT（7～45U/L）	36U/L	SMA	阴性	PPD	阴性
粪便RBC	50～60/HP	TBA（0～10mmol/L）	129.7mmol/L	LKM-1	阴性	T-spot TB	阴性
粪便WBC	3～6/HP	Glu（3.6～6.1mmol/L）	5.78mmol/L	C3	正常		

二、诊疗过程

（一）入院后诊疗

入院后行结肠镜检查，回肠末端黏膜正常，回盲瓣变形闭合差。内镜从升结肠至直肠分段使用窄光谱成像（narrow band imagine，NBI）观察加探头式激光共聚焦内镜（p-CLE）

进行多点观察,同时多点靶向活检。

白光内镜下全结肠黏膜弥漫充血、水肿、糜烂,肠管短缩结肠袋明显减少;升结肠可见成片融合不规则溃疡,横结肠弥漫糜烂、充血;降结肠黏膜充血、水肿,散在小溃疡;乙状结肠可见局部结节状黏膜;直肠黏膜水肿、充血,无溃疡(病例7图1)。

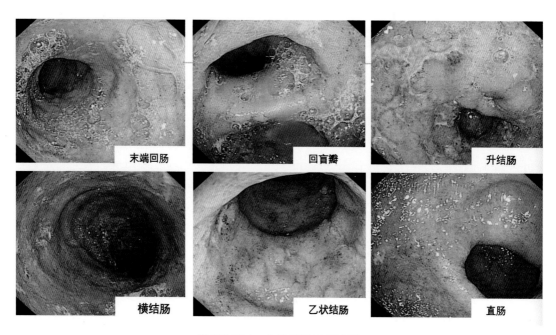

病例7图1 入院后结肠镜表现

NBI下主要观察黏膜溃疡周边和结节状黏膜表面,见腺管开口呈 pit pattern Ⅰ / Ⅱ型(病例7图2)。共聚焦内镜见回肠末端荧光素漏出;乙状结肠黏膜结节状隆起部位腺体变形,腺体细胞排列层次增厚颜色变深,黏膜血管紊乱,荧光素外漏。共聚焦内镜多肠段、多点观察,可见腺体变形,排布不均,黏膜毛细血管增粗扭曲,血管荧光素漏出;乙状结肠结节状黏膜处可见细胞层次增多,排列紊乱(病例7图3)。病理提示,升结肠、横结肠、降结肠、直肠黏膜慢性炎伴急性炎,腺体数目减少,可见隐窝炎和隐窝脓肿;乙状结肠未见异性增生。

影像学检查包括增强 CT 重建和磁共振胰胆管成像(MRCP)均提示胆总管、肝内胆管不规则扩张,局部呈串珠样改变;增强 CT 可见胆总管壁增厚伴强化,符合 PSC 大胆管受累为主型。增强 CT 同时显示结肠走形僵直,全结肠肠壁明显增厚伴强化(病例7图4)。

入院后给予 UDCA、甘草酸苷等保肝治疗,同时联合补充多种益生菌。鉴于患者长期使用糖皮质激素不良反应明显,尤其肝胆系统感染反复发作,且 PSC 并发 UC 结直肠癌的高危风险,建议选用生物制剂治疗 UC,激素减量至 15mg/d 并逐渐停用。患者未接受此方案。经多学科会诊建议全结肠切除,以便减停激素,患者亦不接受。维持原治疗

UDCA 1000mg/d，激素 20mg/d 出院。

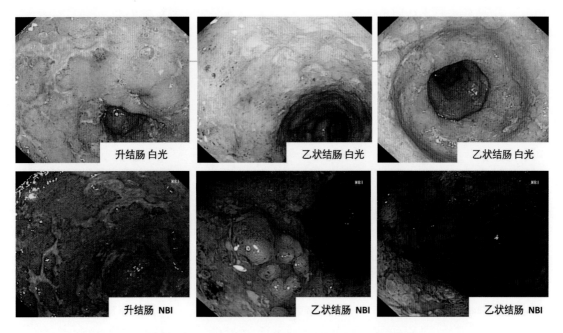

病例 7 图 2　入院结肠镜 NBI 电子染色观察黏膜表面

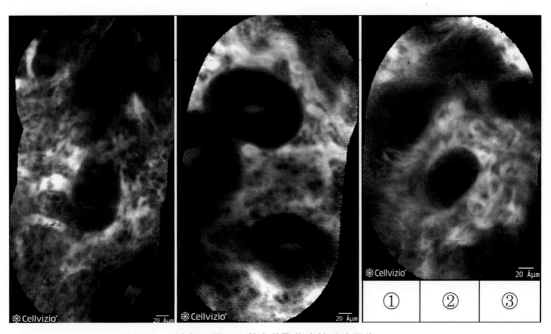

病例 7 图 3　激光共聚焦内镜重建图像

　　注：①腺体间隙大量炎症细胞，腺体明显变形，排布紊乱，毛细血管增粗；②腺管中央和腺体间隙明显荧光素漏出；③腺体变形明显，呈多层排列。

补充随访：患者 2020 年 7 月最后一次入院检查后未到消化专科就诊随访。至发病第 16 年（2023 年 1 月）因胆道严重感染，肝功能进行性恶化并发大量腹水，肝肾综合征准备再次入院治疗，不幸在急诊死于严重感染诱发的肝性脑病。

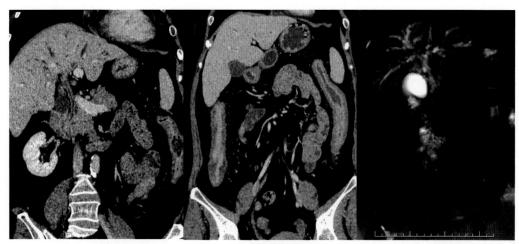

增强CT重建 显示胆道　　　　　　　**增强CT重建 显示结肠**　　　　　　　**MRCP 显示胆道**

病例 7 图 4　入院增强 CT（胆管、肠道重建）和核磁共振胰胆管成像（MRCP）

（二）MDT 诊疗（MDT 会诊意见）

1. 医学影像科（刘婧，北京大学第一医院）：PSC 典型的影像表现为肝内外胆管多发狭窄和扩张相交替；狭窄段通常呈短节段性、环形；胆管壁僵硬缺乏弹性，似铅管样；狭窄远端的胆管可扩张呈串珠状表现。当疾病进展，可表现为胆管长段的狭窄和胆管囊状或憩室样的扩张；当肝内胆管广泛受累时可表现为枯树枝样。本病例的 CT 图像可以看到肝内胆管的扩张，胆总管管壁弥漫的轻度增厚；从 MRCP 上可以看到肝内胆管扩张和狭窄相交替，呈典型的"枯树枝"征。鉴别诊断主要包括胆管细胞癌：该疾病的典型影像表现为肝内或肝外胆管局限性的增厚，继发其远段胆管扩张，由于其远段胆管壁本身没有病变，因为腔内压力增高而扩张，因此胆管虽扩张却走行柔和，形成典型的"软藤征"，可与之鉴别。

2. 感染疾病科 / 肝病（徐京杭，北京大学第一医院）：本例患者起病时表现为黄疸合并肝酶异常，这是常见的临床问题。如果黄疸呈现梗阻性黄疸的临床特征 [皮肤巩膜黄染，皮肤瘙痒，大便颜色浅（严重者呈陶土便），ALP 和 GGT 明显升高，尿胆原阴性，尿胆红素阳性] 时，应尽快进行腹部影像学（超声、CT 或 MRI）检查，明确胆道受累部位：如果影像未提示胆管病变，则考虑为肝内胆汁淤积；如果影像提示胆管受累（如本例患者），则需要进一步鉴别为良性（如原发或继发性胆管炎）或者恶性病变（如壶腹部肿瘤）。对于 PSC 的治疗，尚无理想的药物。介入治疗解除胆管梗阻和狭窄或可缓解部分症状，但无法从根本上解决胆管病变问题。反复的胆道感染很难避免，造成继发性胆道病变和肝损害，从而进一步加重病变，进入恶性循环，最终导致终末期肝病，此时除了肝移植外无其他有效治疗方案。

三、病例讨论

本例患者为 PSC 合并 UC，对于首先诊断 PSC 的患者，UC 合并的情况比较常见，西方文献报道甚至达 90% 以上。受肠道症状不严重的影响，很多患者 PSC 合并 IBD 肠道诊断被忽视。特别需要关注的是对于 IBD 患者合并 PSC，结直肠肿瘤的发生风险明显升高，大量临床研究发现 PSC 是 IBD 结直肠癌发生的独立危险因素。所以对这类患者的结肠镜随访至关重要。本例患者治疗比较遗憾的是 UC 始终没有治疗达标，属于慢性持续型，炎症的持续存在是结直肠癌发生的另一重要因素。本例患者的结肠镜采用了电子色素内镜（NBI）同时共聚焦显微内镜检查加病理靶向活检，力求尽早发现结直肠异型增生。白光内镜下的图像在电子染色后，黏膜结节状增生以及黏膜表面腺管开口形态显示更加清晰，有条件的医院还可以开展靛胭脂等化学黏膜染色以增加异型增生的识别率。本例使用了激光共聚焦内镜（probe-based confocal laser endomicroscopy，p-CLE）检查加靶向病理活检，可以尽量减少活检次数。从 p-CLE 图像主要为腺体结构、排布变化和荧光素漏出，未见异型增生表现，组织病理学检查也证实了没有发现异型增生。

从本例可以看出 PSC 合并 UC 的治疗存在着一些矛盾。一方面 PSC 胆道引流不畅，容易发生感染，治疗过程中使用抗菌素控制胆道感染后，却导致肠道菌群失调加重，引发肠道炎症加重；另一方面 UC 持续发作，使用激素等对免疫系统有抑制的治疗方式，尤其是激素使感染的风险明显增加。故本例患者最后数年出现了胆道感染和 UC 复发交替发作的情形。糖皮质激素不能作为维持治疗药物长期使用，很遗憾临床工作中少数患者就是被迫长期使用激素。本例多次试用美沙拉秦，AZA、MTX 等免疫抑制剂作为维持治疗药物，但是都出现了比较严重的不良反应或者无效。生物制剂对激素依赖型 UC 有着很好的治疗效果，但患者没能接受。曾经建议患者全结肠切除治疗 UC，以减停控制 UC 发作的激素，但该患者也没有接受。本例患者最后出现严重的类固醇不良反应后，死于严重的胆道感染和肝硬化并发症值得反思。对患者持续教育，保持良好的医患信任，提高患者的依从性对于这类患者的诊疗决策至关重要。

四、病例点评

原发性硬化性胆管炎（primary sclerosing cholangitis，PSC）与炎症性肠病（inflammatory bowel disease，IBD）是两种病因不清，由免疫介导的慢性炎症性疾病，两者均缺少特异性诊断指标，其发病存在着密切的联系。文献报道中确诊 PSC 的患者合并 IBD 的发生率很高，从 46.5% 到最高的 98.7%。西方国家有较高的合并发生率，亚洲国家相对较低，尽管两者合并发生的情况存在着东西方差异，但是 PSC 合并 IBD 有着很高的发生率。PSC 临床分型中合并 IBD 患者多为经典大胆管炎型。PSC 患者合并 IBD 有其特点：合并 UC 更常见；多为全结肠受累，右半结肠炎症更严重而左半结肠炎症较轻；存在炎症受累范围广但临床症状轻微甚至无症状的情况。无论 UC-PSC 或 CD-PSC 患者，直肠赦免及倒灌回肠炎是其显著特征。另外，应重视无法控制的重症 UC 患者接受全结肠切除回肠储袋肛管的吻合术（IPAA），合并 PSC 患者发生储袋类的概率（60%）远远高于普通 UC 患者（15%）。

需要特别指出的是，PSC 合并 IBD 患者肠道恶性肿瘤的发生率明显升高，大量临床研究发现，合并 PSC 是 IBD 结肠异型增生或结直肠癌发生独立的危险因素。对这类患者尤其要重视严格按照 IBD 结肠镜随访要求进行筛查。对于 IBD 结肠异型增生的筛查需要在临床缓解期进行，以免受到炎症活动对异性增生黏膜的内镜下识别。对于起病超过 8 ～ 10 年的 UC 患者每年 1 次结肠镜检查十分必要，主要焦点是发现异型增生或结直肠癌。尤其是全结肠受累，炎症慢性持续和合并 PSC 者。IBD 发生结直肠癌不同于散发结肠癌，其恶性度通常较高，发现时晚期比例高，所以结肠镜检查时应多部位、多点活检，同时对可疑部位增加活检块数。使用色素内镜、放大内镜和共聚焦显微内镜可以进一步提高活检的针对性和准确性。

UDCA 对 PSC 的治疗作用存在争议，有研究认为其无明显收益，也有研究发现其对预防结肠癌和改善肝脏生化指标有益处。近年来生物制剂对 IBD 的治疗取得了很多进展，但是遗憾的是生物制剂对 PSC 没有明显的改善作用。抗菌素对 PSC 的治疗也是近年来研究的热点，最近的 meta 分析发现，抗菌素尤其是万古霉素可以降低 ALP 等肝酶的指标，对 PSC 的进展起到了延缓的作用。这些提示肝脏与肠道间存在着密切关系，肠道细菌的改变可能是两者重要的致病因素之一。

PSC 与 IBD 的发病联系，有学者提出可能的假设理论。①肠道淋巴细胞归巢学说：出现肝脏和肠道共享的炎症趋化因子和黏附分子，在肠道活化的淋巴细胞经肝肠循环引发肝脏炎症；②"肠漏"学说：肠道黏膜通透性增加，肠道细菌及其代谢产物异位到肝脏，菌群失衡导致胆道的损伤；③遗传倾向学说：GWAS 研究已鉴定出 200 个 IBD 和 16 个 PSC 易感位点，PSC 和 IBD 之间的遗传有重叠；④胆盐微生物作用学说：胆汁淤积可能导致结肠胆盐排泄改变，微生物群酶活性受损可能与胆盐代谢异常有关。但是，最新的研究提出 PSC-IBD 和单纯 IBD 发病机制是不同的，肝 - 肠轴的概念已经被提出，但后续需要进一步深入的研究。

（病例提供：田　雨　北京大学第一医院）

参考文献

[1]Tibdewal P，Bhatt P，Jain A，et al.Clinical profile and outcome of primary sclerosing cholangitis：A single-centre experience from western India.Indian J Gastroenterol，2019，38（4）：295-302.

[2] 中华医学会肝病学分会，中华医学会消化病学分会，中华医学会感染病学分会 . 原发性硬化性胆管炎诊断和治疗专家共识（2015）[J]. 临床肝胆病杂志，2016，32（1）：23-31.

[3] 中华医学会消化病学分会炎症性肠病学组 . 炎症性肠病诊断与治疗的共识意见（2018，北京）[J]. 中华消化杂志，2018，38（5）：292-311.

[4]Palmela C，Peerani F，Castaneda D，et al.Inflammatory Bowel Disease and Primary Sclerosing Cholangitis：A Review of the Phenotype and Associated Specific Features.Gut Liver，2018，12（1）：17-29.

[5]Vries A，Janse M，Blokzijl H，et al.Distinctive inflammatory bowel disease phenotype in primary sclerosing cholangitis.World J Gastroenterol，2015，21（6）：1956-1971.

[6]Christensen B，Micic D，Gibson P，et al.Vedolizumab in patients with concurrent primary sclerosing cholangitis and inflammatory bowel disease does not improve liver biochemistry but is safe and effective for the bowel disease.Aliment Pharmacol Ther，2018 Mar；47（6）：753-762.

[7]Tse C，Loftus Jr E，Raffals L，et al.Effects of vedolizumab，adalimumab and infliximab on biliary inflammation in individuals with primary sclerosing cholangitis and inflammatory bowel disease.Aliment Pharmacol Ther，2018，48（2）：190-195.

[8]Caron B，Peyrin-Biroulet L，Pariente B，et al.Vedolizumab Therapy is Ineffective for Primary Sclerosing Cholangitis in Patients With Inflammatory Bowel Disease：A GETAID Multicentre Cohort Study.J Crohns Colitis，2019，13（10）：1239-1247.

[9]Shah A，Crawford D，Daniel Burger D，et al.Effects of Antibiotic Therapy in Primary Sclerosing Cholangitis with and without Inflammatory Bowel Disease：A Systematic Review and Meta-Analysis. Semin Liver Dis，2019，39（4）：432-441.

[10]Trivedi P，Scalera I，Slaney E，et al.Clinical outcomes of donation after circulatory death

liver transplantation in primary sclerosing cholangitis.J Hepatol，2017，67（5）：957–965.

病例 8　溃疡性结肠炎严重并发症——合并深静脉血栓

一、病历摘要

患者女性，62 岁，主因"便血近 2 年，加重 9 天"于 2021 年 1 月首次入院。

现病史：2 年前（2020 年 3 月）无明显诱因出现便血，为成形便混有鲜血，2 ~ 3 次 / 天，无发热、腹痛。当地医院查肠镜示直肠 10cm 至肛门黏膜充血、肿胀、浅溃疡形成，表面附着脓性分泌物。考虑溃疡性结肠炎可能，予美沙拉秦口服联合栓剂治疗，症状无改善，便中鲜血量增多，外院复查肠镜较前未见明显变化。

1 年前（2021 年 3 月）患者大便次数增多至 15 次 / 天，黏液血水样便，出血量较前明显增多，伴左下腹隐痛，贫血严重（最低 HGB 30 ~ 40g/L，小细胞低色素贫血），低热（37.2 ~ 37.3℃）。于肛肠专科医院行乙状结肠镜可见肠道溃疡性病变，大量黏液鲜血。停止美沙拉秦，予静脉激素治疗，患者大便次数减至 5 次 / 天，便血和黏液较前减少，后序贯为泼尼松 30mg qd 口服，规律减量至 5mg 后停药。激素停药 1 周后患者大便次数再次增加至 10 余次，重新予泼尼松 30mg qd 口服（2021 年 5 月），后规律减量至 10mg 维持，患者大便次数减至 2 ~ 3 次，为不成形便，中等便血，有黏液，间断输注红细胞改善贫血。

1 个月前患者出现右侧下肢疼痛、肿胀，无发热、皮疹。外院查血管超声：右侧腘静脉至髂总静脉血栓形成，予置入下腔静脉滤网，术后未予抗凝。9 天前患者无明显诱因出现持续便血，有血凝块，次数无法估计，将泼尼松加量至 20mg qd 后未见明显好转。6 天前患者出现左侧下肢疼痛、肿胀。外院血管超声示：右下肢静脉血栓（部分再通），左下肢静脉血栓形成。3 天前患者就诊消化科门诊，血常规示中度贫血，低蛋白血症，CRP、ESR 升高，D-dimer 明显升高。为进一步诊治入院。

既往史：既往体健，否认手术、外伤史，否认毒物、药物接触史。否认烟酒嗜好。平素月经规律，近半年无月经来潮，G3P0，3 次流产中 2 次为人为人工流产，1 次为孕周 2 个月时外伤后行人工流产。家族史无殊。

体格检查：体温 36.6℃，脉搏 110 次 / 分，呼吸 12 次 / 分，血压 105/63mmHg。双肺呼吸音清，未闻及明显干湿性啰音及胸膜摩擦音，心律齐，各瓣膜区未闻及杂音及心包摩擦音，腹软，左下腹轻压痛，无反跳痛及肌紧张，肝、脾肋下未及，肠鸣音 4 次 / 分。

双下肢不对称可凹性水肿，左下肢为著。

　　初步诊断：便血待查，溃疡性结肠炎可能大；下肢静脉血栓，下腔静脉滤器置入术后。

　　辅助检查：血常规 血红蛋白中度下降，为正细胞性贫血，白细胞、血小板未见异常。粪便常规为稀便，可见大量红、白细胞；粪便涂片未发现真菌或结核杆菌，粪便艰难梭菌毒素 A/B 阴性，余炎症指标 CRP 及 IL-6 均升高，ESR 及 PCT 未见异常。生化 ALB 和 PA 降低，血清铁降低，总铁结合力及铁蛋白正常。自身抗体检测自身抗体 ANA（+）1∶100；余 LA、ACL、抗 β_2-GP1 抗体、遗传性易栓症筛查、免疫球蛋白及补体、ANCA 均未见异常。

　　入院后主要实验室检查结果，如病例 8 表 1 所示。

病例 8 表 1　入院后主要实验室检查结果

常规检验		生化检查		免疫检查		病原检查	
白细胞	4.6×10^9/L	Alb（40～55g/L）	31.5g/L	HBsAg	阴性	便难辨梭菌外毒素	阴性
血红蛋白	74g/L（正细胞性）	ALT（7～40U/L）	5U/L	抗 HBs	阴性	粪便球 / 杆比	大致正常
血小板	308×10^9/L	AST（13～35U/L）	8U/L	抗 HBc	阴性	便找结核菌	阴性
血沉	17mm/hr	PA	98.8mg/L	抗 HCV	阴性	便找真菌	阴性
PT	10.6s	hs-CRP	43.82mg/L		阴性	便培养	阴性
D-Dimer	2.24mg/L	血清铁	5.00μmol/L	ANCA	阴性	血 CMV-DNA	阴性
粪便常规	稀便	总铁结合力	33 50μmol/L	ANA	1∶100	血 EBV-DNA	阴性
粪便潜血	阳性	铁蛋白	29.5ng/ml	SMA	阴性	PPD	阴性
粪便 RBC	满视野	PCT	0.08ng/ml			T-spot TB	阴性
粪便 WBC	30-40/HP	IL-6	59.56pg/ml				

二、诊疗经过

（一）入院后诊疗

　　入院后完善腹盆部增强 CT 可见升结肠远段至直肠肠壁弥漫增厚伴强化；肾静脉水平以下下腔静脉滤器置入术后，滤器远心端下腔静脉，左侧髂总、左侧髂内外静脉、右侧髂外静脉均有多发血栓形成；左肾静脉及主要属支也有血栓形成（病例 8 图 1）。肠镜可见肝曲至直肠黏膜充血、水肿、糜烂、溃疡，有血痂及血疱形成，病变连续（病例 8

图 1）。患者主要表现为黏液血便（＞ 10 次，持续血便），腹部 CT 和肠镜可见结肠连续性病变，主要表现为黏膜糜烂及浅溃疡形成，除外细菌感染、肠结核、自身免疫病等因素，考虑溃疡性结肠炎（全结肠型，慢性复发型）诊断，Mayo 评分 12 分，提示重度活动。患者糖皮质激素维持缓解，治疗超过 3 个月激素仍不能减量至 10mg，存在激素耐药，此次加重前合并多处静脉血栓形成，D- 二聚体明显升高，考虑长期高剂量糖皮质激素所致高凝状态，引起肠道缺血，为疾病加重原因，入院后暂维持泼尼松 20mg qd ＋美沙拉秦缓释颗粒 1g qid ＋美沙拉秦灌肠液 4g qd 治疗，激素以每 2 周 5mg 的速度减量，并加用低分子肝素皮下注射［0.1mg/（kg·d）］抗凝和罂粟碱治疗，患者腹泻次数和便血逐渐减少，CRP 呈逐渐下降趋势（病例 8 图 3）。因考虑患者既往应用美沙拉秦效果不佳，糖皮质激素依赖，应升级生物制剂治疗，后续予患者乌司奴单抗（UST）390mg 输注诱导缓解，患者大便次数减少至 2 次 / 天，便潜血转阴后出院，出院时加用利伐沙班 10mg bid 抗凝。后患者每 8 周返院注射 UST，无腹泻、便血症状，CRP 水平正常。大便 2 ～ 3 次 /天，便潜血阴性。至 2022 年 1 月复查时 CRP 0.99mg/L，D- 二聚体 0.18mg/L。血管超声：右侧股总静脉、股静脉及腘静脉部分再通，双侧髂外静脉血栓、右侧部分再通，双深静脉、下腔静脉未见明显异常。继续 UST 维持缓解，利伐沙班减量至 10mg qd。2022 年 8 月复查原下腔静脉、左髂总静脉、左髂内外静脉、右髂外静脉、左肾静脉及主要属支多发血栓，大部分消失，右侧髂外静脉内血栓较前明显缩小，停用抗凝药物，继续 UST 维持缓解。

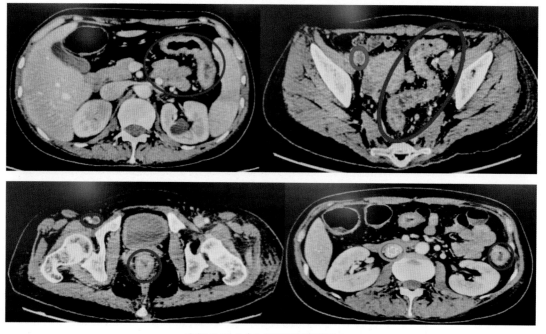

病例 8 图 1 入院后腹部增强 CT

注：橘色圈指示下腔静脉滤网；蓝色圈指示深静脉血栓；红色圈指示因肠道炎症肠壁增厚肠段。

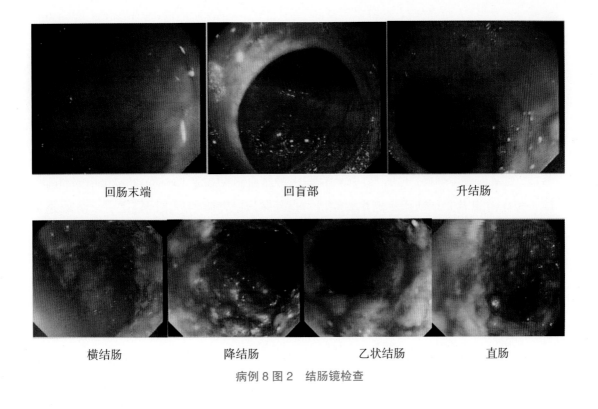

回肠末端	回盲部	升结肠

横结肠	降结肠	乙状结肠	直肠

病例 8 图 2　结肠镜检查

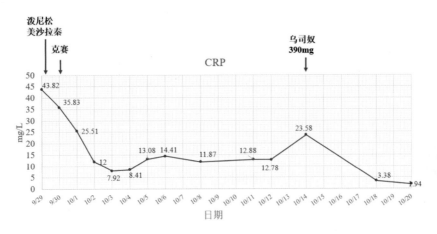

病例 8 图 3　治疗过程中 CRP 的变化趋势

（二）MDT 诊疗（MDT 会诊意见）

1. 介入血管外科（杨敏，北京大学第一医院）：静脉血栓三个诱因分别为高凝状态、血流瘀滞、血管壁损伤。此患者炎症性肠病和长期应用糖皮质激素均为静脉血栓高危因素，因此导致下肢深静脉血栓，血栓累及右侧腘静脉至髂静脉，具有较高的肺栓塞风险，且因为患者血便存在抗凝禁忌，符合下腔静脉滤器植入的指征，但是下腔静脉滤器植入导致的下腔静脉血流动力学改变其实会加重血栓形成。该患者确实出现下腔静脉及左侧下肢静脉血栓的形成。急性下肢深静脉血栓累及髂静脉时，如下肢肿胀严重可能诱发下肢骨筋膜室综合征，继发下肢动脉缺血，危及生命，此时应积极手术干预，手术方式可选择经皮下肢静脉机械碎栓或切开取栓，但是抗凝治疗仍是 VTE 治疗的基石。住院患者 VTE 风险可根据 Padua 评分（内科患者）或 Caprini 评分（外科患者）评估，再采取相应的预防措施。本例患者由于原发病治疗好转以后开始逐步抗凝，最终出现了血栓自溶、再通的好转现象，后期应考虑在时限内取出下腔静脉滤器。

2. 血液内科（李渊，北京大学第一医院）：静脉血栓栓塞症（venous thromboembolism, VTE）是住院患者非预期死亡的重要原因，也是临床中面临的严重问题之一，防治的关键在于早期识别高危患者、对高度疑诊和确诊患者尽早实施治疗。指南推荐应对高危人群进行重点监测，建议采用 Caprini、Padua、Khorana 等量表，结合 D-dimer 等实验室指标进行风险筛查，根据风险分层决定进一步监测和预防的方案。实验室多项检查指标可用来监测 VTE 的发生。凝血指标中凝血酶原时间（PT）、活化的部分凝血活酶时间（APTT）、纤维蛋白原浓度和活化凝血时间（ACT）可反应凝血因子的消耗；纤溶系统活化的指标包括纤维蛋白（原）降解产物（FDP）、D 二聚体（D-Dimer），其中 D-Dimer 可更特异、更可靠地提示血栓形成。中国血栓性疾病防治指南推荐采用 Wells 评分联合 D-Dimer 进行 DVT 筛查，进行综合诊断。对于临床情况复杂的患者，指南推荐使用新型血栓分子标志物做早期评估：凝血酶 - 抗凝血酶复合物（TAT）升高可早期预测血栓形成和复发风险；纤溶酶抗纤溶酶复合物（PIC）可用于早期预测高凝状态，也可用于溶栓治疗监测；组织型纤溶酶原激活物 - 纤溶酶原激活移植物 -1 复合物（tPAIC）是 VTE 的风险指标；血栓调节蛋白（TM）则是内皮细胞受损的标志。

内科住院患者推荐采用 Padua 评分进行 DVT 风险评估，≥ 4 分为高危，推荐对这类患者采用机械联合药物的预防方案，药物可选低分子肝素、磺达肝癸钠。对于高度怀疑急性 DVT 的患者或确诊患者，应尽快开始抗凝治疗，但也要兼顾患者的血栓形成风险、全身各脏器情况、出血风险，疗程至少 3 个月，需根据是否具有可去除的可逆性因素、出血风险等情况个体化制订方案。对非肿瘤患者优先选择阿哌沙班、利伐沙班、达比加群等直接口服抗凝剂或低分子肝素起始，推荐采用直接口服抗凝剂长期治疗，肿瘤患者推荐使用低分子肝素。对于 DVT 患者，抗凝治疗被认为是安全有效的，一般常规不进行溶栓等血栓清除治疗。对多数无低血压的 PE 患者不推荐进行溶栓治疗。该病例中的患者按照 Padua 评分仅 1 分，但根据《中国住院炎症性肠病患者静脉血栓栓塞症防治的专家共识意见》，患者本次入院处于疾病中 - 重度活动期，为 VTE 高危人群，且凝血功能及影像学检查以确诊 DVT，应进行普通肝素或低分子肝素抗凝治疗，该患者暂未发现与 IBD 无关的、其他可逆的 VTE 危险因素，考虑疾病活动为诱因，应至少抗凝治疗至 IBD

缓解后 3 个月。

三、病例讨论

本例患者入院后,结合病史和结肠镜后溃疡性结肠炎［慢性持续型、广泛结肠型（E3）重症活动］诊断是成立的。遗憾的是在 2 年多的治疗过程中从未达到临床缓解,表现为一直有明确的直肠出血,而且炎症从起病最初的直肠型（E1）逐渐发展为广泛结肠型（E3）。

2 年前,患者初发症状,轻度活动,直肠型,应用美沙拉秦口服加局部栓剂,治疗无效。分析治疗无效的原因,多数情况是患者依从性不佳,或未能按照医嘱服药,或显效即减少药量;还有的原因是没能选择适应病人的药物剂型,口服美沙拉秦中根据缓释技术的不同,药物作用的部位也不同,治疗效果产生差异,所以要根据患者的实际情况选择。患者没有临床改善,任由疾病发展,导致了一年后的重度活动。此时恰当的做法是提高患者依从性,选用适合的美沙拉秦种类和剂型,足量使用观察效果,如果治疗没有达标,则应该升级治疗。

1 年前患者全身表现突出,如低热、排便次数和血便明显;Hb 下降到 40g/L。此时面对重度活动期 UC,在肛肠专科医院行乙状结肠镜检查,没有完整观察全结肠情况,对疾病判定会有一定影响。治疗上应用糖皮质激素,从静脉应用到口服序贯,激素治疗有效但未达到临床缓解,在停用激素 1 周后症状再次出现,且仍旧为重度活动表现。说明激素依赖的情况已经发生,没有选择其他治疗方案,仍旧使用 30mg 激素再次诱导治疗。最后使用激素 10mg 维持治疗更是不推荐的。患者持续肠道炎症存在,依靠间断输血维持,这样不规范的治疗方案实在不可取。此时患者应及时升级治疗,避免后续出现严重并发症。

1 个月前患者出现右深静脉血栓形成,这与 UC 长期处于活动状态密切相关,也与糖皮质激素使用有关。一方面肠道出血严重,另一方面出血血栓情况,似乎疾病表现为截然不同的两个方面,但实际都是慢性炎症造成的。深静脉血栓是 IBD 较严重的并发症,治疗往往有难度。共识意见中明确指出,对于重度活动 UC 患者,血栓风险明显升高,建议使用低分子肝素预防血栓形成。

四、病例点评

IBD 相关并发症中,静脉血栓栓塞症（venous thromboembolism,VTE）是一类相对少见,但可显著增加 IBD 死亡率的疾病。VTE 由深静脉血栓（deep venous thrombosis,DVT）和肺动脉栓塞（pulmonary embolism,PE）两大类组成。DVT 以下肢最为常见,还包括上肢深静脉、颅脑静脉窦等。另外,腹腔内脏静脉血栓也是 IBD 合并 DVT 中值得关注的一类。DVT 形成栓子游走至肺动脉可引发 PE。炎症性肠病患者发生静脉血栓栓塞（venous thromboembolism，VTE）的风险是正常人的 2 ~ 3 倍，原因可能在于凝血系统异常激活、血小板聚集和活化。在炎症状态下，肿瘤坏死因子 -α（TNF-α）和白细胞介素 -1（IL-1）等促炎细胞因子水平升高，促进单核巨噬细胞和内皮细胞中的组织因子（tissue factor，TF）释放，下调内皮细胞中的内皮蛋白 C 受体，诱导促凝活性并抑制血栓调节蛋白的抗凝活性。此外，黏膜屏障功能受损、肠道菌群失调等因素也参与了凝血系统异常。

一些 IBD 特异性危险因素也会导致 VTE 风险增加，如疾病活动、住院治疗、高龄、妊娠、药物、手术和遗传因素等。广泛结肠型的溃疡性结肠炎、合并瘘管的克罗恩病患者发现，IBD 的治疗本身也可能影响 IBD 患者 VTE 风险，5- 氨基水杨酸（如美沙拉秦和柳氮磺吡啶）可以抑制自发性和凝血酶诱导的血小板活化，硫唑嘌呤和 6- 巯嘌呤等免疫调节剂也被证明可以减少体外血小板聚集，可能会降低 VTE 的风险。糖皮质激素能通过多因素抗炎作用诱导 IBD 缓解，但它会增加血浆纤维蛋白原水平、降低组织纤溶酶原激活剂活性和抑制前列环素合成，增加血栓风险。因此，与未服用糖皮质激素的 IBD 患者相比，全身性糖皮质激素与 IBD 患者的 VTE 并发症发生率显著升高相关。相比之下，免疫抑制药物和生物制剂，如抗 TNFα 被认为可以降低 VTE 的风险。抗 TNF-α 制剂治疗的患者与使用糖皮质激素者相比发生 VTE 事件的可能性明显下降。维得利珠单抗及乌司奴单抗目前与血栓间联系尚不明确。而目前的小分子药物，如托法替尼则可能会增加 VTE 的风险。

中华医学会炎性肠病学组以及北美和欧洲的胃肠病学会协会均提倡在住院的 IBD 患者中使用药物预防。低分子量肝素（low-molecular-weight heparin，LMWH）和普通肝素被推荐用于 IBD 患者的血栓预防。提倡对所有住院 IBD 患者进行初级预防，因为住院 IBD 患者发生 VTE 的风险较高，其中还包括那些因非 IBD 相关原因而住院的患者。在活动性出血期间，暂时建议机械性预防，如果出血风险较低，抗凝治疗应取代机械性预防。对于接受过腹盆腔或普通手术的 IBD 患者，建议在住院期间进行抗凝血栓预防。同样，接受剖宫产的 IBD 孕妇需要在住院期间进行抗凝血栓预防。因此，应评估每位活动期 IBD 患者 VTE 的绝对风险，包括合并症、既往 VTE 事件、口服避孕药的使用、吸烟和静脉导管置入。此外，疾病特征可能有助于评估个体血栓形成风险。对于活动期 IBD 患者，首次发生 VTE 时，应继续抗凝治疗，直至 IBD 缓解至少 3 个月。对于在临床缓解期间再次出现不明原因 VTE 的 IBD 患者，推荐无限期抗凝治疗并定期分析决定停药时机。在类似的情况下，如果存在可逆的危险因素，建议抗凝治疗至少 3 个月，直至危险因素消除。应根据个体情况评估长期治疗的风险收益比。

本例患者治疗中还有一点值得重视，就是规范的诊疗。一方面患者应该充分知晓疾病的危害和保持良好依从性的重要性，这需要不断的患者教育来实现；另一方面建立

IBD 诊疗中心，规范 IBD 的诊治方案，发挥多学科诊疗作用十分关键。

（病例提供：葛超毅　北京大学第一医院）

参考文献

[1]Cheng K，Faye AS.Venous thromboembolism in inflammatory bowel disease.World J Gastroenterol，2020，26（12）：1231-1241．doi：10.3748/wjg.v26. i12.1231．PMID：32256013；PMCID：PMC7109271.

[2]Stadnicki A，Stadnicka I.Venous and arterial thromboembolism in patients with inflammatory bowel diseases.World J Gastroenterol，2021，27（40）：6757-6774．doi：10.3748/wjg.v27. i40.6757．PMID：34790006；PMCID：PMC8567469.

[3] 中华医学会消化病学分会炎症性肠病学组．中国住院炎症性肠病患者静脉血栓栓塞症防治的专家共识意见．中华炎性肠病杂志，2018，2（2）：8．DOI：10.3760/cma. j.issn.2096-367X.2018.02.002.

[4] 医院内静脉血栓栓塞症防治质量评价与管理指南（2022 版）．中华医学杂志，2022，102（42）：3338-3348．DOI：10.3760/cma.j.cn112137-20220623-01373.

[5]Antithrombotic therapy for VTE disease：second update of the CHEST Guideline and Expert Panel Report.Chest.2021 Aug.02．DOI：https：//doi.org/10.1016/j.chest.2021.07.055.

炎症性肠病呈慢性病程，迁延不愈，不断进展，严重影响患者生活质量。同时 IBD 本身可导致患者营养状况下降，应用糖皮质激素、免疫抑制剂和生物制剂可严重抑制患者的免疫力。加之我国为各类传染病相对高发区域，合并各种感染，尤其是机会性感染使 IBD 的临床治疗更加棘手。随着 IBD 治疗进入生物制剂的时代，新型药物和治疗带来更好疗效的同时，机会性感染风险大大增加。抗 TNF，抗 TNF 联合使用免疫抑制剂，营养不良，年龄 ≥ 50 岁，合并慢性疾病（如糖尿病、慢性肾功能不全）和近期手术等，都是 IBD 机会性感染的高危因素。IBD 常见的机会性感染原有：艰难梭菌、巨细胞病毒、EB 病毒、结核菌、病毒性肝炎和真菌等。了解 IBD 主要治疗药物对免疫系统的抑制程度，对于预测各种感染的发生具有指导价值。

病例 9 未定型炎症性肠病合并反复细菌感染——抗菌药物的作用

一、病历摘要

患者男性，34 岁，因"腹泻 2 个月"于 2022 年 2 月入院。

现病史：2 个月前上呼吸道感染后出现腹泻，Brsitol 粪便分为 6 型，每天 3 ~ 4 次，黄色便，伴下腹部坠胀感，未诊治。1 个月前开始出现便中带血，体温 37.6℃，血常规未见异常，便常规可见少量红白细胞，ALB 37.3g/L，CRP 50mg/L，予益生菌、口服补液盐对症，效果差。外院行肠镜检查：全结肠血管纹理不清，弥漫性红斑、糜烂、浅溃疡，部分表面有脓性分泌物，部分黏膜自发出血。病理（升结肠、横结肠、降结肠、乙状结肠、直肠）：黏膜慢性炎伴活动性炎，部分可见隐窝分支、隐窝炎、隐窝脓肿。予美沙拉秦口服治疗，效果不佳，腹泻 10 ~ 15 次 / 天，可见便血，经急诊收入我科。自起病来，无口腔溃疡、皮疹、关节痛、肛周疼痛。精神、睡眠可，小便正常，体重下降 5kg。

既往史、个人史及家族史：体健，4 个月前体检未见异常。否认毒物、药物接触史，否认阿米巴等疫水疫区接触史，否认炎症性肠病家族史。

体格查体：体温 37.1℃，脉搏 84 次/分，血压 120/80mmHg，呼吸 18 次/分，BMI = 23.7kg/m²。神志清，贫血貌，全身浅表淋巴结未触及肿大，双肺呼吸音清，心律齐，腹软，无压痛、反跳痛，肝脾肋下未触及，肠鸣音 5 次/分，双下肢不肿。

初步诊断：溃疡性结肠炎，初发型，广泛结肠型（E3）活动期，重度。

二、诊疗过程

（一）入院后诊疗

1. 首次入院诊疗　血常规：WBC 12×10^9/L，Hb 85g/L（小细胞低色素），PLT 593×10^9/L，网织红细胞计数（Ret）65.7×10^9/L。血清铁 < 5μmol/L。铁蛋白 16ng/ml。便常规：WBC 满视野/HP，RBC 满视野/HP，潜血阳性。生化：ALB 23g/L，PA 98mg/L。炎症指标：ESR 80mm/h，CRP 100mg/L，PCT < 0.09ng/ml。感染方面：CMV、EBV IgM：阴性；胸部 CT、PPD、T-SPOT.TB 阴性。便培养：未检出沙门菌属和志贺菌属；艰难梭菌毒素 A/B 阴性。免疫方面：IgM 0.33g/L，ANA、ENA 谱、IgE 均未见异常。浅表淋巴结 B 超：未见肿大淋巴结。腹部增强 CT：升结肠、横结肠、降结肠、乙状结肠、直肠肠壁不规则增厚，增强扫描可见高强化。肠系膜小血管增多，周围脂肪间隙模糊，肠系膜可见多发淋巴结，较大者短径 0.8cm。盆腔增强核磁：肛管右侧壁小片状异常信号，考虑窦道形成。外院结肠镜活检病理会诊：多数腺体形态基本规则，分布均匀，绝大多数标本未见固有黏膜的底层区，取材稍表浅，均未见上皮样肉芽肿。综合多点广泛取材标本，为大肠的弥漫性炎症，溃疡性结肠炎不除外。

初次诊断分析：青年男性，病程 2 个月余。以腹泻、便血为主要症状，伴发热。化验检查提示缺铁性贫血，炎症指标升高。肠镜:连续性病变，未见感染、肿瘤、免疫异常。考虑溃疡性结肠炎可能性大。核磁提示肛管窦道形成，鉴于窦道位置较低，不能依此判定为克罗恩病。

治疗方面：①改善营养状态：经口普食＋整蛋白肠内营养粉剂，补铁治疗。经过营养支持患者客观指标前白蛋白（PA）恢复至 200mg/L 以上；贫血改善，营养支持有效；②抗感染：该患者炎症指标明显升高，核磁提示肛管窦道，无法明确感染原，选择经验性抗菌素治疗，选择美罗培南联合甲硝唑抗感染，疗程 3 周。CRP 从 100mg/L 降低至 10mg/L，体温降至正常，血白细胞计数恢复正常，考虑抗感染有效;③针对肠道炎症治疗：口服 5-ASA ＋灌肠液，灌肠液睡前排便后使用，患者可保留整晚。

内镜评估：在纠正贫血，改善营养状态，感染得到控制后进行内镜评估，详见病例 9 图 1。直肠血管网清晰，从升结肠近端至乙状结肠，病变连续，血管网部分可见，可见息肉样增生。

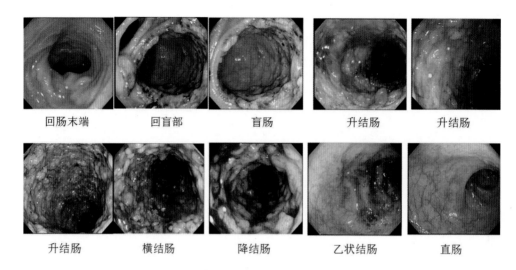

| 回肠末端 | 回盲部 | 盲肠 | 升结肠 | 升结肠 |

| 升结肠 | 横结肠 | 降结肠 | 乙状结肠 | 直肠 |

病例 9 图 1　首次肠镜检查

病理：横结肠、降结肠 大肠黏膜慢性炎，灶性活动性炎，未见隐窝炎，部分区域腺体数量减少，伴腺体修复性增生。直肠：大肠黏膜慢性炎，腺体形态基本正常，分泌旺盛，无底层区浆细胞增多。肠道黏膜 CMV-DNA，EBV-DNA 均阴性。

再次诊断分析：患者在使用灌肠液 3 周后，直肠黏膜血管网清晰，此时直肠豁免应属于治疗后改变。对肛周可疑窦道，外科会诊暂无局部处理指证，可严密观察随访变化。诊断暂时以未定型炎症性肠病（inflammatory bowel disease unclassified，IBDU）为宜。治疗方面：由于患者炎症受累范围大，炎症负荷重，故选择英夫利昔单抗（IFX）10mg/kg进行诱导缓解。

2. 英夫利昔单抗后第一次感染加重　患者在首次使用 IFX 治疗 1 周后，出现便血、排便次数增多、发热，入院后 CRP 126mg/L，予美罗培南抗感染治疗，CRP 降低至40mg/L。与患者沟通后选择全肠内营养加强支持治疗并继续使用 IFX 诱导缓解。

3. 英夫利昔单抗后第二次感染加重　在第三次 IFX 治疗 10 天后无诱因再次便血加重，伴发热，CRP 103mg/L，美罗培南治疗后 CRP 降低至 10mg/L。继续在全肠内营养支持下使用 IFX 诱导缓解治疗。

在诱导缓解结束后评估内镜，肠道炎症部分好转，详见病例 9 图 2，横结肠黏膜增生明显，可见黏膜桥形成，未见溃疡。患者逐渐由全肠内营养过渡到普食。

4. 英夫利昔单抗后第三次感染加重　在第六次 IFX 治疗后，患者再次受凉后出现发热、便血加重，此时患者出现肛门疼痛，CRP 45mg/L。复查核磁提示肛周脓肿形成。选择哌拉西林/他唑巴坦抗感染治疗，治疗后 CRP 从 45mg/L 降低至 3.1mg/L。此后患者进入维持期治疗，规律使用 IFX，未再出现发热等病情反复。

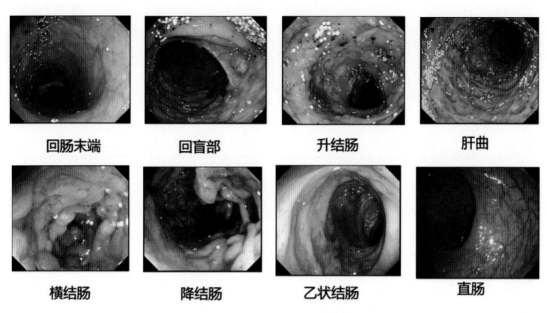

病例 9 图 2　诱导缓解后内镜评估

目前随访 1 年半，患者无明显腹泻，粪便基本成形无肉眼血迹，炎症指标均正常。

（二）MDT 诊疗（MDT 会诊意见）

1. 抗感染科（郑波，北京大学第一医院）：对于肛周和会阴局部感染严重的肛管直肠周围脓肿，应考虑使用抗菌药物进行治疗。肛周脓肿的致病菌主要为大肠埃希菌、肺炎克雷伯菌、奇异变形杆菌等肠杆菌科细菌；此外还可能有金黄色葡萄球菌、粪肠球菌、化脓链球菌等阳性菌和铜绿假单胞菌、鲍曼不动杆菌等非发酵菌。目前我国肠杆菌科细菌产超广谱 β - 内酰胺酶（extended spectrum beta-lactamases，ESBLs）比例较高，经验治疗宜选择哌拉西林 / 他唑巴坦或美罗培南、亚胺培南等碳青霉烯类对产 ESBLs 抗菌作用强的抗菌药物；此外，这几种抗菌药物对厌氧菌亦有较强抗菌作用。待脓液细菌培养获得阳性结果后，根据细菌培养及药敏结果和经验治疗反应，调整抗菌药物进行目标治疗。

2. 临床营养科（迟雁，北京大学第一医院）：溃疡性结肠炎作为主要累及结肠的疾病，其营养不良的发生率尽管不及克罗恩病高，但对临床治疗效果影响明显，包含热量蛋白营养不良、肌少症、微量元素缺乏等多种类型。营养不良能够加重感染，增加术后合并症，延长住院时间，增加医疗花费，因此在 IBD 诊断时就应进行营养风险筛查和营养状况评估，以便改善整体诊疗预后。NRS 2002 和 GLIM 评定标准是临床上常用的营养评定工具。对存在营养不良的患者，其治疗要遵循五阶梯治疗原则，在饮食不能满足患者需要时，首选口服营养补充剂。本例患者在治疗初期通过口服营养补充剂作为辅助治疗，获得了不错的疗效。患者的病程中反复出现感染，作为免疫激活的第一线，全肠内营养的好处在于减少了异种抗原，从而改善肠道局部的免疫，有利于稳定肠道内环境，减少机会性感染，全肠内营养的选择使患者更容易获得足够的能量和蛋白，更容易完成必要的疗程。同时，在生物制剂使用期间，良好的营养状况和白蛋白水平有利于减少药物分解，更容易使黏膜愈合。本例患者在治疗中联合全肠内营养治疗和英夫利昔单抗获得了较好的疗效。

三、病例讨论

1. 诊断方面　患者起病 2 个月，首先要排除感染因素。常见病原学检查均为阴性，且没有肿瘤、系统性免疫病的表现，才考虑为炎症性肠病。本例患者溃疡性结肠炎和克罗恩病的鉴别诊断仍有一定困惑。患者首次入院可见肛周病变，后续治疗中出现明确的肛周脓肿。但此患者为低位肛周脓肿，可见于健康人及溃疡性结肠炎患者，其抗感染效果满意，不能作为克罗恩病诊断的支持点。第二个问题是其直肠豁免，在溃疡性结肠炎局部治疗后完全可以出现直肠局部黏膜炎症基本消失，而其他肠段炎症持续的情况，所谓"直肠豁免"的出现亦非克罗恩病的支持点。第三点是该患者内镜下表现，病程中没有使用糖皮质激素，肠道黏膜增生明显，初看可能误以为是"铺路石样"改变，铺路石样改变是指深大溃疡周边的正常黏膜被下方炎症细胞浸润后隆起形成的现象，该病例主要为黏膜增生，假息肉形成。加之本例患者病理学改变既非典型克罗恩病又非溃疡性结肠炎。因此本例诊断为炎症性肠病类型待定（inflammatory bowel disease unclassified，IBDU）是恰当的。这类患者在 IBD 中的占比约为 10%，在临床实践中可以暂按照溃疡性结肠炎或克罗恩病进行治疗，严密观测病情变化，大部分患者通过后续随访可以得到明确诊断。

2. 治疗方面　本例患者最突出的特点是反复感染。起病初 CRP 处于较高水平，抗感染治疗后，CRP 从 100mg/L 降至 10mg/L，其后两次感染过程相似，表现为 CRP 升高，抗感染治疗后下降明显。第三次感染后明确了肛周脓肿是主要原因。抗感染治疗后 CRP 恢复正常。这几次病情反复以及抗感染治疗效果良好提示抗生素在炎症性肠病治疗中有重要作用。遗憾的是本例在整个诊治过程中并没有得到病原学证据。虽然如此，本例患者抗感染指征明确，选择覆盖厌氧菌的广谱抗生素，如美罗培南、哌拉西林 / 他唑巴坦进行治疗，对于使用生物制剂的 IBD 患者迅速控制感染无疑是有益的。

3. 生物制剂应用方面　由于患者存在年龄 < 40 岁、CRP 高、病变范围广、白蛋白低等预后不良因素，使用生物制剂控制疾病是恰当的选择。如何选择生物制剂治疗的起始剂量也是本例治疗中的关键点。考虑该患者诊断溃疡性结肠炎还是克罗恩病未得到明确，生物制剂剂量 IFX 选择更为充足的 10mg/kg，而非 5mg/kg。一方面考虑到患者炎症

负荷较重，英夫利昔单抗加速治疗方案可以选择10mg/kg；另一方面是患者存在肛周病变，不除外瘘管型克罗恩病，选择10mg/kg剂量以保证疗效。

四、病例点评

肠道菌群在炎症性肠病发病过程中起到重要作用，最直接的证据就是在无菌环境中饲养IL-10缺陷小鼠不会发生结肠炎，在引入共生菌后则会发生。菌群失调较为统一的研究结论是大肠杆菌增多、双歧杆菌减少，但失调的菌群如何诱发炎症反应仍无确切答案。早在20世纪80年代，临床医生就开始尝试使用抗生素治疗炎症性肠病，已经过去将近半个世纪，在2017年ECCO指南中，对溃疡性结肠炎抗生素仍属于"其他治疗"或"三线治疗"，无充分证据支持临床常规应用。而本例患者的诊疗经过提示，抗生素在IBD治疗中，尤其合并细菌感染时仍发挥着重要作用。

抗生素应用的首要问题在于判断指征。通过客观指标分析感染是否存在，如PCT升高，或者有明确的病原学证据是通常的做法。但对于炎症性肠病往往难以得到明确的病原学证据，检验PCT正常或轻度升高的情况也常存在。在IBD合并机会性感染指南中提及常见的病原菌有肺炎链球菌、军团菌、沙门氏菌、李斯特菌、诺卡氏菌等，在临床中很少得到证实。因此，在临床实践中抗菌素多在炎症负荷较重，激素难治性或重症活动期患者中作为常规的辅助治疗手段。

抗生素应用的另一个问题是种类和方式的选择。国外对甲硝唑、环丙沙星、利福昔明、阿莫西林、妥布霉素等有不少研究结果，我国甲硝唑、喹诺酮类等药物耐药率高。国外提出的抗生素方案不一定适合我国患者，应结合本地区抗生素可获得性、不良反应、抗生素管理方案进行选择。疗程方面，如果炎症指标有明显下降，可在炎症指标稳定后停用抗菌素；如果炎症指标无明显变化，应考虑原发病和其他治疗对检验结果的影响，及时针对IBD进行治疗，择期停用抗生素。

该例患者通过营养支持与合理的抗菌素使用，为生物制剂治疗创造了良好的条件。抗菌药物合理使用成为治疗效果差异的关键。

（病例提供：贺胜铎 北京大学第一医院）

参考文献

[1]Kucharzik T，Ellul P，Greuter T，et al.ECCO Guidelines on the Prevention，Diagnosis，and Management of Infections in Inflammatory Bowel Disease.J Crohns Colitis，2021，15（6）：

879–913. doi：10.1093/ecco–jcc/jjab052. Erratum in：J Crohns Colitis，2022；PMID：33730753.

[2] 中华医学会消化病学分会炎症性肠病学组. 炎症性肠病诊断与治疗的共识意见（2018，北京）. 中华消化杂志，2018，38（5）：292–311.

[3]Harbord M，Eliakim R，Bettenworth D，et al.European Crohn's and Colitis Organisation [ECCO].Third European Evidence–based Consensus on Diagnosis and Management of Ulcerative Colitis.Part 2：Current Management.J Crohns Colitis，2017，11（7）：769–784. doi：10.1093/ecco–jcc/jjx009. Erratum in：J Crohns Colitis，2017，11（12）：1512. Erratum in：J Crohns Colitis，2022；PMID：28513805.

[4]Perencevich M，Burakoff R.Use of antibiotics in the treatment of inflammatory bowel disease.Inflamm Bowel Dis，2006，12（7）：651–64. doi：10.1097/01. MIB.0000225330.38119.c7. PMID：16804403.

[5]Khan KJ，Ullman TA，Ford AC，et al.Antibiotic therapy in inflammatory bowel disease：a systematic review and meta–analysis.Am J Gastroenterol，2011，106（4）：661–673. doi：10.1038/ajg.2011.72. Epub 2011 Mar 15. Erratum in：Am J Gastroenterol，2011，106（5）：1014. Abadir，A [corrected to Abadir，Amir].PMID：21407187.

[6] 刘新宇，田博文，石钰洁，等. 急性重度溃疡性结肠炎使用英夫利昔单克隆抗体加速治疗与标准治疗比较的 Meta 分析. 中华炎性肠病杂志，2023，7（2）：135–143.

病例 10　溃疡性结肠炎合并巨细胞病毒肠炎——改善微循环治疗

一、病历摘要

患者女性，56 岁，因"间断黏液血便一年余，加重伴发热 1 个月"入院。

现病史：一年余前（2017 年 4 月），患者出现黏液稀便，便中有肉眼血丝，每天约 3 次，无发热、乏力、皮疹或关节疼痛。当地结肠镜＋病理检查诊断为溃疡性结肠炎（ulcerative colitis，UC）。随后每天服用 2g 美沙拉秦，持续 2 周，症状明显好转。服药 1 个月后，患者症状完全缓解，自行停用美沙拉秦。5 个月前患者黏液血便症状复发，复查结肠镜诊断：

UC、E3，中度活动。美沙拉秦 3g/d 加 0.5g 栓剂治疗约 1 个月后，症状再次完全缓解。

1 个月前，患者外出旅行并再次自行停用美沙拉秦，逐渐出现黏液血便症状，排便次数增加到最多每天 20 多次，严重时出现暗红色血便，排便前下腹明显疼痛，伴全身无力、食欲缺乏，1 个月内体重减轻 10kg。外院查肝肾功能正常，CRP 93.23mg/L、ESR 50mm/h、Hb 99g/L、Alb 26.1g/L 明显降低。腹部 CT 显示全结肠壁增厚，以左半结肠为著。入院前 2 天出现发热，最高可达 38℃。

既往史：患者无特殊嗜好，无炎症性肠病家族史。11 年前行子宫肌瘤切除术。

初步诊断：溃疡性结肠炎、慢性复发型、广泛结肠型（E3）、重度活动。

体格查体：体温 37.2℃，脉搏 92 次 / 分。浅表淋巴结未见肿大。全身皮肤未见皮疹，关节无肿胀。心肺检查正常。腹部触诊无压痛点，肠鸣音 4 次 / 分。

辅助检查：粪便涂片未发现真菌或结核杆菌，粪便艰难梭菌毒素 A/B 阴性。PPD 阴性。血培养显示没有细菌生长。血液 CMV-DNA 和 EBV-DNA 均小于 500copy/ml。G、GM 检测均为阴性。PT 正常，D- 二聚体阳性，其他检查见病例 10 表 1。

病例 10 表 1　入院后一周内主要实验室检查结果

血液检验		生化检查		血清检查		病原检查	
白细胞	5.9×10^9/L	TP	60.2g/L	IgG	8.84g/L	血培养	阴性
红细胞	4.05×10^{12}/L	Alb	31.3g/L	IgA	2.65g/L	便艰难梭菌外毒素	阴性
血红蛋白	104g/L	T-bil	12.4μmol/L	IgM	0.57g/L	PCT	0.09ng/ml
血小板	336×10^9/L	AST	10U/L	ANA	阴性	便找 TB 菌	阴性
PT	13.5s	ALT	6U/L	ANCA	阴性	便找真菌	阴性
APTT	31.6s	LDH	153U/L	SF	3.5μmol/L	便培养	阴性
纤维蛋白原	3.84g/L	ALP	50U/L	TIBC	18.5μmol/L	T-spot TB	阴性
D-Dimer	0.42mg/L	γ-GT	15U/L			血 CMV-DNA	阴性
血沉	42mm/hr	TCHO	1.84mmol/L			血 EBV-DNA	阴性
		Glu	5.33mmol/L				

二、诊疗过程

（一）入院后诊疗

入院评价存在营养风险，经鼻胃管予肠内营养支持，同时美沙拉秦口服 4g/d，经验性用药：美罗培南＋替硝唑抗感染治疗。上述治疗一周症状无改善。

入院 1 周后行结肠镜检查，未做肠道准备，镜达乙状结肠近段，见多发深大溃疡，呈穿凿样，部分溃疡融合成纵向，黏膜明显肿胀呈"鹅卵石样"改变（病例10图1）。

结肠镜病理活检行CMV-DNA、EBV-DNA定量分析，检测结果回报结肠组织CMV-DNA 1.6×10^4copy/ml。诊断UC合并巨细胞病毒（cytomegalovirus，CMV）肠炎明确。静脉注射更昔洛韦，并停用抗生素。抗病毒治疗3周后，患者一般情况明显好转，体温下降至正常，食欲好转。腹泻仍每天20余次，多为黄色稀便，排便前有下腹痉挛性疼痛伴少量血便。在此期间，监测凝血功能正常，维持肠内营养和美沙拉秦口服4g/d。

使用更昔洛韦满4周停抗病毒治疗，腹泻仍无明显改善。再次进行结肠镜检查，发现脾曲结肠炎症更明显伴大片溃疡（病例10图2）。行探头式激光共聚焦显微内镜检查（confocal laser endomicroscopy，CLE）显示局部黏膜微循环紊乱（病例10图3）。辅以罂粟碱90mg/d缓慢滴注，改善微循环治疗。罂粟碱治疗第3天，腹痛、腹泻症状明显改善，排便2～3次/天，为黄色糊状粪便。结肠镜病理结果与CLE图像一致，为伴弥漫性黏膜下出血和毛细血管透明血栓形成（病例10图4）。

入院第9周，罂粟碱治疗10天后停用，患者症状完全缓解出院。最终诊断：UC合并CMV肠炎，慢性复发型，重度活动，E3。患者出院后口服美沙拉秦4g/d，直肠美沙拉秦0.5g/d。

至发病第6年（2023年5月）每年复查均为临床缓解，结肠镜黏膜愈合（病例10图5），治疗达标。

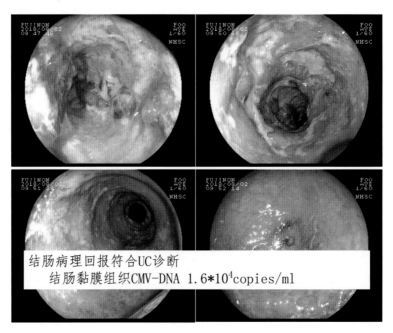

病例10图1　入院1周结肠镜表现

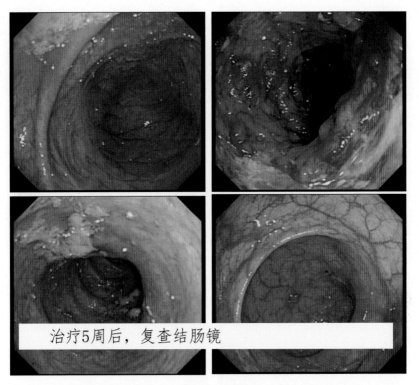

治疗5周后，复查结肠镜

病例 10 图 2　入院 5 周复查结肠镜，脾曲炎症明显

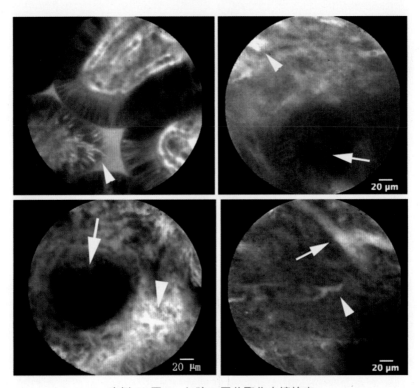

病例 10 图 3　入院 5 周共聚焦内镜检查

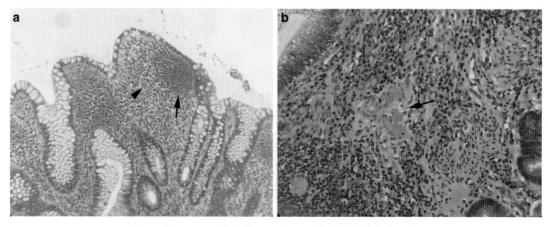

病例 10 图 4　组织病理学检查可见毛细血管内透明血栓形成

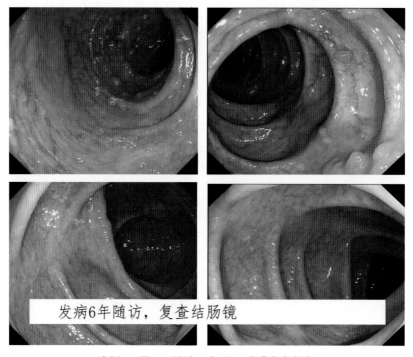

发病6年随访，复查结肠镜

病例 10 图 5　随访 6 年处于黏膜愈合状态

（二）MDT 诊疗（MDT 会诊意见）

病理科（张继新，北京大学第一医院）：本例显微镜检查显示大肠黏膜显著慢性炎，隐窝形态欠规则，排列欠规整，隐窝数量减少；固有层见较多淋巴细胞、浆细胞浸润，未见到病毒包涵体，形态符合溃疡性结肠炎改变，并于上皮下可见较多出血，局部小血管内可见透明血栓形成。透明血栓（hyaline thrombus）主要由嗜酸性同质性的纤维蛋白构成，其中还夹有少量的血小板，又称为纤维素性血栓。透明血栓常在微循环的血管内形成，由于肉眼无法观测到，通常只有在显微镜下才能观测到，所以透明血栓又称为微血栓。透明血栓最常见于 DIC、感染、中毒、大面积烧伤或严重损伤等情况，一些 IBD 患者肠黏膜中也可观察到，但较为罕见。

感染疾病科（徐京杭，北京大学第一医院）：免疫功能低下者易发生包括 CMV 病在内的多种机会性感染。组织侵袭性 CMV 病最常见的临床表现是胃肠疾病，尤其是肠炎。诊断 CMV 肠炎的主要依据包括临床表现和病毒学指标。多数 CMV 病患者的血液 CMV DNA 结果呈阳性，但是正如本例患者所示：部分 CMV 肠炎患者的血液中检测不到病毒。此时应及时检测结肠组织 CMV DNA，其阳性结果会成为诊断 CMV 肠炎的重要依据。CMV 肠炎应接受抗病毒治疗。首选药物为静脉用更昔洛韦（5mg/kg，每 12 小时 1 次，根据肾功能调整剂量）。替代药物包括口服缬更昔洛韦、静脉用膦甲酸以及静脉用西多福韦等。抗病毒治疗的疗程通常为 21 天，但往往会更长，具体长度取决于临床改善情况和病毒学疗效：通常会持续治疗直到症状和 CMV 病毒血症都消退。

三、病例讨论

1. 本例患者诊断为 UC 合并 CMV 肠炎，由于 CMV 结肠炎导致 UC 呈重度活动。入院诊断时，患者反复发作黏液血便，美沙拉秦治疗有效，停药复发，两次结肠镜均为比较典型的 UC 表现，故 UC 诊断基本明确。但此次发病，乏力伴发热、食欲不振、体重迅速下降等症状突出，实验室检查 CRP 明显升高，Alb 明显降低，全身症状重，消耗状态明显。为此我们格外注意到合并感染的问题，没有贸然使用糖皮质激素或生物制剂治疗，而是加强营养支持，为后续检查创造条件。这一临床决策是本例诊治过程中的要点。经过复查结肠镜发现典型 CMV 结肠炎表现，黏膜组织 CMV-DNA 定量证实了 UC 合并 CMV 肠炎的诊断。UC 合并 CMV 结肠炎抗病毒治疗 4 周，使用药物是更昔洛韦，用法为 5mg/kg 体重分两次静脉滴注，取得了比较好的治疗效果。经过 6 年时间随访，患者美沙拉秦维持治疗能够达标，说明上次严重活动主要为 CMV 活动感染所致。

2. 本例另一特点是在给予充分治疗后（包括营养支持、美沙拉秦及抗病毒 4 周时间），腹泻、腹痛症状仍然存在。此时再次复查结肠镜发现，黏膜炎症普遍好转，但结肠脾曲黏膜炎症突出。该部位被称为肠系膜上动脉与下动脉"分水岭"区域，是结肠缺血最常见部位。此部位炎症表现是否另有原因，引发了我们的关注。使用 CLE 进行检查，我们发现以下特征表现：①回肠末端上皮间隙增加，荧光素渗漏，表明肠黏膜通透性增加，肠屏障功能下降；②脾曲结肠黏膜腺体周围间质毛细血管网模糊，血管周围荧光素渗漏明显，说明此处炎症明显；③结肠脾曲黏膜有大量完整的腺体，且腺腔内没有荧光素渗漏。这种现象或表明腺体屏障功能正常，或说明腺体血流供应相对不足。此部位炎症明显、肠段屏障功能下降是事实，因此推测此处修复期黏膜存在缺血因素。这一推测得到了病理学证实。本例使用罂粟碱治疗后，腹泻症状从之前每天 20 余次迅速下降为每天 2～3 次，下腹痛症状缓解，间接说明了肠道黏膜缺血的问题。

四、病例点评

文献报道，炎症性肠病患者 CMV 血清 IgG 阳性率较正常人群高。对免疫功能低下、突然发作、全身症状突出的重症 UC 患者尤其要考虑到合并 CMV 感染的问题。临床决策时，容易形成 UC 重症活动的印象，从而快速"升阶梯"治疗，使用糖皮质激素或生物制剂，导致治疗方向错误。这是临床决策时要避免的。此时结肠镜检查明确病变特点，详尽全面的鉴别诊断，尽可能收集病原学检查除外机会性感染十分必要。

结肠镜是发现 CMV 结肠炎最快捷的手段之一。广泛黏膜脱失、穿凿样溃疡、纵形溃疡、鹅卵石样改变、不规则溃疡等是 CMV 结肠炎内镜特征表现。活检取材应在溃疡周边肉芽组织或溃疡深部，因为 CMV 包涵体多出现于此，可提高检出的阳性率。CMV 结肠炎诊断的金标准是结肠黏膜组织 HE 染色阳性（巨细胞、核内包涵体、核周晕圈类似"猫头鹰眼"样改变），并伴免疫组织化学染色阳性，和（或）结肠黏膜组织 CMV-DNA 定量阳性。结肠黏膜组织 HE 染色敏感性较低，早期诊断价值有限。结肠黏膜的免疫组织化学染色敏感性高，是诊断 CMV 结肠炎的金标准。结肠黏膜组织 CMV-DNA 定量敏感性达 92%～97%、特异性达 93%～99%，是推荐的临床检查手段。其他 CMV 活动性感染的检测手段，如血清特异性抗体 CMV-IgM 多在感染 2～4 周后才出现，早期诊断价值有限。血浆 CMV-DNA 定量诊断活动性感染的敏感性、特异性均不高。

与传统病理组织活检相比，CLE 是一种新的无创组织水平检查手段，直视下可放大 1000 倍，可用于 UC 炎症程度的判定、监测恶变发生等。近年来 CLE 在 IBD 临床研究领域不断有可喜的成果，其中一些研究已经发现评分与组织学一致性良好，并能预测疾病的复发。探头式激光共聚焦内镜（probe-based CLE，pCLE）图像显示方式多，操作便捷，应用前景广泛。

血管重建参与 UC 发生发展这一机制已经为人们认识多年。肠道微循环状态，尤其是血管生成方面，在 UC 发病机制中具有多种关键作用。本例发现的荧光素渗漏与肠黏膜通透性增加、肠屏障功能下降等特征性图像已在许多研究中得到认可。UC 患者黏膜血流不平衡的情况是我们团队发现的重要临床特征之一。借助 pCLE 这个检查手段，UC 黏膜微循环障碍学说有可能实现新的突破，pCLE 实时观察黏膜血流的方法仍需要进一步研究。除罂粟碱具有一定调解肠道黏膜微循环作用外，低分子肝素在重度活动 UC 患者中的应用也是十分重要的。改善 IBD 患者高凝状态，适时改善肠道黏膜微循环的治疗方法是 UC

一种重要辅助治疗手段。

（病例提供：田 雨 北京大学第一医院）

参考文献

[1]Sherid M，Samo S，Sulaiman S，et al.Comparison of Ischemic Colitis in the Young and the Elderly.WMJ，2016，115（4）：196-202.

[2]Yi F，Zhao J，Luckheeram RV，et al.The prevalence and risk factor of cytomegalovirus infection in inflammatory bowel disease in Wuhan，Central China.Virol J，2023，10：43.

[3] 中华医学会消耗病学分会炎症性肠病学组.炎症性肠病合并机会性感染专家共识意见.中华消化杂志，2017，37：217-226.

[4]Brahme F，Lindström C.A comparative radiographic and pathological study of intestinal vaso-architecture in Crohn's disease and in ulcerative colitis.Gut，1970，11（11）：928-940.

[5]Binion DG，Rafiee P.Is inflammatory bowel disease a vascular disease？ Targeting angiogenesis improves chronic inflammation in inflammatory bowel disease.Gastroenterology，2009，136（2）：400-403.

[6]Liu JJ，Wong K，Thiesen AL，et al.Increased epithelial gaps in the small intestines of patients with inflammatory bowel disease：density matters.Gastrointest Endosc，2011，73（6）：1174-80. doi：10.1016/j.gie.2011.01.018. Epub 2011 Mar 11.

[7]Yu T，Yue Z，Guigen T，et al.Imbalanced mucosal microcirculation in the remission stage of ulcerative colitis using probe-based confocal laser endomicroscopy.BMC Gastroenterol，2019，19：114.

病例 11 克罗恩病合并深部真菌"感染"——关注肠道真菌

一、病历摘要

患者女性，13 岁，因"腹泻伴便血 2 个月余"于 2013 年 4 月入院。

现病史： 2个月前无明显诱因出现腹泻，粪便为不成形糊状（Brsitol分为6型），每天4～6次，便中带血且粪便与血混合，伴左下腹阵发性绞痛，每次持续数分钟，无放射痛，腹痛与排便无关，无里急后重，无发热、盗汗，无恶心、呕吐，无头晕、心慌。就诊当地诊所予头孢菌素、甲硝唑治疗共7天，症状无改善。10天前无诱因出现发热，伴畏寒、寒战，无咳嗽、咳痰，无尿频、尿急，转至当地三甲医院。血常规：Hb 81g/L，余未见异常；Alb 23g/L，CRP 90mg/L，ESR 36mm/h；便常规：黄褐色黏液稀便，白细胞+++，隐血阳性；便培养、便涂片找真菌阴性；肥达试验阴性；结核抗体阴性；ANA、免疫球蛋白、补体均正常。腹部CT：结肠肠壁增厚水肿，肠管扩张。胃镜：慢性浅表性胃炎，病理：胃黏膜轻度慢性炎。肠镜：距肛门20～40cm可见多发溃疡及糜烂，大小0.2～1.0cm，覆盖脓性白苔，质地脆，因部分溃疡深大，停止进镜。病理：黏膜慢性炎，伴活动性炎，可见隐窝脓肿，糜烂及溃疡形成。先后予头孢曲松、头孢派酮、甲硝唑抗感染治疗，同时美沙拉秦缓释颗粒（艾迪莎）、枯草杆菌二联活菌治疗，症状无明显好转。于2013年3月18日开始给予氢化可的松注射液75mg qd治疗共4天，体温恢复正常，腹痛明显缓解，排便次数减少至2～4次/天，复查ESR 23mm/h，CRP 12.9mg/L。发病以来，否认口腔溃疡、皮疹、关节痛，精神、睡眠可，小便正常，体重无明显变化。

既往史、个人史及家族史： 3年前诊断为"阑尾炎，脓毒症"，抗感染治疗后好转。否认毒物、药物接触史，否认阿米巴等疫水疫区接触史。家族史无殊。

月经史： 月经规律，量正常。

体格查体： 体温36.7℃，脉搏90次/分，血压120/70mmHg，呼吸18次/分，BMI＝22.2kg/m^2（身高163cm，体重59kg）。神志清，贫血貌，全身浅表淋巴结未触及肿大，双肺呼吸音清，心律齐，腹软，无压痛、反跳痛，肝脾肋下未触及，肠鸣音5次/分，双下肢不肿。

初步诊断： 腹泻便血待查（炎症性肠病可能性大，感染性肠炎不除外）。

二、诊疗过程

（一）入院后诊疗

入院后检验。血常规：WBC 9.37×10^9/L，Hb 78g/L（小细胞低色素），PLT 373×10^9/L。便常规：白细胞80/HP，红细胞30/HP，潜血阳性。生化：Alb 27g/L，PA 257mg/L。ESR 18mm/h，CRP 5.59mg/L，PCT＜0.05ng/ml。外周血CMV-DNA/EBV-DNA阴性，CMV-IgM/EBV-IgM阴性；胸部CT未见明显异常，PPD试验阴性，T-SPOT.TB阴性。便培养未检出沙门菌属和志贺菌属，艰难梭菌外毒素A/B阴性，培养阴性。pANCA阳性。

入院后予口服肠内营养治疗，补充铁剂，将静脉激素改为口服激素并逐步减量。

入院后第一次肠镜（病例 11 图 1）：进镜至升结肠，乙状结肠至升结肠黏膜充血、水肿，病变连续，可见深大溃疡及纵行溃疡，上附白苔，局部呈铺路石样改变。直肠黏膜尚可，血管网清晰。

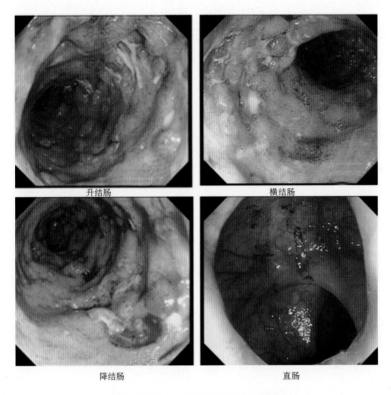

升结肠　　　　　　　　　　　　横结肠

降结肠　　　　　　　　　　　　直肠

病例 11 图 1　入院后首次肠镜检查

疾病诊断分析，无感染性肠炎证据。肠镜提示直肠豁免，可见纵行溃疡，考虑克罗恩病 A1 结肠型可能性大（L2）非狭窄非穿透型（B1）活动期（重度）。

患者在激素减量至泼尼松龙 20mg/d 时出现发热，Tmax 39℃，腹泻 4 ~ 5 次 / 天，腹痛、便血较前加重。结合首次内镜检查考虑发热原因：

1. 合并感染　①病毒：外周血 CMV/EBV-DNA 以及 IgM 均阴性；②细菌：暂无艰难梭菌感染证据，予利福昔明 200mg tid 口服，抗生素升级为美罗培南抗感染；③真菌：G 试验、GM 试验均阴性；④结核：患者无结核感染证据，予异烟肼联合乙胺丁醇二联预防性抗结核治疗。

2. CD 活动　患者在激素减量至 20mg 时出现发热以及症状加重，考虑为激素依赖，存在生物制剂治疗指征，在充分抗感染后决定英夫利昔单抗（IFX）5mg/kg 治疗。

使用 2 次 IFX 治疗后患者症状仍无改善，此时口服激素已经减量至泼尼松龙 10mg qd。为控制病情，将口服激素改为足量静脉氢化可的松治疗；尽管艰难梭菌培养及毒素检测均阴性，但便培养出现金黄色葡萄球菌，加用口服万古霉素 400mg bid 经验性治疗，同时可覆盖艰难梭菌感染。患者症状仍无改善，积极肠内营养治疗，并予新鲜血浆输注快速改善营养状态。

入院治疗 3 个月后再次复查肠镜（病例 11 图 2）：进镜至横结肠，黏膜水肿，增生明显，可见大小不等溃疡。治疗后的内镜检查结果仍考虑存在机会性感染，比如边缘清晰的类圆形深凿样溃疡，完善黏膜活检标本的细菌、真菌培养，黏膜细菌培养结果为大肠埃希菌（对青霉素、头孢敏感），静脉抗生素已经覆盖该细菌；黏膜真菌培养结果为：毛孢子菌属，通过转录间隔区测序鉴定为 Trichosporon montevideense，G 试验、GM 试验均阴性，未予特殊处理。

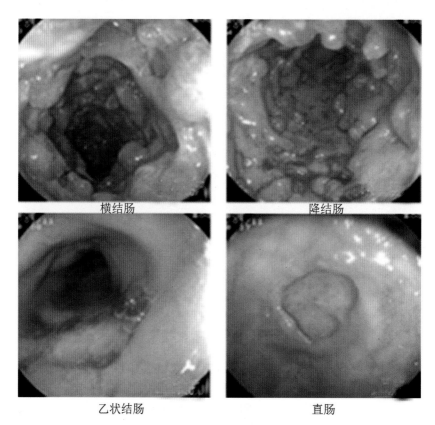

病例 11 图 2　治疗后复查肠镜

到目前为止，患者已经使用足量激素联合 3 次 IFX 治疗症状仍无好转，家属要求出院，寻求其他治疗方式。

患者在外院其他治疗（具体药方不详）2 个月后再次急诊返院，出现全腹痛。增强 CT：肠系膜根部巨大包裹性气液平，考虑肠瘘合并腹腔脓肿，见病例 11 图 3。

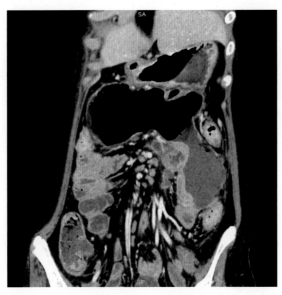

病例 11 图 3　增强 CT

外科会诊建议 B 超穿刺抽取脓液。尚未穿刺前，患者出现便血，暗红色，量 500ml，肠系膜动脉造影、胃肠镜未能明确出血部位，患者生命体征不稳定，血压 71/31mmHg，心率 161 次 / 分，呼吸 31 次 / 分，血氧饱和度（SpO_2）78%，腹部张力明显升高，可见腹部静脉曲张，肠鸣音消失，四肢冰冷，出现瘀点。转入重症监护室，行气管插管、升压、复温，同时予注射用美罗培南＋卡泊芬净＋替考拉宁抗感染治疗。

消化内科、胃肠外科和家属充分交代病情后，决定立刻行急诊手术，尽管手术风险巨大，却是唯一可能挽救生命的机会。开腹首先见横结肠下方巨大脓腔，脓腔与横结肠及部分小肠相通，对小肠进行修补及部分切除，同时行全结肠切除，直肠残端封闭，回肠造口，经皮放置空肠营养管。腹腔积血积液共 6000ml。术中照片如病例 11 图 4。

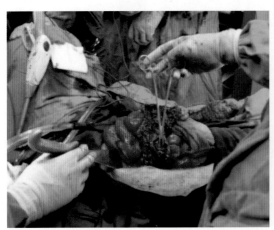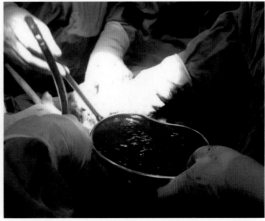

病例 11 图 4　术中照片

　　随后患者进入更加危险的术后感染期。术后 3 天体温持续高于 39.5℃，炎症指标升高，而术中引流液，术后血培养均为阴性。术后第 3 天回报 GM 试验 0.94（＜ 0.5），此时考虑到患者肠道黏膜曾培养出毛孢子菌病史，而毛孢子菌对卡泊芬净天然耐药，与重症医学科、皮肤科真菌专家沟通后加用伏立康唑抗真菌治疗，患者体温高峰在用药 3 天后降至 37.5℃，并逐步恢复正常。

　　术后病理。小肠：浆膜面急性炎，伴穿孔；黏膜面慢性炎症，局灶急性炎症。大肠：全结肠，病变连续，伴有深溃疡及裂隙状溃疡，局部穿孔。远端残端可见急性炎症。

　　PAS、GMS 染色均为阴性。

　　针对克罗恩病治疗，术后 80 天再次开始 IFX 联合硫唑嘌呤的优化治疗方案预防疾病复发，3 个月后停用 IFX，单独使用硫唑嘌呤 1mg/（kg·d）维持治疗。

　　随访 7 年，2020 年，复查：①小肠核磁检查（病例 11 图 5）：小肠未见异常；残余直肠黏膜强化明显；②肠镜（病例 11 图 6）：经造瘘口进镜，黏膜光滑。经肛门进镜，旷置直肠黏膜充血糜烂，病理：大肠黏膜慢性炎。

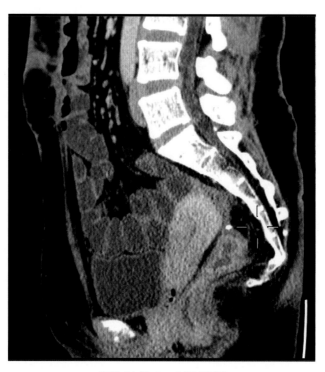

病例 11 图 5　小肠 MRE

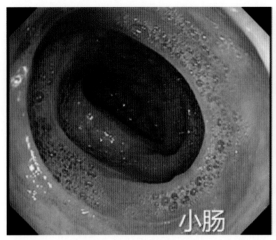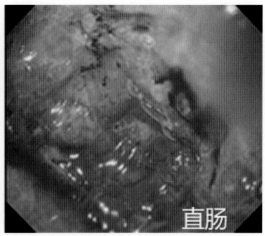

病例 11 图 6 术后 7 年复查内镜

（二）MDT 诊疗（MDT 会诊意见）

1. 皮肤科（李若瑜，北京大学第一医院）：肠黏膜上皮是重要的局部防御屏障，近年来发现危重症患者及免疫功能低下患者可因肠道屏障功能受损，导致肠道真菌突破肠上皮屏障引起肠源性感染并参与肠道局部的炎症反应。肠道真菌是肠道微生物的重要组成部分，正常情况下，它们在肠道菌群中占比较低（0.01% ~ 0.1%），以念珠菌最为多见，其他酵母类真菌主要包括酵母、隐球菌、马拉色菌及本例中的毛孢子菌。在应用广谱抗生素、免疫抑制剂及炎症性肠病的患者，肠道真菌菌群的丰度或多样性会发生变化。提示肠道真菌对维持肠道微生态稳态和机体健康具有重要作用。但在炎症性肠病真菌菌群的研究中还未取得一致结果，目前仍需要进一步严格限制检测条件，规范操作流程，从而取得更加精确的结果，进一步阐明肠道真菌与炎症性肠病发病之间的关系。

2. 胃肠外科（姜勇，北京大学第一医院）：克罗恩病主要以内科治疗为主，当有并发症出现时才需考虑外科介入。手术适应证包括肠梗阻、腹腔脓肿、肠内瘘或肠外瘘，难以控制的消化道出血、肠穿孔导致的腹膜炎、怀疑或确诊癌变者。本例患者病程中出现全腹痛，增强 CT 提示肠系膜根部巨大包裹性气液平，考虑肠瘘合并腹腔脓肿。外科会诊建议 B 超穿刺引流脓液。尚未穿刺前，患者出现腹腔及消化道出血重度休克表现，肠系膜动脉造影、胃肠镜未能明确出血部位，患者生命垂危，此种情况有明确紧急手术指征。急诊手术探查可见横结肠下方巨大脓腔，脓腔与横结肠及部分小肠相通，腹腔积血积液巨大。术中对小肠进行修补及部分切除，同时行全结肠切除，直肠残端封闭，回肠造口，经皮放置空肠营养管。

肠造口手术是克罗恩病急诊手术最常采用的术式之一，该术式符合外科损伤控制原则，尤其适用于急危重症患者。造瘘口还纳时机应在克罗恩病经过内科积极治疗，症状得到有效控制时施行。

三、病例讨论

1. 克罗恩病诊断方面　患者发病时间短，首先需要除外感染，病原学检查均阴性，常规抗感染无效，此时炎症性肠病成为可能。内镜下特点为：直肠豁免，结肠可见纵行溃疡，局部有铺路石样改变，提示克罗恩病可能性大。该患者内镜下同时表现为连续性的病变，这种多见于克罗恩病合并感染。此时未见肿瘤、其他系统性免疫疾病的表现。另外，本例患者发病前 3 年的"阑尾炎、脓毒症病史"需要重新认识，可能是克罗恩病的一种早期表现。

2. 克罗恩病治疗方面　患者起初使用糖皮质激素有效，后效果差，首先需要排除感染。从本例诊疗过程中可以看出，感染疾病的诊断与排除和抗感染治疗贯穿炎症性肠病诊治的整个过程。通过检验初步排除了结核、CMV/EBV、艰难梭菌等常见病原体，甚至在没有感染证据情况下，考虑到存在检验结果可能存在假阴性，根据临床表现，也可以选择进行经验性抗感染治疗（口服利福昔明及万古霉素）。在力所能及的排除常见感染后进行了升级治疗，然而在生物制剂治疗后出现原发无应答。复查肠镜时直肠可见类圆形、边缘干净的深凿样溃疡。这种内镜下表现提示可能存在感染可能，但受当时条件限制，未能进行病原学检测，没有完全排除肠道病毒感染的可能性。

3. 肠道真菌感染的临床价值　在该病例中，肠黏膜真菌培养出毛孢子菌，第一次发现时并没有被重视，因为该真菌是健康人肠道的正常真菌菌属之一，故粪便培养出来真菌并不代表致病性肠道真菌感染。

真菌感染按照感染部位分为浅部真菌感染和深部真菌感染，消化道最常见的感染部位为食管，只有少数 HIV、肿瘤等严重免疫障碍的人群可能出现结肠真菌感染，即病理活检可见组织内存在大量真菌。对免疫功能正常的人，真菌是肠道菌群的组成部分之一，即定植菌。正常人的粪便或黏膜中均可培养出真菌，因此该患者在没有组织病理、G 试验、GM 试验支持下，不能诊断为结肠真菌感染，也不需要特殊治疗。然而对于炎症性肠病患者，尤其是营养不足或使用糖皮质激素 / 免疫抑制治疗时，患者免疫抑制明显。本例患者术后发热，常规抗菌方案无效时，肠黏膜真菌培养出的毛孢子菌，成为机会性感染的病原。该真菌对卡泊芬净天然耐药，在加用伏立康唑后体温快速好转，从治疗效果推测肠道黏膜中的毛孢子菌可能是术后感染的病原体。

肠道真菌定植在肠道屏障功能正常人黏膜上，其与结肠黏膜局部炎症有什么关系？炎症性肠病患者肠道黏膜处于炎症状态，肠道屏障功能下降，肠道真菌还能"和平共处"定植在黏膜表面吗？目前炎症性肠病机会性感染指南中缺少真菌这部分内容。真菌肠黏膜机会性感染在炎症性肠病中的发生率低是其原因之一。正常肠道菌群以细菌为主，细菌存在同时能够抑制真菌过度生长。重度活动期炎症性肠病患者经常使用抗生素，易引发肠道菌群失调，表现为肠道细菌减少而真菌增多。文献报道，多种真菌能够加重结肠炎，包括 C.albicans、S.cerevisiae、Malassezia restricta。我们开展的动物试验发现，Trichosporon montevideense 能够加重小鼠结肠炎模型。以上研究结果提示需要进一步关注肠道真菌，如真菌感染或真菌菌群失调。对肠道真菌深入研究可能有助于炎症性肠病发病机制的探究，调节真菌治疗或可能成为今后炎症性肠病新的治疗方向。

四、病例点评

该病例从临床医生角度来看，仅一次肠黏膜活检样本培养出毛孢子菌，缺乏血培养或引流液培养的病原学证据，缺乏活检组织或手术标本病理学上的支持，因此并不能诊断肠道真菌感染。从临床治疗效果推测毛孢子菌可能是术后机会性感染的病原体，与炎症性肠病治疗之间的关系值得深入思考。对于炎症性肠病和真菌之间的关系，还有太多的工作等待我们去开展。针对本例患者，在取得炎症部位肠黏膜培养出毛孢子菌结果时，是否应抗真菌治疗？如何认识黏膜真菌对炎症性肠病的作用，目前没有明确的答案，需要今后更多从循证医学中找到证据。

从临床案例入手，认真分析，剥茧抽丝，开展相关的临床科学研究，会给疾病的深入认识带来新的方向。目前炎症性肠病临床诊疗中，合理使用抗菌素，尽量减少其暴露，合理补充益生菌是尤其应当注意的问题。

（病例提供：贺胜铎　北京大学第一医院）

参考文献

[1]Zhai B，Ola M，Rolling T，et al.High-resolution mycobiota analysis reveals dynamic intestinal translocation preceding invasive candidiasis.Nat Med，2020，26（1）：59-64.

[2]He SD，Li RY，Chi Y，Wan Z，et al.Trichosporon montevideense isolated from the descending colon of a patient with active severe Crohn disease：a case report.Chin Med J（Engl），2020，133（10）：1245-1247.

[3] 中华医学会重症医学分会 . 重症患者侵袭性真菌感染诊断与治疗指南 . 中华内科杂志，2007，46（11）：960-966.

[4]Stamatiades GA，Ioannou P，Petrikkos G，et al.Fungal infections in patients with inflammatory bowel disease：A systematic review.Mycoses，2018，61（6）：366-376.

[5]Li XV，Leonardi I，Iliev ID.Gut Mycobiota in Immunity and Inflammatory Disease.Immunity，2019，50（6）：1365-1379.

[6]Moyes DL，Naglik JR.The mycobiome：influencing IBD severity.Cell Host Microbe，2012，11（6）：551-552.

[7]Kucharzik T，Ellul P，Greuter T，et al.ECCO Guidelines on the Prevention，Diagnosis，and Management of Infections in Inflammatory Bowel Disease.J Crohns Colitis，2021，15（6）：879-913.

第四章

IBD 应鉴别的感染性疾病

诊断炎症性肠病通常首先要排除的是各种累及肠道的感染性疾病。其中有些疾病的鉴别极具挑战，如克罗恩病与肠结核，溃疡性结肠炎与肠道淋巴瘤，免疫功能下降时肠道多重感染等。诊断上的困难与临床决策的延误常常相伴随，在重症患者中临床决策延误与失误都会带来更严重的临床结局。还有一些特异性感染引发的肠道慢性炎症，在没有找到真正病原之前，只能考虑非特异性炎症，形成与炎症性肠病混淆的情况。面对这样的情形，仔细搜集病史，认真研判治疗效果，开展多学科讨论，往往能够得到正确的判断。在疾病迅猛进展时，本着两害相权从其轻的原则采用经验性治疗、试验性治疗、保驾下治疗等治疗手段也是挽救患者生命所必不可少的。

病例 12　克罗恩病或肠道结核——抗结核治疗的临床判定

一、病历摘要

患者女性，39 岁，主因"腹痛伴发热 1 年余"入院。

现病史： 1 年余前（2020 年 12 月）患者无明显诱因出现全腹痛，不伴恶心、呕吐、腹泻，无大便习惯改变、发热、盗汗等不适，就诊于当地医院诊断为"阑尾炎"，予头孢菌素抗感染治疗 7 天腹痛症状好转。此后 2 个月患者腹痛症状未再发作。

8 个月前（2021 年 2 月 19 日）再次出现午后至夜间发热，体温波动于 37.5 ～ 37.8℃，伴有夜间盗汗，此后患者每日午后至夜间皆出现低热伴盗汗，伴有腹部不适，每天排黄色稀便 2 ～ 3 次，伴有食欲减退。7 个月前出现恶心、呕吐症状，2 ～ 3 天呕吐 1 次，呕吐物为胃内容物，伴有每天排黄色果酱样大便 4 ～ 5 次，持续约 15 天。就诊于外院行胃肠镜检查，肠镜示回肠末端溃疡性质特定：克罗恩病？肠结核？病理示：回肠末端小肠黏膜肉芽肿性炎，可见凝固性坏死。胃镜示：慢性萎缩性胃炎。

3 个月前就诊于我院消化科门诊，查 PPD 示硬结直径 12mm，T-spot.TB 阳性。给予美沙拉秦口服、安素粉肠内营养支持。患者自觉腹部不适症状缓解，大便每日 1 ～ 2 次，为黄色成形便，但仍伴低热、盗汗、乏力症状，为进一步治疗入院。入院前 3 个月体重下降近 15 斤，饮食差，睡眠一般，小便未见异常。

既往史： 发现甲状腺多发结节 5 年，诊断银屑病 4 年，否认高血压、糖尿病、肾病病史，否认肝炎病史，否认结核病患病史。家庭中母亲 20 岁时患腰椎结核。吸烟 10 年，每天 10 支，已戒烟 3 个月。

初步诊断： 回肠末端溃疡，甲状腺多发结节，银屑病。

体格检查： 体温 36.6℃，脉搏 112 次 / 分，呼吸 16 次 / 分，血压 128/70mmHg，身高 165cm，体重 58.5kg，BMI 21kg/m^2。全身浅表淋巴结未触及肿大，腹部触诊质软，无揉面感，右下腹轻压痛，无反跳痛。双下肢可见多发 3 ~ 10mm，大小不等斑丘疹，部分融合成不规则斑片，表面覆盖鳞屑。肛周未见异常。

辅助检查：（2021 年 2 月 20 日）外院腹部 CT 示肝囊肿、胆囊结石，右中下腹及肠系膜多发淋巴结。（2021 年 2 月 23 日）外院胸 CT 示：左肺上叶结节影，右肺上叶及左肺舌段条索影。外院（2021 年 3 月 11 日）肠镜示（病例 12 图 1）:回肠末端溃疡性质特定，克罗恩病？肠结核？病理示：回肠末端小肠黏膜肉芽肿性炎，可见凝固性坏死。胃镜示：慢性萎缩性胃炎。

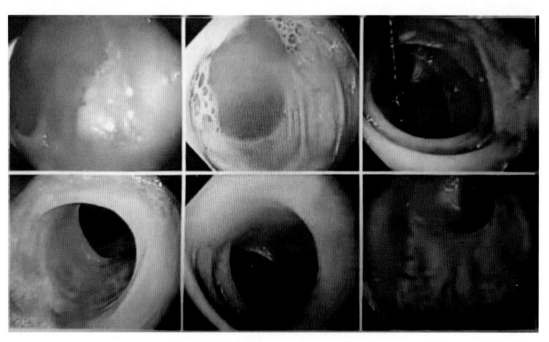

病例 12 图 1　外院肠镜（2021 年 3 月 11 日）

二、诊疗经过

（一）入院后诊疗

入院后完善相关检查化验：WBC 4.20×10^9/L，Hb 103g/L，PLT 323×10^9/L；ESR 83mm/h，CRP 9mg/L。肝肾功能、离子大致正常。血尿免疫固定电泳、全身浅表淋巴结无肿大。免疫球蛋白阴性，抗核抗体阳性，均质型 1 ： 320，颗粒型 1 ： 320。小肠 CTE：回肠末段小肠肠壁增厚伴强化，周围肠系膜及腹膜后多发淋巴结，部分坏死，考虑肠结核可能大（病例 12 图 2）。

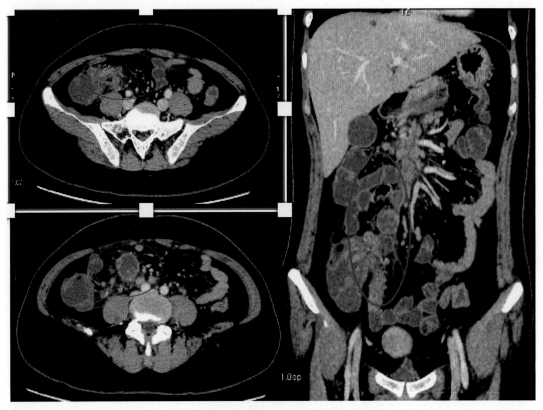

病例 12 图 2　小肠 CTE

病理科会诊：（回肠末端）小肠黏膜间质中见肉芽肿性炎，中央凝固样坏死。特殊染色：GMS（－）、抗酸染色（－）。

入院分析：患者青年女性，慢性腹痛，伴有低热、盗汗、纳差、体重下降等结核感染中毒症状。有结核病接触史。外院肠镜提示：回肠末端溃疡，病理提示：肉芽肿性炎，可见凝固性坏死。影像学：多发腹腔淋巴结肿大，肺部陈旧结核改变。考虑患者肠结核诊断可能性最大，但仍需要和克罗恩病、肠道白塞病和淋巴瘤等疾病鉴别。予异烟肼、乙胺丁醇、链霉素三联抗结核治疗，用药后2周左右疗效显现，患者体温正常，盗汗、纳差、乏力均有改善。监测 ESR、CRP 恢复至正常水平，患者出院，继续抗结核治疗，病情平稳。

出院随访：抗结核治疗3个月后患者再次出现右下腹隐痛，可自行触及包块。腹部超声：右腹囊实性病变，考虑小肠结核穿孔合并包裹性脓肿可能大。小肠 MRE/CTE：回肠末段肠壁略增厚伴强化，回盲瓣受累，其上方肠系膜内可见条片状囊性实性灶，与盲肠相通，周围脂肪间隙模糊，可疑肠瘘形成。对比2021年4月2日小肠 CTE：回肠末段肠壁增厚强化较前略明显，淋巴结部分较前减小（病例12图3）。患者再次入院治疗。

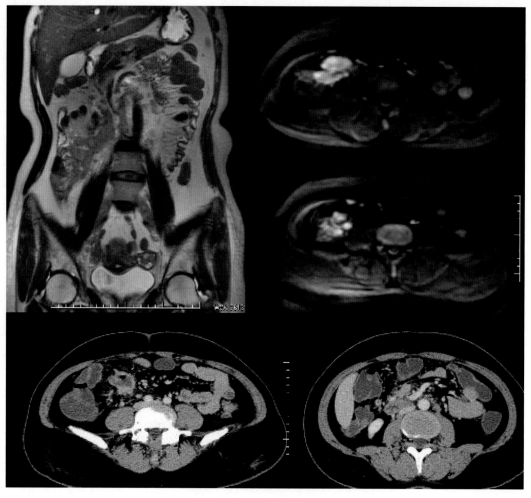

病例 12 图 3 复查小肠 CTE

复查肠镜（病例12图4）：回肠末端黏膜光滑，回盲瓣唇型，其上2cm处升结肠可见椭圆形深溃疡，大小约0.8cm×0.5cm，边缘稍隆起，上覆白苔，反复抽吸挤压未见分泌物流出。病理检查（病例12图5），回肠末端：小肠黏膜慢性炎，未见肉芽肿性病变。升结肠溃疡：大肠黏膜慢性炎，局灶可见坏死及上皮样肉芽肿，伴多核巨细胞反应。抗酸染色阴性。

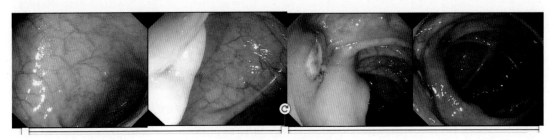

病例12图4　复查肠镜

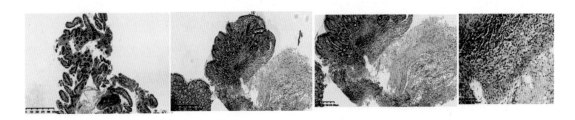

病例12图5　病理检查

再次查房讨论：患者抗结核治疗有效，但治疗中出现新发溃疡、肠穿孔，形成肠瘘、腹腔脓肿。结合患者既往银屑病病史和免疫检验异常，是否诊断错误？是否为克罗恩病？经多学科会诊，根据患者临床表现、实验室检查、影像学检查及抗结核治疗有效，考虑更支持肠结核诊断。新发升结肠溃疡伴腹腔包块考虑为结核液化坏死致窦道和寒性脓肿形成可能大。请外科会诊行腹腔镜探查加回肠造瘘术。

（再次出院随访）术后患者恢复良好，继续抗结核治疗1年半，同时加强营养治疗。此后患者病情平稳。2023年2月行右半结肠切除加造口还纳术。术后病理：大肠黏膜急慢性炎，可见隐窝炎，未见隐窝脓肿，局灶黏膜糜烂，固有层腺体数目减少，淋巴结内可见多个上皮样肉芽肿，中央干酪样坏死，未见明确抗酸杆菌。术后加强营养支持，口服补充安素。造口还纳术后随访半年，患者恢复良好。

（二）MDT会诊意见

1. 病理科（张继新，北京大学第一医院）：典型肠结核病理表现为常存在典型的肉芽肿，伴有溃疡和广泛的纤维组织组织增生。肉芽肿可为干酪性、非干酪性、化脓性或纤维性。支持结核而不是支持克罗恩病的特征是：肉芽肿具有干酪样坏死且相互融合，肉芽肿偏大，直径一般＞400μm。确定诊断可通过切片染色或培养证实抗酸杆菌。克罗恩病的典型表现有：裂隙状溃疡，非干酪性结节病样肉芽肿，以及病变累及肠壁全层。结节病样肉芽肿常常出现在淋巴滤泡的中心。主要由上皮样细胞和多核巨细胞构成，通常没有坏死，或仅有局限于中心区域的小的坏死灶。肉芽肿可以出现在肠壁各层（包括浆膜）。

2. 影像科（刘婧，北京大学第一医院）：肠结核的肠壁受累通常表现为环周增厚，可节段分布，但多为短节段受累；克罗恩病的肠壁受累通常表现为偏心性增厚，以系膜侧为著；可节段分布，但多为长节段受累；另外增强扫描时克罗恩病的肠壁更易出现分层强化。肠结核和和克罗恩病在活动期都容易出现腹腔淋巴结肿大；通常克罗恩病的淋巴结肿大形态较为均匀，其密度及强化也比较均匀和明显；肠结核的淋巴结肿大可以出现因干酪样坏死呈现出中心不强化或低强化，而边缘的环形强化。在此病例中，最典型的特征便是周围肿大的淋巴结，呈环形强化，而中心由于干酪样坏死不强化。

3. 胃肠外科（姜勇，北京大学第一医院）：肠结核治疗主要以内科药物抗结核治疗为主，当出现外科并发症时需考虑手术治疗。肠结核手术治疗适应证如下：

（1）穿孔：①急性肠穿孔导致弥漫性腹膜炎者；②慢性穿透形成腹腔脓肿或肠外瘘者。

（2）梗阻：肠结核溃疡型病变伴肠管狭窄或是增生型病变导致肠梗阻者。

（3）出血：无法控制的肠道大出血者。

（4）诊断不明，不能除外癌变者。肠结核患者发病时间长，常伴有体质虚弱，故应充分重视围术期处理。除急诊情况外，术前术后均需积极抗结核治疗和全身支持治疗，待结核病变稳定，患者营养状况改善后再行手术治疗，以达到尽可能降低并发症发生率和手术死亡率的目的。

手术方式应根据并发症情况而定：①急性穿孔者可行病变所在肠段切除断端吻合术或腹腔引流术；②慢性穿透形成脓肿者宜行脓肿切开引流术或穿刺引流术，待瘘管形成后再行进一步处理；③肠梗阻者可行肠段局部切除肠吻合术；④病变广泛切除困难者，可行肠造口术。目的是避免肠内容物通过病变肠管，使得病灶处于完全静息状态，待病变控制后二期手术切除病变肠段。

三、病例讨论

本例患者青年女性，慢性腹痛，伴有低热、盗汗、结核接触史。肠镜提示末端回肠溃疡，病理提示肉芽肿性炎，可见凝固性坏死。PPD 阳性，T-spot.TB 阳性，ESR 升高明显大于 CRP。小肠 CTE 回盲部病变，多发淋巴结肿大，部分坏死。最后一次手术病理可见淋巴结内多个上皮样肉芽肿，中央干酪样坏死。以上这些临床特点汇聚在一起肠结核的可能性最大。另外，克罗恩病、白塞病、淋巴瘤等疾病是重要的鉴别诊断。

本例患者在治疗结核 3 个月时出现了病情变化，表现为肠穿孔、肠瘘形成、腹腔脓肿。

病情的突然变化对诊断及下一步治疗提出了挑战。青年女性，有银屑病病史，抗结核治疗中肠穿孔、肠瘘，是否存在克罗恩病可能。肠道结核感染和克罗恩病的鉴别诊断是临床常常遇到的难点，尤其是我国为结核病高发国家，两者误诊率可以达到50%～70%。两者缺乏特异性临床表现，临床症状、实验室检查、内镜表现、影像学检查和病理改变多有重合。肠结核诊断的金标准是培养/涂片发现抗酸杆菌或者组织病理学发现干酪样肉芽。但是临床达到金标准诊断的肠结核不足30%。临床工作中应该从临床表现、内镜、病理、实验室指标、病原微生物、影像及试验性抗结核多方面进行鉴别。

　　与影像科、病理科等进行多学科会诊显得十分必要。本例患者更多的临床证据支持肠结核的诊断。有结核病接触史，影像学肠系膜淋巴结存在中央坏死，较大者＞1cm，病理上虽然发现干酪样肉芽肿，肉芽肿偏大，更支持肠结核的诊断。

　　如何解释治疗过程中肠穿孔、肠瘘的出现是本例治疗中重要的环节。文献报道，结核和CD导致的穿孔率类似。抗结核治疗过程中可以出现肠道穿孔。文献中肠穿孔可以发生在抗结核治疗的2天到4个月。小肠和结肠部位穿孔均有报道，多发生于有免疫抑制（HIV、自身免疫病等）的患者。外科手术考虑患者当时营养状态差，且腹腔脓肿炎症明显，粘连严重，容易出血，强行剥离脓肿或者一期手术吻合容易导致穿孔、出血、感染播散风险。所以进行回肠造瘘术，减少肠内容物对结肠性溃疡刺激。术后继续抗结核治疗，并加强营养支持。抗结核满1年半后行造瘘口回纳术。术后病理发现干酪样肉芽肿。历经2年，最终确定诊断。

　　我国为结核病高发的国家，所有的IBD患者，在整个诊疗过程中均需保持对"结核病"的高度关注，随时寻找可能的结核病感染或复燃的证据。影像科、病理科、外科和检验科等多学科会诊非常重要，试验性抗结核的合理选择很重要。

四、病例点评

　　克罗恩病发病率在中国逐年升高，该病目前发病机制尚不明确，常反复发作，引起肠道狭窄、穿孔、瘘道等并发症，严重影响患者的生活质量，甚至危及生命。目前的主要治疗措施中生物制剂、免疫抑制剂、细胞毒药物使用越来越广泛。中国是结核高发国家，克罗恩病和结核病"如影随形"，如何鉴别，如何选择治疗一直是临床上的难题。肠结核内镜下的特点包括：＜4个肠道节段受累、回盲瓣持续开放、环形溃疡、瘢痕、假息肉、充血性结节。克罗恩病内镜下更容易观察到：纵形溃疡、阿弗他溃疡、铺路石样改变、跳跃性病变、肛门直肠病变。两者参考鉴别诊断如病例12表1所示。

病例 12 表 1　ITB 和 CD 鉴别诊断

	临床症状病史	内镜	病理	实验室	病原微生物	影像	试验性抗结核治疗
ITB	肺结核 腹水 盗汗	小于4个肠道节段受累 回盲瓣持续开放 环形溃疡 瘢痕、假息肉 充血性结节	干酪性肉芽肿； 大肉芽肿>400μm； 融合性肉芽肿； 一个节段活检组织大于5个肉芽肿； 肉芽肿位于黏膜下层或者肉芽组织中	TB-SPOT PPD试验	抗酸染色阳性 培养/涂片可见分枝杆菌	系膜淋巴结中央钙化/坏死 淋巴结沿右半结肠分布、大于1cm 局灶回盲病变（向心性增厚） 肺结核	有效
CD	肛周病变 便血 慢性腹泻 肠外表现	纵形溃疡 阿弗他溃疡 铺路石样改变 跳跃性病变 肛门直肠病变	小肉芽肿 <200μm 结构紊乱 直乙更容易出现 远离黏膜层			节段性小肠、左半结肠受累 肠壁分层强化 肠壁不对称 尺梳征 纤维脂肪增生 盲肠周围均一小淋巴结	

试验性抗结核治疗的效果判定需要观察较长时间才能做出，一般 8-12 周为宜。同时也需要注意正确的判定抗结核治疗效果。韩国一项研究发现，纳入 2760 例 CD，772 例肠道结核（ITB）患者，18% 的 CD 患者对于抗结核治疗起初是有效的，10.8% 的 ITB 患者误诊为 CD（其中 48.2% 的患者可以通过试验性抗结核纠正诊断），故亚太地区 IBD 诊疗共识意见中对于无法分辨的 CD 和 ITB，只有对于抗结核治疗无效，并且随后对于 CD 的特异性治疗有效者才能做出 CD 的诊断。

患者抗结核治疗过程中出现肠穿孔、肠瘘，可能的机制包括，①疾病本身：腹膜增厚、粘连，溃疡愈合不良，近端肠道扩张和穿孔，多发生于治疗早期；②治疗相关：大部分患者在穿孔之前对抗结核治疗都表现出良好的反应。抗结核过程诱发并强化宿主超敏反应，抗结核药物杀死分枝杆菌，分枝杆菌释放的代谢产物或者免疫复合物使局部组织产生强烈的免疫反应（肠穿孔、淋巴结增大等），在 HIV 阳性患者中更明显，文献报道 11.1% HIV 阴性患者也可以发生上述情况。有研究发现"反常现象"在抗结核后平均 60 天出现（14 ～ 270d），在反常现象过程中，淋巴结数目增加很常见，结核皮肤反应增强。抗结核中联合使用激素可能有利于降低伴发的毒性反应。肠结核穿孔的死亡率较高，文献报告不一，从 25% ～ 100%，可使结核病的死亡率增加 30%。危险因素包括手术不及时、多发穿孔、吻合口瘘、激素治疗。选择合适的手术加继续足疗程抗结核至关重要。英国一项回顾性研究表明，6.6% 患者抗结核后发生了肠穿孔（6/91）。其中 2 例无法行端 – 端吻合（腹腔内渗漏风险高），采取腹腔镜造瘘，6 个月后还纳。

肠结核和炎症性肠病很难鉴别，包括影像、病理多学科深度参与对于疾病的鉴别诊断非常重要。这类患者出现需要外科干预的情况时，需要内外科医生共同制订诊疗方案。在整个过程中营养支持治疗非常重要。在诊断不能明确时，试验性抗结核治疗是一个更"安全"的选择，密切随访，边治边修正诊断同样重要。

（病例提供：田玉玲　北京大学第一医院）

参考文献

[1]Kedia S，Das P，Madhusudhan KS，et al.Differentiating Crohn's disease from intestinal tuberculosis.World J Gastroenterol，2019，25（4）：418-432．doi：10.3748/wjg.v25.i4.418．PMID：30700939；PMCID：PMC6350172．

[2]Kentley J，Ooi JL，Potter J，et al.Intestinal tuberculosis：a diagnostic challenge.Trop Med Int Health，2017，22（8）：994-999．doi：10.1111/tmi.12908．Epub 2017 Jul 5．PMID：28609809．

[3]Wei JP，Wu XY，Gao SY，et al.Misdiagnosis and Mistherapy of Crohn's Disease as Intestinal Tuberculosis：Case Report and Literature Review.Medicine（Baltimore），2016，95（1）：e2436．doi：10.1097/MD.0000000000002436．PMID：26735549；PMCID：PMC4706269．

[4]Ma JY，Tong JL，Ran ZH.Intestinal tuberculosis and Crohn's disease：challenging differential diagnosis.J Dig Dis，2016，17（3）：155-161．doi：10.1111/1751-2980.12324．PMID：26854750．

[5]Limsrivilai J，Shreiner AB，Pongpaibul A，et al.Meta-Analytic Bayesian Model For Differentiating Intestinal Tuberculosis from Crohn's Disease.Am J Gastroenterol，2017，112（3）：415-427．doi：10.1038/ajg.2016.529．Epub 2017 Jan 3．PMID：28045023；PMCID：PMC5551982．

病例 13　溃疡性结肠炎或肠淋巴瘤——慢性活动性 EBV 感染

一、病历摘要

患者男性，28岁，主因"间断腹泻、发热8个月余，眼部肿胀、皮疹1个月"于

2013 年 1 月 22 日入院。

现病史：患者 8 个月余前（2012 年 5 月）受凉、劳累后出现腹泻，初为黄色不成形便 3 ~ 4 次 / 天，不伴黏液血便，伴右下腹阵发性绞痛，排便后可缓解。伴发热，午后为著，体温 37.5 ~ 39℃，偶有畏寒、寒战。外院退热、抗生素治疗（具体不详）后体温恢复正常，仍有腹痛、腹泻，大便次数逐渐增加至 6 ~ 7 次 / 天，为绿色稀水样便，无黏液，不伴发热，期间曾间断排鲜血便 2 次，有血凝块，每次量 100 ~ 200ml。外院查结肠镜示：溃疡性结肠炎（未见报告）。予口服美沙拉秦缓释片（颇得斯安）1g tid 1 周后，加用激素静脉滴注 5 天（具体不详），腹痛好转，大便 1 ~ 2 次 / 天，为黄色不成形便。出院后继续口服颇得斯安 1g tid，排黄色成形便，1 次 / 天。

7 个月前（2012 年 6 月）无明显诱因再次出现腹泻，6 ~ 7 次 / 天，为鲜血便，可见血凝块，便前伴腹痛，便后缓解。伴有发热，Tmax 38.8℃，偶有畏寒、寒战。无尿频、尿急、尿痛、咳嗽、咽痛、流涕等不适。外院继续予美沙拉秦（颇得斯安）1g tid，并予静脉滴注激素 5 天（具体不详），后改为口服醋酸泼尼松 30mg qd（1 周），20mg qd（1 周），10mg qd（1 周），大便 3 ~ 4 次 / 天，为黄色软便，体温正常。激素减量为 5mg qd 的第二日，患者再次出现鲜血便 3 次。就诊于我院门诊，查便常规示：红细胞 8 ~ 10/HP，白细胞 60 ~ 80/HP，潜血阳性，血常规示：WBC 4.5×10⁹/L，Hb 131g/L，PLT 231×10⁹/L，NE 71.9%；生化示：ALT 116U/L，AST 89U/L，ALB 35.9g/L，K 3.2mmol/L。于我院急诊予静脉营养、补钾治疗后好转。

6 个月（2012 年 7 月）前患者再次无诱因出现发热，体温最高 39.1℃，伴畏寒、寒战，大便仍 3 ~ 4 次 / 天，为黄色软便，先后予静脉利复星、头孢曲松钠（罗氏芬）抗感染治疗，并予退热及整肠生、蒙脱石散止泻治疗。患者体温恢复正常，但出现大便次数增多，10 余次 / 天，为血水样便，无黏液便，餐后明显。

2012 年 7 月 31 日至 8 月 17 日第 1 次入住我科，查便常规示 WBC 30 ~ 40/HP，RBC 5 ~ 10/HP。ESR 21mm/h，CRP 74mm/h。PCT 0.12ng/ml。免疫球蛋白和补体正常范围内。便球杆比：肠道菌群明显减少，仅找见少量革兰阳性球菌。便中未找见弓形虫、真菌。CMV-IgG 7.2U/ml、EBV-IgG 175U/ml、HSV-IgG 27.9 index。CD4⁺ T 淋巴细胞 267.65 个 /μl。便找寄生虫未见虫卵。便培养阴性。T-spot.TB 阴性。ANA 及抗 ENA 谱阴性。ANCA 阴性。Alb 98U/L，AST 49U/L，ALB 30g/L，ALP、GGT、胆红素（BIL）正常范围，心肌酶正常。行结肠镜检查（2012 年 8 月 1 日，病例 13 图 1）示：全结肠大小不等、多发、深浅不一、有火山口样改变的溃疡病变，黏膜之间似有正常黏膜，可见黏膜自发出血及血疱。病理：（回盲部）送检大肠黏膜腺体减少，代之以大量炎性坏死及纤维素性渗出，并见较多淋巴细胞弥漫性浸润。（乙状）大肠黏膜急慢性炎，伴隐窝炎及隐窝脓肿，部分上皮缺失，代之以炎性肉芽组织，局部腺体一致性增生改变，并部分腺上皮轻度非典型改变。腹部增强 CT：直肠、乙状结肠及降结肠结肠袋减少，黏膜增厚，强化明显，肌层轻度水肿，浆膜光滑，肠周小血管增多。各组小肠形态、位置未见明显异常，管壁无增厚。予琥珀酸氢化可的松 200mg qd 静脉输注 7 天，患者体温降至正常，腹痛症状好转，排黄色成形便 1 ～ 2 次 / 天。复查 Alb 28.8g/L，CRP 36.50mg/L，ESR 21mm/h，肝功能正常。后改为泼尼松 50mg qd 口服，遂出院。

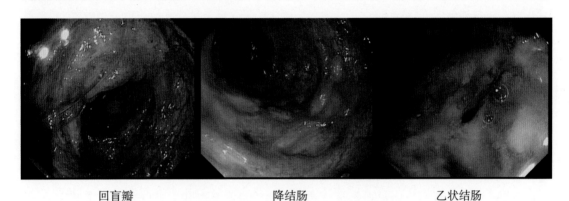

| 回盲瓣 | 降结肠 | 乙状结肠 |

病例 13 图 1　2012 年 8 月 1 日结肠镜

3 个月余前（2012 年 10 月初）再次出现晨起发热，体温最高 38℃，午后可自行降至正常，排黄色成形便 3 ～ 4 次 / 天，偶有稀便。未调整治疗方案，症状持续 1 周左右恢复如前。就诊于我院门诊，查血常规正常、转氨酶升高。将泼尼松减量至 45mg qd，并加用水飞蓟宾甲胺片 200mg tid、天晴甘平 100mg tid 保肝治疗。1 周后（2012 年 10 月中旬）将泼尼松减量至 40mg qd 治疗。

2012 年 11 月 1 日至 11 月 20 日为复查第 2 次入我科。查 ESR 3mm/h，CRP 8.16mg/L。便常规：黄色软便，OB 阴性。便球杆比：肠道菌群大致正常。ALT 249U/L，AST 62U/L，TP 58.1g/L，Alb 31.5g/L，ALP 79U/L，GGT 150U/L。TBA 6μmol/L。BIL 正常范围。乙肝五项阴性。Anti-HCV 阴性。Anti-HAV-IgM 阴性。Anti-HEV-IgM 阴性。CMV-IgG ＞ 22U/ml，EBV-IgG 198U/ml。自身免疫性肝炎抗体阴性。腹部 B 超：胆囊多发结石，肝右叶钙化灶。结肠镜检查（2012 年 11 月 5 日，病例 13 图 2）：全结肠黏膜粗糙，血管网增多紊乱，可见瘢痕形成。直乙结肠可见数个 0.2 ～ 0.3cm 大小浅溃疡；回盲部及回盲瓣黏膜充血、糜烂。无明显自发出血及接触性出血。病理，回盲：大肠黏膜轻度慢性炎伴局灶急性炎及隐窝炎，腺体排列尚规则。乙状结肠：大肠黏膜轻 - 中度慢性炎，隐窝上皮增生，排列稍欠规则。将泼尼松改为泼尼松龙。继续保肝治疗。逐渐将泼尼松龙规律减量（每周减 5mg）。

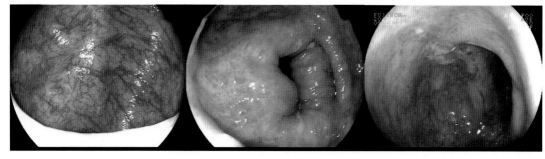

肝曲 　　　　　　　 回盲瓣 　　　　　　　 乙状结肠

病例 13 图 2　2012 年 11 月 5 日结肠镜

1 个月余前（2012 年 12 月）激素减量过程中（泼尼松龙 20mg qd×2 周后减为泼尼松龙 18.75mg qd 时），患者出现眼部肿胀，为眼球、眼睑红肿胀痛，结膜红肿、畏光流泪、复视、视力下降，同时四肢、颈部、前胸多发皮疹，为淡红色水疱，破溃后流脓，同时伴右上臂肌肉肿胀疼痛。就诊于我院皮肤科门诊行皮肤病理检查示（2013 年 1 月 8 日）：表皮内少许坏死角质形成细胞，明显的界面改变，真皮浅层淋巴细胞苔藓样及灶状浸润，部分细胞核大、不规则，未见血管炎。病理科会诊提示：皮肤 T 淋巴细胞异常增生浸润，表达细胞毒性 T 细胞免疫表型，病变不除外为肿瘤性。嘱患者复查皮肤病理确诊，患者未行复查。外院行眼部 CT 示：双侧眼球突出伴双侧眼睑肿胀，右眼内直肌及左眼外直肌增粗。眼部 B 超示：双眼玻璃体混浊，右眼 Tenon 囊积液，左眼球后占位性病变性质不确定。1 周前（2013 年 1 月 15 日）患者开始发热，体温最高 38.5℃，无畏寒、寒战。为进一步诊治第 3 次入院。

患者近 1 个月来精神、食欲、睡眠差，大便同前所述，小便如常，体重 60kg，近期无明显变化。

既往史： 患者近 2 年来间断出现进食后剑突下疼痛，曾查胃镜示慢性胃炎，予 PPI 等药物治疗后可好转。否认高血压、糖尿病、冠心病、肾病病史，否认肝炎、结核等传染病史及接触史。10 余年前行阑尾切除术。5 年前行右侧腹股沟斜疝修补术。否认重大外伤及其他手术史。6 个月前曾共输血浆 1200ml。否认药物、食物过敏史。

个人史： 生于河北，久居当地。从事汽车修理工作，接触汽油等 10 余年。吸烟 10 余年，7～8 支 / 天，偶尔少量饮酒 10 余年。婚育史、家族史无特殊。

初步诊断： 炎症性肠病？皮肤血液系统肿瘤？肝损害，多发肌炎。

体格检查： 体温 38.2℃，脉搏 120 次 / 分，呼吸 14 次 / 分，血压 95/60mmHg。全身未及浅表淋巴结肿大。神清，满月脸，眼球突出，结膜充血水肿，眼球活动度差，四肢多发红色疱疹，可见结痂、色素沉着。右上臂肌肉肿胀，压痛阳性，四肢肌力正常。心肺查体无明显异常。腹平软，无压痛及反跳痛，肝脾肋下未及，肠鸣音 3 次 / 分。双下肢不肿。

辅助检查：血常规 WBC 4.75×10^9/L，Hb 139g/L，PLT 155×10^9/L，NE 81%。尿常规 蛋白质 +，RBC 150 ~ 180/HP，WBC 0 ~ 2/HP。24 小时尿蛋白定量 0.62g（2800ml）。尿红细胞位相提示 90% 为正常形态红细胞。便常规 + 双法便潜血（ - ）。生化 ALT 103U/L，AST 173U/L，TP 51.4 g/L，Alb 31.0g/L，TBIL 33.3μmol/L，IBIL 27.80μmol/L，Cr 75.90μmol/L，BUN 4.29mmol/L，sCRP 33.25mg/L，Ca^{2+} 2.13mmol/L，P^{3-} 1.22mmol/L，Mg^{2+} 0.85mmol/L，K^+ 3.50mmol/L，Na^+ 135.3mmol/L，Cl^- 97.6mmol/L，碳酸氢根 27.60mmol/L，TG 2.30mmol/L，TCHO 3.65mmol/L，HDL–C 0.51mmol/L，LDL–C 2.34mmol/L。凝血 PT 13.60 秒，PTA 66%，APTT 34.4 秒，FIB–C 1.90g/L，D–Dimer 2.32mg/L，FDP 16.2mg/L。ESR 4mm/h。甲状腺功能 大致正常。

免疫相关指标。ASO：76.00U/ml，RF < 20.00U/ml，CRP 45.00mg/L。IgG 10.00g/L，IgA 2.11g/L，IgM 0.91g/L，C3 0.85g/L，C4 0.20g/L，轻链 kap 740.00mg/dl，轻链 lam 537.00mg/dl。自身抗体谱：抗 SSA 抗体（ + ），余无异常。ANCA（ - ）。

感染相关指标：PCT < 0.1ng/ml。结核抗体、T–spot.TB 阴性。血培养（ - ）。感筛（ - ）。CMV–DNA < 500copies/ml，EBV–DNA 2.11×10^4copies/ml。

血液系统相关指标。淋巴细胞亚群检测，总 T 淋巴细胞：85.59（%），总 B 淋巴细胞：5.51（%），T 辅助 / 调节淋巴细胞：40.66（%），T 抑制 / 细胞毒淋巴细胞：44.83（%），总 NK 淋巴细胞 8.31（%），T 淋巴细胞 H/S 比值 0.91，淋巴细胞总数 99.41（%），T 淋巴细胞计数，总 T 淋巴细胞：603.59（个 /μl），T 辅助 / 调节淋巴细胞百分比：47.10（%），T 辅助 / 调节淋巴细胞绝对值 284.29（个 /μl），T 抑制 / 细胞毒淋巴细胞百分比 51.93（%），T 抑制 / 细胞毒淋巴细胞绝对值 313.47（个 /μl），CD4/CD8 比值 0.91。血尿免疫固定电泳未见单克隆区带。尿 Alb 34.02μg/ml，血 $β_2$MG 4.79μg/ml，尿 $β_2$MG 4.44μg/ml。骨穿：骨髓增生活跃 – 明显活跃，M/E = 2.72/L；粒系占 64%，各阶段粒细胞比例、形态大致正常；红系占 23.5%，有核红细胞形态大致正常，成熟红细胞大小不等；淋巴细胞 6%（成熟型），单核细胞 1.5%；全片可见巨核细胞 57 个，血小板易见；全片易见嗜血细胞。骨髓象：粒红比例正常，巨核细胞多，可见嗜血细胞。骨髓活检（2013 年 1 月 28 日）骨髓增生略低下，三系可见，粒红比例尚正常，幼稚粒细胞比例增多，巨核细胞 3 ~ 6/HPF，间质内散在少许小淋巴细胞浸润（CD20+，CD3+），其中部分表达 NK 细胞标记（CD56+，TIA1+，GranzymeB+），不除外淋巴瘤累及骨髓。

皮肤活检病理。①皮肤科病理室回报：真皮中层及脂肪小叶结节及片状致密的异型淋巴样细胞，伴亲血管性，结合临床考虑 NK/T 细胞淋巴瘤；②病理科回报：（右大腿伸侧）皮肤组织，真皮内成片、皮下组织内弥漫性中 – 大型异型淋巴细胞增生、浸润，核卵圆或不规则，核仁较明显，胞质中等，伴小灶凝固性坏死。易见细胞凋亡及核分裂象。局部侵犯表皮，并可见血管壁侵犯。IHC：CD56 +++，CD3 ++，CD20 -，TIA1 +++，Granzyme B +++，CD4-，CD8-，ETS1 ++，T-bet +++，CD123 -，Ki67 90%。PCR：基因重排 TCR γ 阴性，IgH 阴性（Fr2a-，Fr3a-），ISH：EBV（EBER1）阳性。综上所述，结外 NK/T 细胞淋巴瘤。

肌炎相关检查。①心肌：入院后患者心率持续增快 100 ～ 150bpm，监测心肌酶升高（病例 13 表 1）。心电图：窦性心动过速，HR 100 ～ 150bpm。V_3 ～ V_6 导联压低 0.05 ～ 0.1mV。UCG（2013 年 1 月 23 日）超声心动：左心室壁增厚，射血分数 55%，少量心包积液。UCG（2013 年 1 月 29 日）：左室壁增厚，左室射血分数减低，为 38%。左房饱满，二尖瓣轻 - 中度反流，三尖瓣轻度反流，少量心包积液，肺动脉收缩压轻度升高，为 36mmHg；②肢带肌：右上臂肌肉出现肿胀疼痛，超声提示右上臂肌肉炎性水肿；③眼肌，眼科会诊及检查：右眼压 13mmHg，左眼压 30mmHg（双眼压升高），晶体透明眼底 C/D 0.4，黄斑（-），右眼视盘可见动脉搏动。眶 CT：提示眼肌肥厚，考虑眶筋膜炎，非霍奇金综合征？眶部 MRI：双侧眼眶周围软组织及球后水肿，并双侧眼外肌改变，考虑眼肌炎性病变可能大。

病例 13 表 1　心脏相关指标变化

日期	LDH（IU/L）	HBDH（IU/L）	CK（IU/L）	CK-MB（ng/ml）	cTnI（ng/ml）	Mb（ng/ml）	BNP（pg/ml）
2013-01-22	1071	767	2354	37.3		651.30	
2013-01-23	1038	743	1986	31.8	5.28		
2013-01-24	1057	902	1773	15.3	6.71		66.75
2013-01-25	1040	808	1658	49.9	2.20		
2013-01-26	937	846	1262	49.5	4.39		
2013-01-27	1354	971	772	20.4	7.46		146.48
2013-01-28	949	855	966	46.4	4.07		150.90
2013-01-30	1302	965	901	39.7	7.04	354.80	
2013-01-31	1266	1128	2305	74.2	11.21	1080.60	243.76

二、诊疗过程

（一）入院后诊疗

入院后继续予低渣饮食，整肠生及培菲康调节菌群。入院后予物理降温、地塞米松间断退热可降至正常，但不能维持。后将泼尼松龙加至 40mg qd。

患者四肢多发皮疹，躯干少见，且新旧皮疹共存（病例13图3）。皮肤科会诊考虑与EBV感染相关，皮肤活检送病理，考虑结外NK/T淋巴瘤。

患者表现为心肌、肢带肌、眼肌等多处肌炎表现。①心肌方面：入院后患者心率持续增快100～150bpm，心肌酶、BNP升高。2次UCG提示心功能不全进行性加重。予控制体温，卧床休息，并予极化液、辅酶Q_{10}、门冬氨酸钾镁片（潘南金）对症；②肢带肌：右上臂肌肉出现肿胀疼痛，嘱患者少活动；③眼肌方面：双眼肌肿胀逐渐加重（病例13图4），视力呈下降趋势，考虑眼肌炎性病变可能大。规律每日予卡波姆滴眼液（唯地息）、迪可罗眼膏、盐酸卡替洛尔滴眼液（美开朗）外用，纱布覆盖双眼。

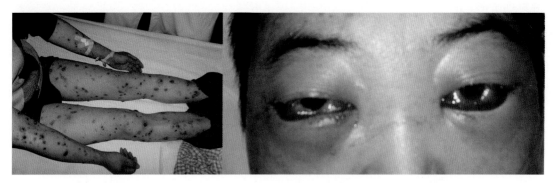

病例13图3　皮疹　　　　　　　　　　　　　　病例13图4　眼部表现

患者逐渐出现咳嗽、咳痰，偶带血丝，查床旁胸片可见右侧肋膈角变钝，考虑右侧胸水。血气分析示：pH 7.520，pCO_2 28.6mmHg，pO_2 71.1mmHg，HCO_3^- 25.6mmol/L。予加用舒普深抗感染。患者监测肝功能异常，予静脉保肝治疗。监测凝血曾间断有PT延长，D-Dimer升高，予间断输血浆支持。

患者尿后滴血，监测尿常规红细胞多，但因心功能差未能行泌尿科进一步检查。

患者多脏器功能衰竭，心功能不全进行性加重，丧失化疗机会，于2013年2月2日死于心力衰竭。

患者最终诊断：结外NK/T淋巴瘤；慢性活动性EB病毒感染，噬血细胞综合征。

（二）MDT诊疗（MDT会诊意见）

1. 血液科（岑溪南，北京大学第一医院）：本例患者起病时腹泻、腹痛、血便等消化道症状对肠道淋巴瘤诊断不具有特异性，早期诊断有难度。本例是炎症性肠病与结外NK/T淋巴瘤"共病"还是用一个病解释？肠道多次活检没能找到淋巴瘤依据，在常规治疗过程效果不佳时，尤其是肠镜下见到深大溃疡周边黏膜隆起，大量出血等情况时要考虑到肠道淋巴瘤的诊断，与病理科充分沟通，发挥MDT的作用，才能提高早期诊断的正确性。结外NK/T淋巴瘤中约80%为鼻腔受累，预后相对良好，故以往诊断后缀"鼻型"；肠道、皮肤、中枢神经系统等受累约占 20%，这类患者预后差。本例患者最后出现 EBV 相关的噬血细胞综合征，病情凶险，进展迅速，多器官功能衰竭，失去继续治疗机会导致死亡。

2. 感染疾病科（徐京杭，北京大学第一医院）：EBV 感染与多种疾病相关，既有肿瘤性疾病（如淋巴瘤、鼻咽癌），也有非肿瘤性疾病（如传染性单核细胞增多症、慢性活动性 EBV 感染、EBV 相关噬血细胞综合征）。初次 EBV 感染多为亚临床感染，有症状者表现为传染性单核细胞增多症，其临床特征包括发热、咽峡炎、浅表淋巴结肿大、外周血淋巴细胞增多及出现异型淋巴细胞、肝脾大、肝损害等，常以 EBV VCA-IgM 阳性作为确诊依据，免疫功能正常者病情多自愈，以对症支持治疗为主。免疫功能异常时潜伏于淋巴细胞的 EBV 复制活跃，促进淋巴细胞增殖并浸润实质脏器、炎症因子释放，严重时炎症因子风暴产生，临床上表现为慢性活动性 EBV 感染、EBV 相关噬血细胞综合征等。本例患者属于后者的情况，此时治疗以免疫抑制、化疗为主，重症者需要干细胞移植。

3. 心血管内科（马为，北京大学第一医院）：该患者入院后首次超声心动图（2013 年 1 月 23 日）表现为左室壁增厚，少量心包积液，左室射血分数正常低限。伴随 cTnI 轻度增高，心电图提示 ST-T 改变伴随窦性心动过速。再次复查超声心动图（2013 年 1 月 29 日）时，左室射血分数进一步降低，伴随 cTnI 进一步增高以及 BNP 的增高，符合心肌受累疾病伴心脏收缩功能降低。左室壁增厚通常见于高血压、主动脉瓣狭窄等导致后负荷增加的疾病，也可见于原发性心肌病，如肥厚型心肌病以及系统性疾病累及心肌，如淀粉样变等。心肌炎症性病变也可以表现为心肌肥厚，该患者同时合并肌酶的升高，因此不能除外心肌炎，或者淋巴瘤心脏受累。如果能够进一步行心脏 MRI，甚至心肌活检会更为明确。心脏淋巴瘤（cardiac lymphoma）分为原发性与继发性。其中继发性心脏淋巴瘤相对常见，而原发性心脏淋巴瘤（primary cardiac lymphoma，PCL）指仅累及心脏或心包的淋巴瘤，非常少见。可表现为心力衰竭和心律失常等，心肌肥厚也是心脏淋巴瘤的表现之一，还可表现为房间隔、心脏瓣膜等部位的增厚。另外，可表现为心脏占位、心包积液、心肌缺血等。既往也有文献报道结外 NK/T 淋巴瘤侵犯心脏表现为心力衰竭和顽固性恶性心律失常导致死亡的病例报道。

4. 皮肤性病科（汪旸，北京大学第一医院）：结外 NK/T 细胞淋巴瘤（ENKTL），是原发于淋巴结外的一种非霍奇金淋巴瘤（NHL），在我国 NHL 患者中约占 9%，其原发部位多见于上呼吸道，以鼻腔最为常见。结外器官常见受累部位为皮肤，其次为肝、脾、胃肠道及肺部。肠道 ENKTL 虽然罕见，但也是不可忽视的结外 NKT 细胞淋巴瘤可能的受累部位。此例患者此次发病首先出现发热及胃肠道症状，7 个月后出现全身泛发的皮疹，需要考虑原发性肠道 ENKTL 累及皮肤。原发肠道 ENKTL 更为罕见，患者多以消化道症状首发，再出现其他各个器官系统的表现。患者皮疹表现为全身泛发的丘疹、结节，伴坏死、溃疡，而不是由单发或局限的结节溃疡起病，也符合继发皮肤 NK/T 淋巴瘤的典型表现。因此，此例患者的临床过程应首先考虑原发性肠道 ENKTL 累及皮肤。这是一例非常罕见的病例，值得学习。

三、病例讨论

患者青年男性，慢性病程反复加重，以腹泻、血便、发热为主要表现，伴里急后重，初起具有"腹痛 – 排便 – 便后腹痛缓解"的特点。肠镜提示全结肠溃疡，黏膜自发出血。病理示大肠黏膜急慢性炎，伴隐窝炎及隐窝脓肿。曾先后应用氨基水杨酸制剂及糖皮质激素后症状可改善。

首次入院时，曾完善相关检查鉴别以下疾病，①急性感染性肠炎：患者间断发热。完善 PCT < 0.1ng/ml，感筛（ – ），血培养（ – ）。便找寄生虫，未见虫卵。便中未找见弓形虫、真菌。便培养阴性。考虑不支持感染；②肠结核：结核抗体、T spot.TB 阴性。肠镜未见典型肠结核表现。考虑不支持结核感染；③系统性红斑狼疮、血管炎等自身免疫性疾病：完善自身抗体谱，抗 SSA 抗体（ + ），余无异常。ANCA（ – ）。不支持此项诊断；④肠道淋巴瘤：初次入院时 LDH 不高，病理无淋巴瘤表现。考虑当时无淋巴瘤证据。故在首次入院时，考虑诊断为炎症性肠病可能大，因不符合典型的溃疡性结肠炎或克罗恩病表现，暂诊断为炎症性肠病未定型，给予激素治疗后患者症状好转。

第 2 次入院时，患者评估肠道病变情况，结合实验室检查及肠镜，患者肠道病变好转，激素治疗有效，支持炎症性肠病的诊断。但出现了肝功能异常，分析原因如下，①感染：乙肝五项阴性。Anti–HCV 阴性。Anti–HAV–IgM 阴性。Anti–HEV–IgM 阴性。CMV–IgG > 22U/ml，EBV– 抗 VCA–IgG 198U/ml。腹 B 超：胆囊多发结石，肝右叶钙化灶。考虑无明确感染证据；②药物：患者药物使用较多，故停用艾司奥美拉唑镁肠溶片（耐信），将泼尼松改为泼尼松龙，逐渐减量。应用保肝药物后，转氨酶逐渐下降；③免疫性肝炎：患者自身免疫性肝炎抗体阴性，炎症性肠病与免疫系统异常有关，不能完全排除肝脏损伤有免疫因素参与。

第 3 次入院时，患者在激素减量过程中出现高热，入院后体温 39 ~ 40℃。伴有眼部肿胀、皮疹、肌肉肿痛、血尿等新发表现。鉴别以下原因，①炎症性肠病复发及肠外表现：文献报道，IBD 可出现肌炎、眼炎等肠外表现。但入院后患者大便平均 1 天 2 次，为黄色不成形便，便常规（ – ），肠道病变未见复发征象，考虑肠外表现不能用炎症性肠病复发解释；②合并自身免疫性疾病：ASO 76.00U/mL，RF < 20.00U/mL，CRP 45.00mg/L。Ig、补体正常范围内。自身抗体谱：抗 SSA 抗体（ + ），余无异常。ANCA（ – ）。没有其他自身免疫性疾病的证据；③感染：完善 PCT < 0.1ng/ml；结核抗体、T–spot.TB 阴性。血

培养（-）。感筛（-）。T辅助/调节淋巴细胞绝对值：284.29（个/μl）。CMV-DNA < 500copies/ml，EBV-DNA 2.11×10^4copies/ml，存在 EBV 感染。结合患者既往即有 EBV-IgG 阳性，故非初次感染。此时结合患者存在发热、肝功能异常、皮疹、腹泻等表现，应考虑慢性活动性 EBV 感染（CAEBV）；④淋巴瘤：患者存在 EBV 感染，同时出现新发皮疹表现，院外皮疹病理科会诊提示：皮肤 T 淋巴细胞异常增生浸润，表达细胞毒性 T 细胞免疫表型，病变不除外为肿瘤性。应考虑淋巴瘤等血液系统肿瘤。入院后完善血尿免疫固定电泳未见单克隆区带。血尿 β_2 微球蛋白升高。皮疹病理考虑：结外 NK/T 细胞淋巴瘤 鼻型。骨穿及骨髓活检不除外淋巴瘤累及骨髓。

四、病例点评

大约 95% 的中国成年人感染过 EBV。慢性活动性 EBV 感染（chronic active EBV infection，CAEBV）是一种罕见疾病。2016 年世界卫生组织淋巴瘤分类中将其列为淋巴增生性疾病的一种顽固性疾病。其定义为：系统性 EBV 阳性多克隆、寡克隆或（通常）单克隆淋巴细胞增生性疾病，以发热、持续性肝炎、肝脾肿大和淋巴结病为特征，根据宿主免疫反应和 EBV 病毒载量表现出不同程度的临床严重程度。如果不及时治疗，患者往往会出现肝衰竭、噬血细胞性淋巴组织细胞增多症、冠状动脉瘤、多器官衰竭或难治性 T 细胞淋巴瘤等。本病病程隐匿或急性发作，一旦发生器官功能衰竭，尤其是肝衰竭，难以治疗。目前，造血干细胞移植是唯一的治疗方法，在病情发展到不可逆转的阶段之前做出正确的诊断并开始移植至关重要，而且预后差。

CAEBV 诊断标准包括：

1. 持续或反复发作的传染性单核细胞增多症样症状和体征　下述症状持续 3 个月以上方可诊断 CAEBV，包括发烧、持续性肝功能损害、多发性淋巴结病、肝脾大、全血细胞减少、视网膜炎、间质性肺炎、牛痘样水疱及蚊虫过敏等。

2. EBV 病感染及引起组织病理损害的证据　下述标准 ≥ 1 条即可诊断 CAEBV：①血清 EBV 抗体滴度异常增高，包括抗 VCA-IgG ≥ 1：640 或抗 EA-IgG ≥ 1：160，VCA/EA-IgA 阳性；②在感染的组织或外周血中检测出 EBER-l 阳性细胞；③外周血 PBMC 中 EBV-DNA 水平高于 10copies/μg DNA；④受累组织中 EBV-EBER$_s$ 原位杂交或 EBV-LMP1 免疫组化染色阳性；⑤Southern 杂交在组织或外周血中检测出 EBV-DNA。

3. 排除目前已知疾病所致的上述临床表现。

本患者肠道表现和淋巴瘤的关系存在如下可能性：①原有肠道病变即为 EBV 感染或淋巴瘤累及肠道的表现，病程中反复肝功能异常、反复的发热与肠道症状不匹配，可能提示早期即存在慢性活动性 EBV 感染，逐步发展成淋巴瘤。患者肠道病变非典型的溃疡性结肠炎、克罗恩病特点，使用激素及艾迪莎治疗病情反复，存在此诊断可能。但此例患者病程中反复行病理检查未见异常淋巴细胞，未能确诊肠道淋巴瘤。可能原因是淋巴瘤病变主要位于黏膜下，活检部位较浅，未取到肿瘤组织；②原有肠道疾病为炎症性肠病，合并淋巴瘤。

有文献报道 IBD 病人患淋巴瘤风险增加，可能的机制总结为以下几点，① IBD 本身的慢性炎症状态：在治疗开始前，克罗恩病患者外周血淋巴细胞染色体异常较常人显著增加，而这种染色体的不稳定状态可能是与慢性炎症相关的。炎症反应中炎症介质（如 IFN-γ，TNF-α 等）增多，氧化应激损伤 DNA，最终导致恶性肿瘤；② IBD 本身的免疫功能紊乱：多种自身免疫性疾病（如干燥综合征、类风湿关节炎、系统性红斑狼疮等）发生淋巴瘤的风险都有增加，具体机制尚不十分明确，但这类患者都存在一定的免疫功能紊乱；③ IBD 病人免疫力低下，易合并 EBV 感染：IBD 病人多肠道状态差，营养不佳，同时应用激素、免疫抑制剂等药物，导致免疫力低下，易出现 EBV 毒感染，而淋巴瘤有相当部分是和 EBV 感染相关的。此例患者即可能存在这种情况；④ IBD 治疗药物如免疫抑制剂、生物制剂引起的免疫失调。使用硫唑嘌呤或 6- 巯基嘌呤治疗的 IBD 患者发展为淋巴增殖性疾病的风险增加了 5.28 倍。该例患者因肝功能异常未加用免疫抑制剂，不存在这方面因素。

总结，从本例患者的诊治中，对确诊或高度怀疑炎症性肠病的病人都要加强随访，尤其是内镜随访。对于不典型的不能除外淋巴瘤的肠道病变，应考虑深挖活检，反复多次活检。对确诊炎症性肠病的患者尤其长期使用免疫调节剂，再发或症状加重，要及时除外淋巴瘤的可能。加强多学科医师反复沟通，有助于及时发现隐匿病变。

（病例提供：许　颖　北京大学第一医院）

参考文献

[1]Swerdlow SH，Campo E，Pileri SA，et al.The 2016 revision of the World Health Organization classification of lymphoid neoplasms.Blood，2016，127（20）：2375-2390.

[2]Imashuku S，Morimoto A，Ishii E.Virus-triggered secondary hemophagocytic lymphohistiocytosis.Acta Paediatr，2021，110（10）：2729-2736.

[3]Fujiwara S，Nakamura H.Chronic Active Epstein-Barr Virus Infection：Is It Immunodeficiency，Malignancy，or Both？ Cancers（Basel），2020，12（11）：3202.

[4] 中华医学会儿科分会感染学组，全国儿童 EB 病毒感染协作组 . 儿童非肿瘤性 EBV 感染相关主要疾病的诊断和治疗原则建议 . 中华儿科杂志，2016，54（8）：563-568.

[5] 王智峰，周艳华，刘玉兰. 炎症性肠病合并血液系统肿瘤. 胃肠病学，2010，15（10）：583-586.

病例 14　溃疡性结肠炎或肠道感染——合并 IgA 缺乏症

一、病历摘要

患者男性，50 岁，主因"间断腹泻 3 个月，加重 1 周"于 2019 年 9 月入院。

现病史：患者 3 个月余前无明显诱因出现腹泻，为糊状便，3 ~ 4 次 / 天，偶为柏油样、混鲜血，伴腹痛，便后缓解，无发热，便潜血双法阳性、镜检未见异常。服益生菌、蒙脱石散后好转。1 个月前腹泻再发，排便次数、性状大致同前，就诊于我科门诊，查 ANA、抗 ENA 谱、ANCA、Ig、CRP、粪便难辨梭菌毒素、便培养均为阴性、EBV-IgM/CMV-IgM 阴性、EBV-IgG 136U/ml、CMV-IgG 293U/ml，便涂片找见真菌孢子，粪便球杆比大致正常。肠镜检查显示盲肠及升结肠起始段散在充血、小糜烂，升结肠远端及肝曲至横结肠近段弥漫性充血水肿，血管网消失，接触性出血，溃疡形成，横结肠远段至直肠黏膜光滑，未见溃疡肿物（病例 14 图 1）。病理提示大肠黏膜急慢性炎，可见隐窝炎、未见隐窝脓肿。1 周前腹泻、便血加重，10 ~ 15 次 / 天，每次 100 ~ 200ml，就诊于我院门诊查血常规：WBC 11.22×10^9/L、NE 67.8%、嗜酸性粒细胞计数 1.12×10^9/L、Hb 124g/L、PLT 400×10^9/L；便常规：红色，不成形便。镜检：WBC 15 ~ 20/HP、RBC 满视野，于 2019 年 9 月 6 日收入院。患者自发病以来，精神、睡眠可，纳差，因自觉进食增加后腹泻、便血症状加重而减少进食量，二便正常，体重无明显变化。

既往史：6 年前诊断重症肌无力（Osserman 分型Ⅱb），予甲泼尼龙片（美卓乐）48mg qd 口服，我院神经科随诊，规律减量，2019 年 4 月减量至美卓乐 12mg qod 维持至今，无不适。否认慢性病及传染病史，否认过敏史，否认烟酒嗜好。母亲因脑肿瘤去世。

体格检查：体温 36.2℃，脉搏 78 次 / 分，呼吸 15 次 / 分，血压 135/78mmHg。全身皮肤黏膜无苍白、黄染、出血点，无皮疹。全身浅表淋巴结未触及肿大，双肺呼吸音清，未闻及明显干湿性啰音及胸膜摩擦音。心律齐，心界不大，各瓣膜区未闻及杂音，未闻及心包摩擦音。腹软，无压痛，未触及包块，肝脾肋下未及，移动性浊音阴性，肠鸣音 6 次 / 分。双下肢无水肿。四肢肌力及肌张力正常。

辅助检查：血常规 WBC 14.20×10^9/L、NE% 70.5%、嗜酸细胞计数 1.10×10^9/L、嗜

酸细胞计数占比 8%、Hb 116g/L、PLT 400×10^9/L。生化 肝功能、肾功能、心肌损伤标志物、淀粉酶及脂肪酶无异常、Alb 40.2g/L、UA 674μmol/L、P^{3-} 0.62mmol/L、K^+ 3.76mmol/L、LDH 228U/L、hs-CRP 37.56mg/L；ESR 21mm/h；PCT 0.08ng/ml。凝血功能 D-Dimer 0.54mg/L。便潜血 暗红色稀便，镜检可见红细胞、白细胞满视野，便潜血双法阳性；便涂片、便培养、难辨梭菌毒素、G/GM 试验阴性、T-spot.TB、血 CMV-IgM、EBV-IgM、血浆 EBV-DNA、CMV-DNA 均阴性、淋巴细胞 EBV-DNA 1.69×10^5 copies/ml、CMV-DNA 阴性。甲功 FT_3 2.82pmol/L↓、FT_4 15.06pmol/L、TSH 1.18μIU/ml。UCG 左室射血分数正常（76.6%），二尖瓣及三尖瓣轻度反流。腹盆增强 CT 示升结肠、横结肠、降结肠及乙状结肠壁略增厚，肠系膜多发淋巴结，增生可能。肝 S4 被膜下低强化灶，良性改变可能大。胆囊结石。右肾小结石。右肾囊肿（Bosniak Ⅰ）（病例 14 图 2）。

初步诊断：腹泻、便血待查，溃疡性结肠炎可能性大，重症肌无力。

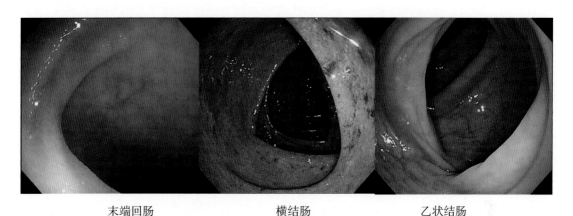

末端回肠　　　　　　　横结肠　　　　　　　乙状结肠

病例 14 图 1　2019 年 8 月 9 日肠镜

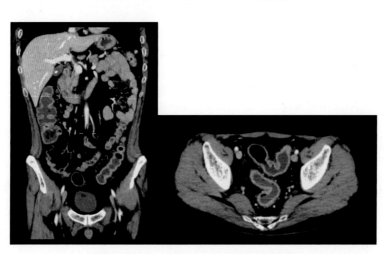

病例 14 图 2　2019 年 9 月入院腹盆 CT

注：升结肠、横结肠、降结肠及乙状结肠壁略增厚。

二、诊疗过程

（一）入院后诊疗

入院后予罂粟碱缓慢静脉滴注改善肠道微循环，低分子量肝素抗凝，左氧氟沙星治疗，逐渐出现排便次数增多，伴里急后重，每日排便量约 1000ml。予美沙拉秦栓剂、奥曲肽对症治疗，后予氢化可的松 300mg 静脉滴注加美沙拉秦 4g/d 口服，效果均不佳。患者腹泻、便血逐渐加重，为深红色血水伴血凝块，出现发热，体温最高 39.2℃。

2019 年 10 月 9 日复查肠镜提示全结肠黏膜充血，散在溃疡，左半结肠为著，肛门 30cm 近段肠黏膜多发深溃疡，部分呈"弹坑样"，多发小血疱及迂曲毛细血管（病例 14 图 3）。病理呈非特异性炎症性改变，未见上皮性肿瘤及淋巴造血系统肿瘤。肠黏膜 EBV-DNA 1.08×10^4copies/ml；淋巴细 EBV-DNA 1.69×10^5copies/ml。PET：全结肠肠腔弥漫扩张、积液，肠壁轻度水肿，葡萄糖代谢水平弥漫轻度增高，考虑炎性可能大。逐渐激素减量，继续予美沙拉秦对症，予阿昔洛韦抗病毒 10 天，静脉输注丙球 5 天，患者仍有严重腹泻，呈水样，每日量达 2000～3000ml。后患者逐渐出现持续发热，胸片及肺部 CT 提示双肺感染（病例 14 图 4）；予莫西沙星＋万古霉素＋美罗培南抗感染，期间间断有暗红色糊状便。患者体温仍有波动，逐渐出现氧和下降，以无创呼吸机改善通气。行支气管镜检查明确为卡氏肺孢子菌感染，予磺胺甲恶唑治疗后体温、氧和逐渐好转。

2019 年 12 月 4 日及 12 月 9 日患者突发 2 次下消化道大出血，血色素最低 43g/L，因患者拒绝外科手术治疗，行介入动脉栓塞治疗。12 月 11 日患者第 3 次突发下消化道大量出血、失血性休克，外科急诊行次全结肠切除术＋回肠末端造口＋直肠保留、残端封闭。术后病理提示炎性改变（病例 14 图 5）。

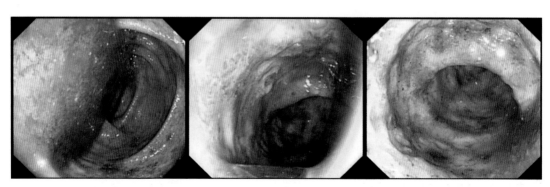

| 升结肠 | 降结肠 | 乙状结肠 |

病例 14 图 3　2019 年 10 月 9 日肠镜

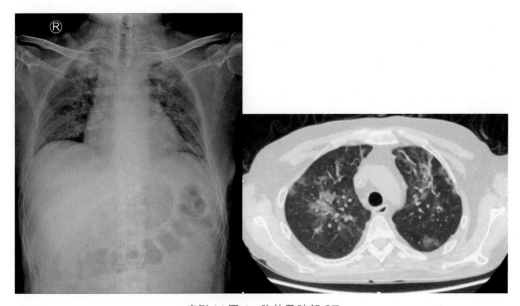

病例 14 图 4　胸片及肺部 CT

注：双肺多发磨玻璃密度及索条，考虑炎性可能性大，左肺上叶支扩，伴感染可能性大。

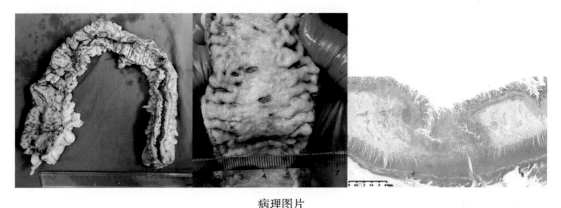

病理图片

病例 14 图 5　2019 年 12 月 11 日次全结肠切除术

　　术后患者再次出现氧合突发下降，胸片提示双侧气胸，行左侧胸腔闭式引流；气管插管后转入 RICU，持续有创机械通气治疗，床旁支气管镜检查，肺泡灌洗回报 GM 试验（＋）。此后 2 个月患者反复发热、肺部渗出，多次痰培养提示耐碳青霉烯肺炎克雷伯杆菌、嗜麦芽窄食单胞菌及鲍曼不动杆菌，腹腔引流液培养提示耐碳青霉烯肺炎克雷伯杆菌，因此先后予头孢他啶 – 阿维巴坦（思福妥）、替加环素、万古霉素、注射用亚胺培南西司他丁钠（泰能）、注射用美罗培南（美平）、注射用哌拉西林钠 / 他唑巴坦钠（特治星）等抗感染。因支气管肺泡灌洗 GM 试验（＋）先后予伏立康唑、米卡芬净抗真菌。因反复发热，不除外病毒感染，予更昔洛韦抗病毒。因肺孢子菌肺炎，持续口服磺胺甲恶唑治疗。患者转入 RICU 后多次查 IgA ＜ 0.07g/L，考虑 IgA 缺乏症，予丙种球蛋白输注。后病情逐渐稳定，减停除磺胺外地其他所有抗生素，逐渐下调呼吸机参数。2020 年 3 月 16 日患者成功拔气管插管，恢复自主呼吸。患者术后未再排血便，监测粪便潜血持续阴性，于 2020 年 4 月 21 日出院。

（二）MDT 诊疗

1. 病理科（张继新，北京大学第一医院）：本患者活检标本表现为非特异性炎症，未见上皮性肿瘤及淋巴造血系统肿瘤。而患者手术标本大体表现为全结肠弥漫性病变，部分表现为黏膜皱襞粗大、部分皱襞平坦甚至消失，部分表现为深大不规则溃疡；镜下黏膜皱襞平坦区域表现为大肠黏膜慢性炎，隐窝形态欠规则，排列欠规整，隐窝可见分支、扩张及扭曲，可见隐窝炎及隐窝脓肿，基底部淋巴细胞增多，固有层较多急、慢性炎细胞浸润，表现为全黏膜炎改变；临床描述"弹坑"样深溃疡区域显示局部溃疡深，部分溃疡深达固有浅肌层，但深肌层及浆膜层未见到淋巴细胞浸润，未表现出全壁炎。综上所述，结合临床病史、大体所见及显微镜下表现，可以考虑溃疡型结肠炎基础上合并感染性肠病。但本例患者部分溃疡较深，活检标本中与单纯感染性肠病和克罗恩病等鉴别十分困难。另外本例患者发病起初内镜黏膜活检病理仅为黏膜急慢性炎和少量隐窝炎，没有其他发现，这也提示内镜黏膜应做多点活检，包括深大溃疡边缘，黏膜充血区域，甚至内镜下正常黏膜都要进行活检以提高诊断准确性。

2. 呼吸与危重症医学科（廖纪萍，北京大学第一医院）：耶氏肺孢子菌肺炎（PJP）是由耶氏肺孢子菌感染引起的容易危及生命的肺部真菌感染性疾病，好发于免疫力低下人群。PJP 常见于 HIV 感染的患者，但实际上还有近半数可见于非 HIV 感染的免疫力低下者。本患者患有肠道慢性炎症疾病和重症肌无力、营养不良、长期接受糖皮质激素治疗等免疫抑制的宿主因素。经验性广谱抗生素治疗效果不佳，胸部影像表现为肺脏多发磨玻璃影，符合 PJP 的临床特征。经纤维支气管镜获取肺泡灌洗液检测，能提供病原体负荷量，宿主炎症反应，是否合并其他机会性感染等众多信息，是诊断肺孢子菌肺炎的主要检测手段。甲氧苄啶 - 磺胺甲唑（TMP-SMX）通过抑制叶酸合成而发挥疗效，是 PJP 的一线治疗药物，非 HIV 感染患者的疗程是 14d，而 HIV 感染患者的疗程是 21d。对于 HIV 感染合并中重度的 PJP 的患者（呼吸室内空气时 $PaO_2 \leqslant 70mmHg$ 或者 PAO_2-$PaO_2 \geqslant 35mmHg$），因早期使用抗反转录病毒治疗有发展成免疫重构炎症反应综合征的风险，而导致短期内呼吸功能恶化，因此需要辅助使用糖皮质激素并递减剂量。但是，在非 HIV 感染的患者，使用激素作为辅助性治疗仍待评估。因此，本患者建议抗 PJP 期间，糖皮质激素按照基础免疫疾病方案进行。PJP 病愈后继续预防治疗。在 HIV 感染的患者，当 $CD4^+$ T 数目 > 200/μl 且持续 3 个月以上，预防性用药可以停止。对于免疫功能不全的非 HIV 感染的患者，预防性用药的指南还不明确，本患者需要监测基础疾病的活动状态结合免疫抑制剂使用剂量和外周血 CD4$^+$T 细胞计数综合判断。

出院诊断：IgA 缺乏症，肺孢子菌肺炎，重症肺炎，Ⅱ型呼吸衰竭，气胸，耐青霉烯肺炎克雷伯杆菌、嗜麦芽窄单胞菌、鲍曼不动杆菌感染，下消化道大量出血，全结肠切除术 回肠末端造口术，炎性肠病，EBV 感染，肠道感染，重症肌无力。

三、病例讨论

1. 患者的初期诊疗思路　患者腹泻时间相对较短，有长期应用激素的病史，起病之初，肠镜提示以右半结肠为主的黏膜糜烂，考虑缺血和感染因素不除外，治疗上主要以改善微循环和抗感染为主，患者血便逐渐加重伴有高热，除外感染因素后考虑不除外重症初发溃疡性结肠炎，以静脉激素治疗，效果欠佳，此后结合患者持续高热、EB 病毒感染征象，需警惕淋巴瘤可能，反复肠黏膜活检及 PET-CT 无异常发现，后因消化道大出血行结肠次全切除术，术后病理经病理科医师反复讨论可以考虑溃疡性结肠炎诊断，但与感染性肠病之间仍存在鉴别诊断困难。

2. 病程中反复感染的原因　患者在病程中发生多种病原体的感染，包括 EB 病毒感染、卡氏肺孢子菌感染、多种耐药菌的肺部感染和腹腔感染等。这些重症感染和机会性感染的发生除了激素的免疫抑制作用之外，是否有其他因素？病程后期检测 IgA < 0.07g/L，提示 IgA 缺乏症。IgA 是体内数量最多的免疫球蛋白，占全部免疫球蛋白的 70%，主要参与黏膜免疫。IgA 在免疫耐受发展和感染保护的首要机制中起重要作用。

选择性 IgA 缺乏是最常见的原发性免疫缺陷，当在其他免疫球蛋白正常或升高的水平下 IgA < 7mg/dl 考虑此诊断，但需除外引起免疫球蛋白水平低下的其他原因和 T 细胞缺陷。选择性 IgA 缺乏随人种的不同发生率从 1/1000 ~ 1/100，亚洲的发生率低，我国的发生率显示从 1/5300 ~ 1/2600。此类疾病大多数情况下是无症状的，在一些合并有 IgG2 缺陷的病人，可以发生反复的上呼吸道感染，自身免疫性紊乱和过敏性疾病。此类患者乳糜泻的发生率可增长 10 ~ 20 倍。由于缺乏分泌型 IgA，病原体更容易在肠上皮的黏附与增殖，引起慢性感染性腹泻，结节淋巴组织增生等疾病。其他消化系统表现包括慢性肝炎，胆汁性肝硬化、恶性贫血、IBD 等。除原发性免疫缺陷，继发性 IgA 缺乏的原因包括感染、恶性肿瘤或药物的影响。引起继发性 IgA 缺乏的药物很多，包括：抗癫痫药物，非甾体类抗炎药，改善病情的抗风湿药，抗生素或血管紧张素转换酶抑制剂等。病毒感染如 HCV 感染和 EB 病毒感染后也会出现 IgA 缺乏。

对此患者来说，病程初期查 IgA 水平正常，后期出现 IgA 水平的下降，考虑为继发性 IgA 缺乏，但是药物或感染的影响很难下明确的结论，但 IgA 缺乏是后期反复多种病原体感染的重要因素，因此，对于临床相关药物应用或特殊感染的患者，应注意监测 IgA

的水平。

四、病例点评

IgA 缺乏发生导致的感染性疾病中威胁最大的是卡氏肺孢子菌感染。这是一种发生在严重免疫抑制人群中的真菌感染，IBD 患者中虽然少见，其发生率仍然高于非 IBD 患者。文献报道多发生于应用免疫抑制剂尤其是应用多种免疫抑制剂的 IBD 患者。对 CD4$^+$T 细胞计数减低的 HIV 感染者，经历化疗的实体肿瘤患者，血液系统肿瘤患者和移植患者，针对卡式肺孢子菌进行预防治疗已形成共识意见，但在 IBD 患者中针对性预防性治疗缺乏共识。研究显示卡氏肺孢子菌感染可发生于任何年龄的 IBD 患者，但年龄越高，风险越大，也可以发生于 IBD 病程中的任一时期和开始免疫抑制治疗后的任何时间，多数发生于中重度活动期。在免疫抑制的 IBD 患者发生呼吸系统症状时，要注意警惕卡氏肺孢子菌感染的问题。

2021 年，ECCO 强烈推荐应对联合三种免疫抑制治疗的 IBD 患者用 TMP-SMX 进行卡氏肺孢子菌感染的预防，对那些双重免疫抑制、特别是合用神经钙蛋白抑制剂和联合高剂量激素的患者、低淋巴细胞计数患者或应用 JAK 抑制剂的患者也应该考虑预防应用。但 ECCO 的推荐不能反映单一患者风险的高低，患者是否进行预防治疗应结合患者的免疫状态，合并疾病，应用药物的情况和经济效益比个体化考虑。监测淋巴细胞尤其是 CD4$^+$T 淋巴细胞的减少（淋巴细胞 < 600cells/mm^3 及 CD4$^+$ T 淋巴细胞 < 300cells/mm^3）可以帮助确定治疗的时机。

此病例另一处重要提示是对于重症炎性肠病、多重用药的情况下应注意检测 IgA 水平，警惕继发性 IgA 缺乏导致更差的疾病结局。

（病例提供：迟　雁　北京大学第一医院）

参考文献

[1]Agarwal S, Cunningham-Rundles C.Gastrointestinal Manifestations and Complications of Primary Immunodeficiency Disorders. Immunol Allergy Clin North Am. 2019 Feb；39（1）：81-94. doi：10.1016/j.iac.2018.08.006. PMID：30466774；PMCID：PMC6537874.

[2]Yazdani R, Azizi G, Abolhassani H, Aghamohammadi A.Selective IgA Deficiency：Epidemiology, Pathogenesis, Clinical Phenotype, Diagnosis, Prognosis and Management.

Scand J Immunol，2017，85（1）：3-12．doi：10.1111/sji.12499．PMID：27763681．

[3]Swain S，Selmi C，Gershwin ME，et al.The clinical implications of selective IgA deficiency.J Transl Autoimmun，2019，2：100025．doi：10.1016/j.jtauto.2019.100025．Erratum in：J Transl Autoimmun.2020 Feb 25；3：100041．PMID：32743511；PMCID：PMC7388344．

[4]Wu S，He C，Tang TY，et al.A review on co-existent Epstein-Barr virus-induced complications in inflammatory bowel disease.Eur J Gastroenterol Hepatol，2019，31（9）：1085-1091．doi：10.1097/MEG.0000000000001474．PMID：31205127．

[5]Sierra CM，Daiya KC.Prophylaxis for Pneumocystis jirovecii pneumonia in patients with inflammatory bowel disease：A systematic review.Pharmacotherapy，2022，42（11）：858-867．doi：10.1002/phar.2733．Epub 2022 Oct 25．PMID：36222368；PMCID：PMC9828113．

[6]Vieujean S，Moens A，Hassid D，et al.Pneumocystis jirovecii Pneumonia in Patients with Inflammatory Bowel Disease-a Case Series.J Crohns Colitis，2023，17（4）：472-479．doi：10.1093/ecco-jcc/jjac153．PMID：36223253．

病例 15　炎症性肠病或阿米巴感染——难治性回盲部溃疡

一、病历摘要

患者男性，29 岁。因"间断腹泻 3 年"入院。

现病史：3 年前患者出差（山西大同）工作劳累，饮酒后突发黏液血便，每日 6～7 次，大便与鲜血相混。伴便前下腹轻度疼痛，便后完全缓解。便血持续数周未缓解，不伴发热、恶心、呕吐、乏力、体重减轻、里急后重等。查多次血常规、ESR、CRP 均正常。多次血总 IgE 正常。便找虫卵、阿米巴滋养体阴性。ANCA、ANA、抗 ds-DNA、抗 ENA 谱阴性。T-spot.TB 正常，PPD 试验阴性。

肠镜检查（2012 年 12 月 21 日）：镜达回肠末端见回肠末端黏膜光滑，回盲部近阑尾处黏膜水肿、充血伴糜烂、溃疡。直肠至直肠－乙状结肠交界处黏膜水肿，见散在黏膜糜烂、溃疡形成，部分伴血痂。余所见结肠黏膜无异常，如病例 15 图 1 所示。

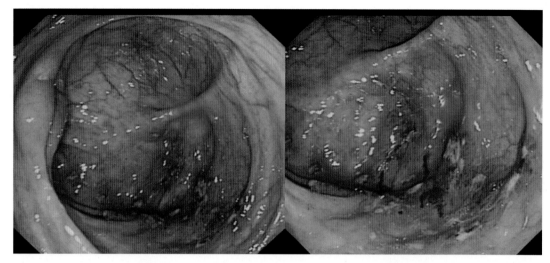

| 回盲部 | 阑尾口旁 |

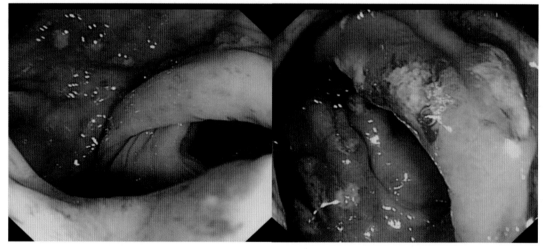

| 直肠 | 直肠 – 乙状结肠交界 |

病例 15 图 1　肠镜检查

　　病理：（回盲部）表浅大肠黏膜慢性炎伴局灶急性炎，局部较多嗜酸性粒细胞浸润（最多处约 80 个 /HP）；（直肠）大肠黏膜慢性炎伴局灶急性炎，固有层内散在嗜酸性粒细胞浸润。

　　考虑为结肠溃疡原因待查，炎症性肠病可能性大，感染性疾病不除外。治疗给予口服美沙拉秦颗粒，症状逐渐减轻，黏液血便好转，排便 1 次 / 天，黄色成形便。

　　第 1 年后随访：患者间断美沙拉秦治疗 1 年，排便频次及粪便性状基本正常。复查便常规褐色成形便，未见红白细胞。血常规：WBC 5.6×10^9/L，Hb 156g/L，PLT 219×10^9/L，LY 1.7×10^9/L，EO 0.1×10^9/L，EO% 2.5%。CRP < 1mg/L。ESR 4mm/h。生化：Alb 48.6g/L，

前白蛋白 260mg/L。余未见异常。ANCA 阴性。总 IgE 11.7kU/L。腹部 B 超提示：肝囊肿。结肠 CT 增强：肝多发囊肿。直肠中段后壁轻度增厚，约 0.7cm，增强扫描未见异常强化。回盲部肠壁轻度增厚，增强扫描黏膜面强化稍著。

第二次肠镜（2013 年 12 月 23 日）：回盲部及回盲瓣上可见多发溃疡，周边红肿，形态不规则，大小 0.2 ~ 0.5cm，并可见溃疡融合成条状。直肠可见多发片状糜烂，未见溃疡。可见内痔。余结肠黏膜无异常，如病例 15 图 2 所示。

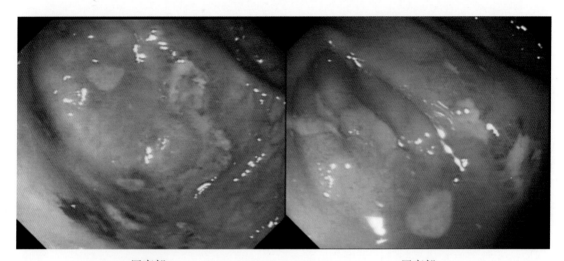

回盲部　　　　　　　　　　　　　　　回盲部

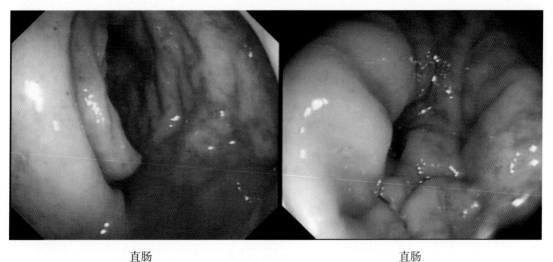

直肠　　　　　　　　　　　　　　　直肠

病例 15 图 2　肠镜检查

病理：（回盲瓣）少许表浅大肠黏膜急慢性炎，固有层疏松、水肿。（直）大肠黏膜轻度慢性炎，黏膜肌层增生。继续予口服美沙拉秦 4g/d 治疗，患者无腹痛、消瘦等不适，大便 1 次 / 天，成形黄色便。

第 2 年后随访：复查血常规、生化无异常。CRP < 0.4mg/L。第三次肠镜（2014 年 6 月 23 日）：回盲部可见 0.8cm×0.7cm 溃疡，上有渗血，另可见多发小溃疡，边缘清楚，稍隆起，溃疡与溃疡之间有正常黏膜，余结肠黏膜无异常，回盲部病变如病例 15 图 3 所示。

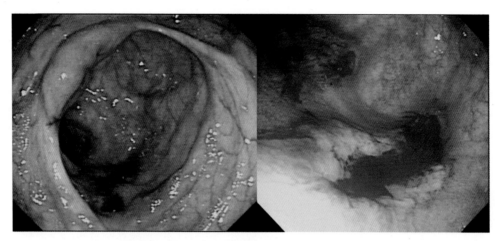

病例 15 图 3　第三次肠镜（2014 年 6 月 23 日）

病理（回盲瓣）：表浅大肠黏膜轻度慢性炎。将美沙拉秦缓释颗粒更换为颇得斯安 1g tid 治疗。此后患者间断无诱因排便次数增多 2 ~ 3 次 / 天，间断不成形黄便，未见黏液、鲜血，无腹痛、发热、盗汗，无里急后重。

第 3 年随访：便常规黄色不成形便，镜检可见白细胞 0 ~ 1 个 /Hp。CRP < 1mg/dl，ESR 5mm/h。腹部 B 超无异常。

第四次肠镜（2015 年 9 月 28 日）：回盲部可见溃疡融合成片，伴出血，余未见异常，如病例 15 图 4 所示。

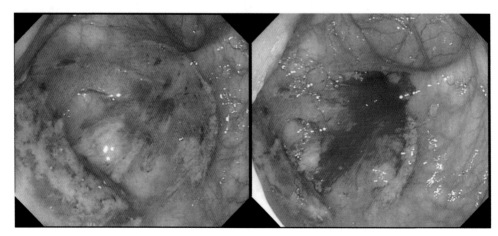

回盲部　　　　　　　　　　回盲部

病例 15 图 4　第四次肠镜（2015 年 9 月 28 日）

病理：（回盲部）少许表浅大肠黏膜急慢性炎，未见明确隐窝炎及隐窝脓肿，小血管明显扩张、充血，另见炎性坏死渗出物。

患者 3 年以来，无复发性口腔或外阴溃疡，无关节痛、光过敏、皮疹，多次抽血处未见发红、脓点。无肛周疼痛、肛瘘、肛周脓肿。精神食欲可，睡眠可，小便正常，大便如前所述，体重无明显变化，近半年波动于 60 ～ 62kg。

既往史：20 余年前行睾丸鞘膜积液术。10 余年前因化脓性阑尾炎行阑尾切除术。10 余年前有复发性口腔溃疡，3 年前自行好转。10 年前诊断为内外痔。

个人史：生于天津，来京 8 年，职业记者，频繁出差。否认疫水疫区接触史，否认毒物、放射性物质接触史。平素喜咬手，不吸烟，偶饮酒。

入院查体：体温 36.4℃，脉搏 64 次 / 分，血压 120/70mmHg，呼吸 20 次 / 分，BMI 21.1kg/m^2。

体格检查：全身浅表淋巴结未及肿大，双肺呼吸音清，未及干湿啰音。心律齐，各瓣膜听诊区未及杂音。腹软，未及包块，全腹无压痛、反跳痛、肌紧张，肠鸣音 3 次 / 分，双下肢不肿，双手指甲有磕咬痕迹（患者有嗑指甲嗜好）（病例 15 图 5）。

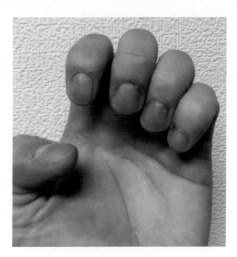

病例 15 图 5　手指甲

二、诊疗过程

（一）入院后诊疗

入院后完善检查，重要的实验室检查进行复查。便常规、潜血无异常。血常规：WBC 4.60 × 10^9/L，Hb 146g/L，PLT 203 × 10^9/L，NE% 52.4%，NE 2.40 × 10^9/L，LY 1.6 × 10^9/L，EO% 2.2%，EO 0.10 × 10^9/L。生化：Alb 43.8g/L。血沉 5mm/h；CRP 1.52mg/L。ANA +抗 ds-DNA +抗 ENA 谱、ANCA 阴性。血 Ig、补体无异常。血总 IgE 19.5ku/L，血尿免疫固

定电泳、LDH 无异常。骶髂关节平片未见异常，HLA-B_{27} 阴性。结核相关检查：PPD（++），胸片、T-spot.TB 无异常。血清 CMV-DNA、EBV-DNA 无异常。便找寄生虫、阿米巴滋养体（热带病研究所）阴性。

初步诊断：结肠溃疡原因待查，IBD 可能性大，类型待定，感染性肠炎不除外。

经过查房，需要多学科 MDT 诊疗，尤其与病理科、影像科、感染科一起仔细寻找病因。

影像学表现（病例 15 图 6）：小肠 MRE 示回盲部肠壁明显增厚，增强后轻度强化，局部肠腔变窄，回盲瓣受累，形态略扭曲。余小肠、结肠无异常。肝实质多发类圆形长 T_2 信号，增强后未见明显异常强化。

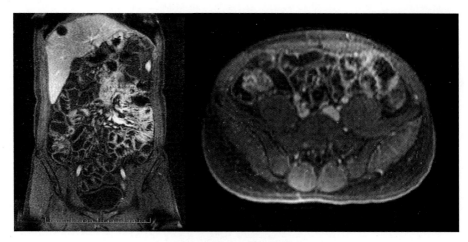

病例 15 图 6　影像学表现

病理科再次阅片发现，急性炎及瘀血，伴糜烂渗出。回盲部大肠黏膜可见较多滋养体呈球形，滋养体 PAS 染色阳性，马松三色，包体内可见红细胞，抗酸阴性，形态符合肠阿米巴肠炎，如病例 15 图 7 所示。至此，患者最终诊断：阿米巴肠炎。

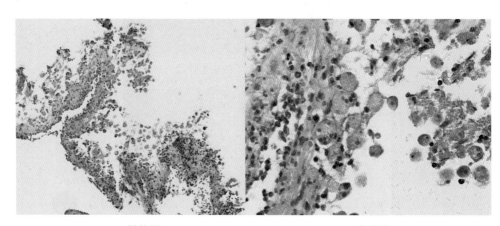

低倍镜　　　　　　　　　　　　　　　高倍镜

病例 15 图 7　病理检查

治疗策略立即调整为，停用美沙拉秦改用甲硝唑 0.4g tid 治疗，带药 3 周（21 天）出院。

出院后随诊：出院半年患者复诊，排便正常，无腹痛。复查结肠镜：溃疡完全愈合，如病例 15 图 8 所示。患者继续门诊随访。

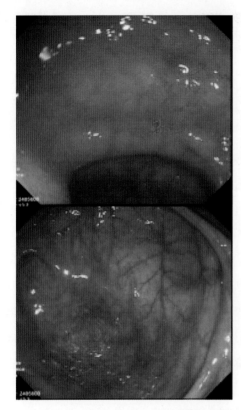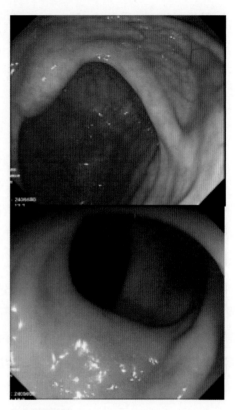

病例 15 图 8　复查结肠镜

（二）MDT 诊疗

1. 病理科（张继新，北京大学第一医院）：阿米巴病可以累及肠管的任何部分，但倾向于发生于盲肠和升结肠，甚至可延伸至末端回肠。显微镜下，活检的病理表现没有特异性，尽管溃疡下的炎症细胞相对减少以及烧瓶状溃疡本身可以提醒病理医师阿米巴结肠炎的诊断，确诊的依据是找到溶组织内阿米巴滋养体。此病例前 4 次结肠镜均未找到阿米巴滋养体。HE 切片中可以见到滋养体，没有经验的病理医生可能会将其与吞噬细胞相混淆。典型的表现是：寄生虫周围有认为的透明间隙。滋养体为圆形或卵圆形，直径 6 ~ 40nm，含有大量的、具有独特表现的空泡状胞质；核相对较小，呈圆形，具有明显的核膜和位于中心的染色质核仁（病例 15 图 9）。滋养体吞噬红细胞现象经常出现，Heidenhain 铁苏木素染色易于证实，还可以经 PAS 和免疫过氧化物酶染色显示。

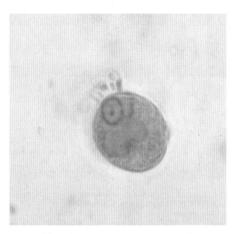

病例 15 图 9　阿米巴原虫形态

2. 感染疾病科（徐京杭，北京大学第一医院）：阿米巴痢疾并不罕见，统计数据显示：2015 年至 2018 年全国累计报告阿米巴痢疾病例 4366 例，年均报告发病率为 0.08/10 万，除西藏自治区无病例报告外，其他 30 多个省份均有病例报告。累计报告病例数居前 5 位的省份是广西、河南、广东、黑龙江和江西，占全国病例总数的 64.50%。

阿米巴痢疾常为亚急性起病，可无明显症状，也可表现为轻度腹泻和重症痢疾（出现腹痛、腹泻、血便、黏液便）。重者还可表现为暴发性结肠炎，导致肠穿孔和腹膜炎，也可发生中毒性巨结肠。此患者有阿米巴痢疾的临床表现（间断腹泻）和实验室检查结果（病理提示肠黏膜的滋养体），而且针对阿米巴进行病原学治疗后病情痊愈，因此是确诊的阿米巴痢疾病例。其患病的高危因素可能包括：免疫力下降（经常出差可能会导致劳累和抵抗力下降）、接触被阿米巴污染的水及食物的风险增加（如出差在外意味着可能经常在外就餐；经常啃手指意味着手指上的阿米巴可直接进入消化道）。

三、病例讨论

这例患者 3 年病史，历经 4 次结肠镜加病理诊断，在多学科联合 MDT 诊疗中找到了真正的病因。对于任何一个肠道慢性炎症性疾病（溃疡）的诊断与鉴别诊断均应考虑到以下方面。①感染性疾病：如肠结核、肠阿米巴、肠道细菌感染、CMV、EBV 等；②恶性疾病：如淋巴瘤、结肠癌等；③特异性炎症性疾病：如嗜酸性粒细胞胃肠炎、肠白塞、缺血性肠病、放射性肠炎等；④炎症性肠病。要始终记住 IBD 是排他性诊断。本例患者诊疗过程中多次进行粪便阿米巴病原学检查，非常遗憾均没有阳性发现。可能是当时确实没有阿米巴滋养体排查，但也有可能是没有重视或没注意分辨。当临床高度怀疑阿米巴感染时，应与检验科提前沟通，提示仔细寻找。这样的方式会提升 IBD 多学科团队的整体诊治水平。

　　肠道阿米巴病是由溶组织内阿米巴引起的肠道传染病。感染途径主要为消化道。全球每年至少有 4～11 万人死于严重的阿米巴结肠炎和（或）肠外脓肿。很多人感染了溶组织内阿米巴后并不出现症状，感染可自然消退。急性阿米巴痢疾表现为发热、腹痛和腹泻。腹泻的次数少，每天腹泻 4～5 次，每次的大便量较多，有明显的腥臭味。大便为暗红色的血便，呈果酱样。慢性阿米巴痢疾则是阿米巴原虫在肠壁上"打洞"，可在肠壁引起一些很深的溃疡。若没有得到及时治疗，可能导致肠穿孔和肠出血。慢性阿米巴病的特点表现为长期、间歇性腹泻、腹痛，胃肠胀气和体重下降。可伴有长期便血，病人常有贫血和营养不良。病程可持续 1 年以上，甚至长达 5 年之久。肠道阿米巴最常受累部位是盲肠和结肠。内镜下观察到的阿米巴结肠炎相关表现主要有：散在溃疡或糜烂多位于盲肠（93%）、直肠（45%）；其他结肠也可能受累，如升结肠（28%）、横结肠（25%）、乙状结肠（20%）、降结肠（15%）。阿米巴肠炎可以为非特异性黏膜增厚和炎症，也表现为典型的烧瓶状阿米巴溃疡。对阿米巴病的诊断，除根据患者的主诉、病史和临床表现作为诊断依据外，重要的是病原学诊断，粪便中检查到阿米巴病原体是可靠的诊断依据。通常以查到大滋养体者作为现症患者，而查到小滋养体或包囊者只作为感染者。对阿米巴病最有效的药物是甲硝唑和替硝唑。巴龙霉素、双碘喹啉可以清除肠腔内的包囊。治疗的关键是早发现、早治疗，把阿米巴原虫消灭在肠道炎症阶段，这一阶段是完全可以治愈的。当阿米巴肝脓肿等肠道外并发症出现时，药物治疗不佳则需要外科手术治疗。

四、病例点评

　　本例诊疗过程中，起初就注意到其肠镜表现与典型的炎症性肠病表现不尽相同。病变部位就是特点之一，回盲部加直肠、乙状结肠炎症。这在一些溃疡性结肠炎的患者中是可以看见的炎症受累形式，即阑尾口周围炎加直肠乙状结肠炎症。有学者称之为UC"两端受累型"，进一步很多学者关注了阑尾炎，阑尾切除术和炎症性肠病发病之间的关系。但是 UC 溃疡的特点为弥漫分布的细小溃疡，受累肠段的炎症连续分布。本例患者溃疡较大且形态不规则，溃疡周边黏膜基本正常。这样的内镜下特征就很难用 UC 两端受累型来解释。炎症性肠病中的克罗恩病虽然其溃疡可以表现为炎症与周边黏膜分界比较清楚，但是克罗恩常常累及回结肠，伴有肛周病变等。加之本例患者肠道溃疡明显，但全身炎症反映轻微，ESR、CRP 均正常范围，所以诊断始终加了"感染性疾病不除外"这个小尾巴。回顾看来，这样的担心是十分必要的。

　　全球范围内炎症性肠病的患病率逐年上升，在我国 IBD 逐渐成为消化系统疾病中并不少见的情况。很多慢性肠道炎症性疾病都被诊断为 IBD，但非常遗憾的是存在着一定比例的误诊情况。因为炎症性肠病无诊断"金标准"，因此确诊应格外慎重，当表现存在不典型时一定要注意鉴别诊断。我国是感染性疾病的发病大国，IBD 与感染性腹泻的鉴别尤其重要。在临床判断与客观检查结果不相符时，重复重要的检查十分必要。同时 MDT 诊疗，相关学科提供诊断思路，共同寻找病因是"不二法宝"。

（病例提供：滕贵根　北京大学第一医院）

参考文献

[1]Shirley DT，Farr L，Watanabe K，et al.A Review of the Global Burden，New Diagnostics，and Current Therapeutics for Amebiasis.Open Forum Infect Dis，2018，5（7）：ofy161．doi：10.1093/ofid/ofy161．PMID：30046644；PMCID：PMC6055529．

[2]GBD 2017 Inflammatory Bowel Disease Collaborators.The global，regional，and national burden of inflammatory bowel disease in 195 countries and territories，1990-2017：a systematic analysis for the Global Burden of Disease Study 2017. Lancet Gastroenterol Hepatol，2020，5（1）：17-30．doi：10.1016/S2468-1253（19）30333-4．Epub 2019 Oct 21．PMID：31648971；PMCID：PMC7026709．

[3]Frisch M，Pedersen BV，Andersson RE.Appendicitis，mesenteric lymphadenitis，and subsequent risk of ulcerative colitis：cohort studies in Sweden and Denmark.BMJ，2009，338：b716．doi：10.1136/bmj.b716．PMID：19273506；PMCID：PMC2659291．

[4] 黄继磊，常昭瑞，郑灿军，等．2015—2018 年全国阿米巴痢疾发病特征分析 [J]．中华流行病学杂志，2020，41（1）：90-95．DOI：10.3760/cma.j.issn.0254-6450．2020.01.017．

病例 16　炎症性疾病或帽状息肉病——与幽门螺杆菌感染

一、病历摘要

患者男性，49 岁，因"间断血便伴下腹痛 5 个月余"入院。

现病史：患者 5 个月余前（2019 年 12 月）无明显诱因出现间断便血，为鲜血便，伴有针刺样腹痛，伴里急后重和肛门疼痛，无腹泻、发热、恶心、呕吐，严重时自行服用双氯芬酸止痛。2个月前症状加重，便中有黏液，仍间断自行服用双氯芬酸止痛。1个月前至我院就诊，腹部增强 CT 示：乙状结肠远段及直肠肠壁增厚、水肿，伴高强化小结节，肠周多发增大淋巴结。肠镜（病例 16 图 1）：距肛门 15cm 可见多发纵行溃疡，上覆白苔，活检 3 块（直肠 1）；距肛门 6cm 可见多发息肉样改变，表面充血，上覆白苔，活检 2 块（直肠 2）。病理：（直肠 1）破碎炎性肉芽组织及急性炎症坏死渗出，仅局灶被覆少许柱状上皮。（直肠 2）大肠黏膜及炎性肉芽组织，腺体数量减少，形态不规则，腺上皮修复性增生，可见个别隐窝炎，未见隐窝脓肿，伴炎性坏死渗出。患者为进一步治疗入院。

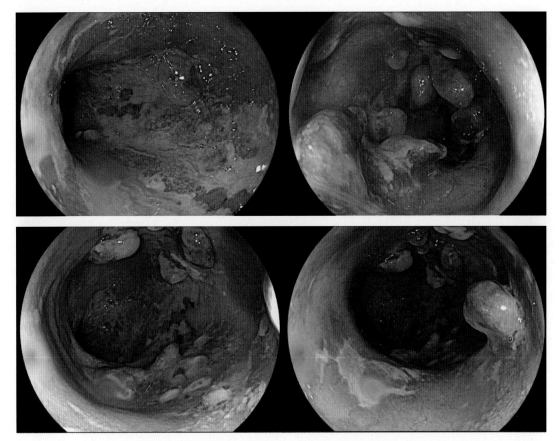

病例 16 图 1　入院后肠镜

既往史：糖尿病 8 年，血糖控制不佳。混合痔 6 年。

初步诊断：结肠溃疡待查，炎症性肠病？

体格检查：体温 36.2℃，脉搏 78 次 / 分，浅表淋巴结未见肿大。全身皮肤未见皮疹，关节无肿胀。心肺查体未见异常。腹软，左下腹压痛，无反跳痛。肠鸣音 4 次 / 分。

辅助检查：见病例 16 表 1。

病例 16 表 1　辅助检查项目

血液检验		生化检查		其他血液检查		大便和病原检查	
WBC	$8.1 \times 10^9/L$	TP	76.2g/L	IgG	11.9g/L	便难辨梭菌毒素	阴性
HB	135g/L	Alb	43.4g/L	IgA	1.77g/L	PCT	0.02ng/ml
PLT	$277 \times 10^9/L$	TBIL	μmol/L	IgM	0.45g/L ↓	便涂片球杆比	菌群大致正常
PT		AST	13U/L ↓	ANA	阴性	便找真菌	阴性
APTT		ALT	7U/L ↓	ANCA	阴性	便培养	阴性
FIB		LDH	159U/L	GHBA1c	13.2%	T-spot TB	阴性
D-D		ALP	146U/L ↑	甲功	未见异常	大便镜检	未见异常
ESR	43mm/hr ↑	γ-GT	24U/L			大便潜血	化学法阳性
hs-CRP	15mg/L ↑	TCHO	4.93mmol/L			大便潜血	免疫法阴性
IL-6	7.18pg/ml ↑	Glu	20.8mmol/L ↑				

二、诊疗过程

（一）入院后诊疗

入院后予美沙拉秦颗粒口服和美沙拉秦栓剂联合使用，益生菌调节肠道菌群，匹维溴铵调节肠道功能，甲硝唑抗感染。

入院后 1 周完善盆腔 MRI：直肠肠壁弥漫增厚，较厚处约 0.8cm，黏膜下可见脂肪沉积，增强扫描黏膜面、浆膜面可见强化。直肠周围血管增多增粗，可见多发小淋巴结，大者直径约 0.6cm。印象：直肠壁弥漫增厚，腔内多发小息肉，炎症性肠病？

入院后 2 周复查肠镜（病例 16 图 2）：进镜 15cm 可见多发溃疡，部分溃疡呈环周样，直肠可见多发息肉，表面充血，切除 3 枚息肉。

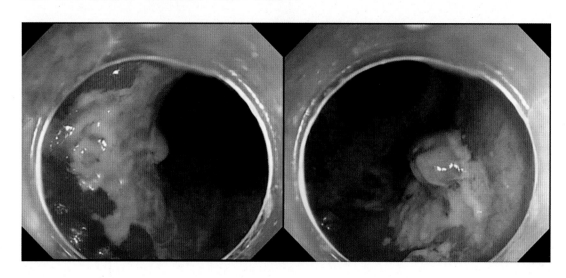

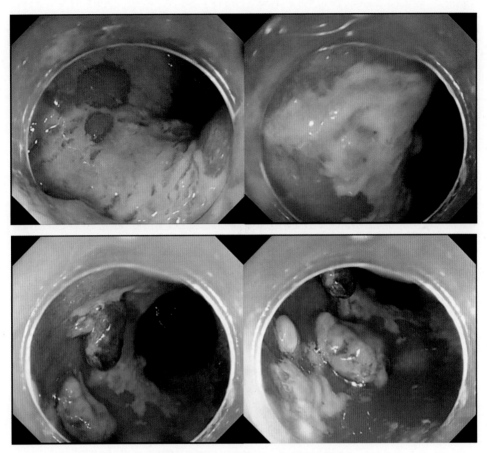

病例 16 图 2　入院后 2 周复查肠镜

病理（病例 16 图 3）：（直肠息肉）炎性肉芽组织及急性炎性坏死渗出，仅局灶被覆一些柱状上皮，部分腺体扩张，形态不规则，伴炎性破坏，可见隐窝炎及隐窝脓肿。

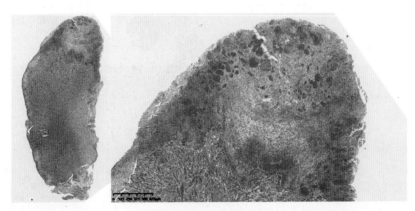

病例 16 图 3　肠镜病理

使用上述药物后患者症状缓解，出院后继续口服美沙拉秦颗粒和栓剂，偶有便血。

出院后 10 个月（2021 年 2 月 1 日）复查肠镜（病例 16 图 4）：直肠黏膜水肿，血管网消失，可见多发直径 0.3 ～ 0.8cm 息肉，部分息肉上覆炎性渗出物。

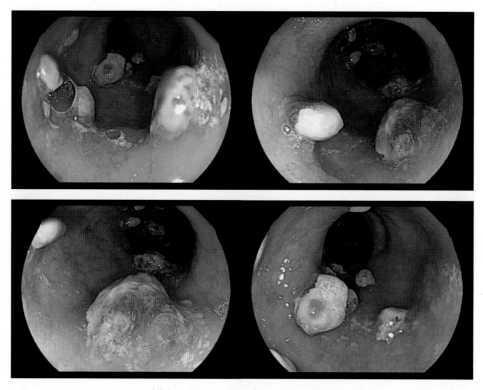

病例 16 图 4　2021 年 2 月 1 日肠镜

活检病理：（直肠）破碎大肠黏膜显著急慢性炎，腺体数目明显减少，形态欠规则，上皮嗜酸性变，间质肉芽组织形成，另可见急性炎性渗出。

胃镜（病例 16 图 5）：胃体黏膜轻度水肿，RAC 部分可见，胃窦黏膜轻度水肿。

病理：（窦）表浅胃黏膜轻度慢性炎，活动度Ⅰ，中度萎缩。（体）轻度慢性胃炎，活动度Ⅰ，淋巴滤泡形成。

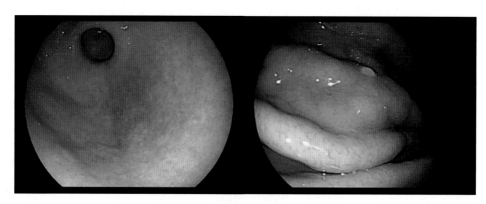

病例 16 图 5　2021 年 2 月 1 日胃镜

嘱患者继续使用美沙拉秦栓。2022 年 2 月 21 日复查肠镜（病例 16 图 6）：直肠可见多发直径 0.2 ~ 0.8cm 息肉，部分息肉上覆炎性渗出物，息肉间黏膜未见溃疡，直肠黏膜血管网不可见。切除 2 枚较大息肉。病理（病例 16 图 7）：（直肠）息肉样大肠黏膜组织，表面黏膜糜烂，肉芽组织形成，隐窝形态欠规则，部分囊性扩张，腔内见黏液潴留及中性粒细胞聚集灶。

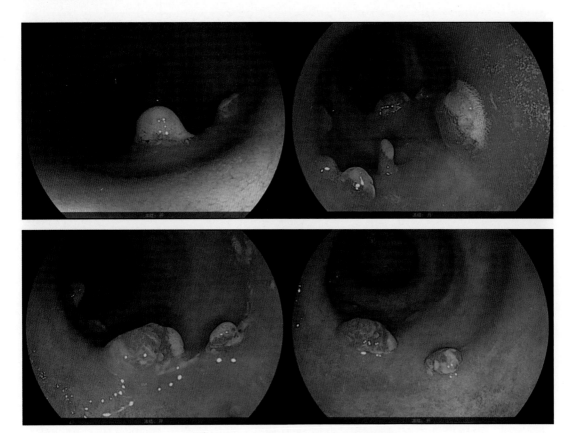

病例 16 图 6　2022 年 2 月 21 日复查肠镜

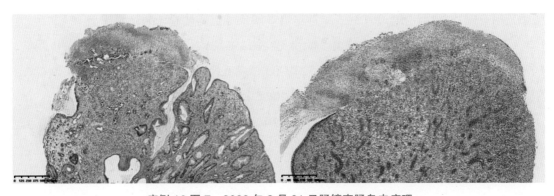

病例 16 图 7　2022 年 2 月 21 日肠镜直肠息肉病理

2022 年 3 月 16 日 MRI 排粪造影（病例 16 图 8），静息时：直肠肛管角约 137.2°，膀胱颈位于 PCL 上方约 3.1cm，肛上距约 1.6cm。力排时：直肠肛管角约 112.7°，膀胱颈位于 PCL 上方约 2.6cm，肛上距约 1.9cm。直肠未见膨隆。印象：功能成像未见明确盆底功能障碍征象。直肠肛管角异常，炎症所致？直肠壁轻度水肿。

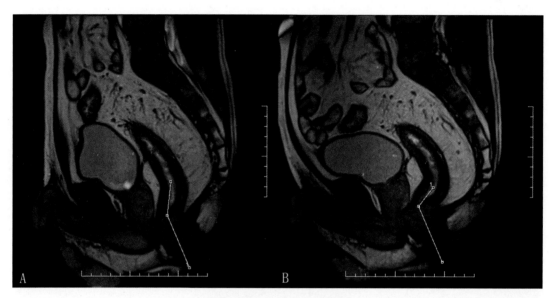

病例 16 图 8　MRI 排粪造影

注：A. 静息状态；B. 力排状态。

2022 年 3 月 16 日直肠测压（病例 16 图 9）：静息状态，肛门括约肌平均压力 106.3mmHg。缩肛时，肛门括约肌最大收缩力 288.4mmHg，持续挤压时间 11.8 秒。模拟排便时，直肠推动力 67.7mmHg，肛管压力升高，肛门残余压 196.9mmHg。30ml 诱发 RAIR。直肠初始感觉阈值、排便感觉阈值、最大容量感觉阈值分别 50ml、60ml、150ml。咳嗽反射存在。球囊注水 50ml 后 6 秒钟逼出。印象：直肠肛管矛盾运动 I 型。

^{13}C 呼气试验阴性。幽门螺杆菌多肽快速检测：CagA 阴性，VacA 阴性，UreB 阳性，UreA 阳性。幽门螺杆菌现症感染带阴性。幽门螺杆菌 IgG 阳性。幽门螺杆菌粪便抗原检查：阳性。予阿莫西林＋克拉霉素＋雷贝拉唑＋枸橼酸铋钾方案 14 天。

2022 年 9 月 5 日复查肠镜（病例 16 图 10）：直肠可见散在直径 0.3 ～ 0.5cm 息肉，息肉数目和大小均较前明显减少。无任何不适。

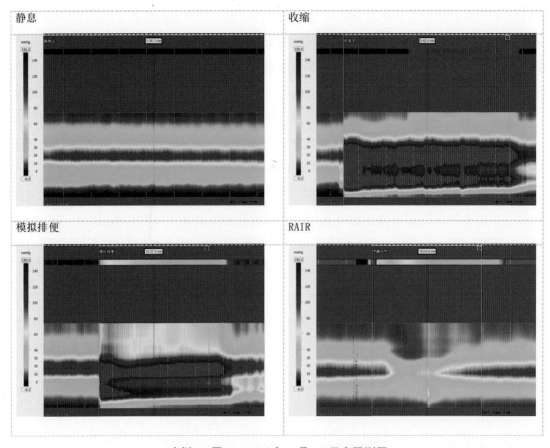

病例 16 图 9 2022 年 3 月 16 日直肠测压

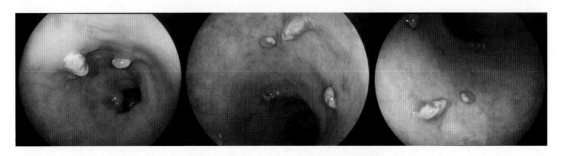

病例 16 图 10 2022 年 9 月 5 日肠镜

（二）MDT 诊疗

1. 消化内科（迟雁，北京大学第一医院消化内科胃肠动力专业组）：直肠肛门测压、球囊逼出实验和排粪造影均属于评估直肠排出能力的结肠功能学检测，通常应用于怀疑排便障碍的患者。本例患者行直肠肛门测压、球囊逼出试验的原因是由于帽状息肉病可发生于肛管直肠黏膜脱垂的相关疾病。球囊逼出实验操作简单，可用于初步评估，一般认为球囊排出超过 1 分钟未排出为异常。直肠肛门测压根据直肠的压力和模拟排便时肛门括约肌的松弛情况可以把排便障碍性便秘分为四型。本例患者球囊注水后 6 秒钟逼出，直肠肛门测压基本正常范围，诊断为直肠肛管矛盾运动 I 型。这一型是指模拟排便时直肠有足够的推动力但肛门括约肌出现矛盾收缩。由于进行肛门直肠测压的体位（通常为侧卧位）非正常排便体位，测压结果也依赖于患者的理解和配合能力，所以存在一定的主观因素。在没有症状的健康人中也可能存在异常结果。在肛门直肠测压和球囊逼出试验结果不一致时，可考虑进行排粪造影来协助诊断。本例患者球囊逼出实验与肛门直肠测压的结果不尽一致，所以又完善了核磁排粪造影。

排粪造影是一项用来评估排便过程中直肠和盆底活动的影像学技术，可用于评估疑似排便障碍型患者，特别是怀疑有形态结构异常的便秘患者。当肛门直肠测压和球囊逼出试验结果不明确时也可以帮助协助诊断。磁共振（MRI）排粪造影提供了一种能实时显示肛门直肠运动和直肠排空的方法。与 X 线排便造影对比，磁共振排便造影空间分辨率高，但由于仪器的限制，患者检测时只能采用仰卧位。因此，与 X 线排粪造影的正常排便体位相比，磁共振（MRI）排粪造影发现器官脱垂的敏感性稍差。在模拟排便时，肛管直肠角的角度随着耻骨直肠肌的松弛而增大，以利于直肠内容物的排出。此患者磁共振（MRI）排粪造影存在异常，但对于功能学检测，结构异常不等于功能学异常，要结合临床才有实际意义。

本例排粪造影没有发现明显盆底结构异常，直肠肛门测压、球囊逼出试验在患者没有相关排便障碍症状时临床意义判定受检测体位、患者理解能力等因素影响。综合考虑，本例患者直肠肛门功能学检测异常无需针对性治疗。

2. 消化内科（高文，北京大学第一医院消化内科幽门螺杆菌专业组）：临床上注意到帽状息肉可能与幽门螺杆菌感染有某种联系，多是个案报道，且这些个案报道或文献综述基本都是来自日本学者。幽门螺杆菌感染约 55% 的世界人口，如果两者有关，帽状息肉病应当在全世界范围内散发才合理。为什么这类报道相对较少而集中呢？是否与感染幽门螺杆菌的菌株分型有关？（日本基本都是 1 型菌感染）。另外，根除细菌治疗后的良好效果不禁让人联想幽门螺杆菌感染与胃外疾病关系研究中的困惑。究竟是来自于这一特定细菌的清除，还是由于广谱抗生素的大量长期应用所带来的非特异性清菌效果？如酒渣鼻或玫瑰糠疹与幽门螺杆菌的关系一样，尽管目前尚不明确根除细菌后获得的皮肤状态的好转是来自幽门螺杆菌菌体抗原的消除，还是广谱抗生素大量应用的后果。机制虽不明确，只要治疗有效，仍然可以获得临床推广，边治疗边观察，也是明确机制的一种途径。

在这个案例中，需要注意的是幽门螺杆菌检测方法的选择。粪便抗原检测是准确性和特异性都较高的诊断方法（均＞85%），但其检测容易受肠道感染的影响，尤其在一些类似空肠弯曲菌等与幽门螺杆菌抗原有交叉免疫反应的细菌感染时。因此当我们需要依赖粪便抗原进行诊断时，需要谨慎除外其他肠道感染的存在。

三、病例讨论

本例患者诊断为帽状息肉病。患者入院时表现为便血、腹痛，肠镜可见直肠多发溃疡和炎性息肉。患者入院前多次使用双氯芬酸止痛，不能除外 NSAIDs 药物是引起直肠溃疡的原因之一，入院后首先停用双氯芬酸，加用美沙拉秦栓抗炎。患者病变局限在直肠，但并非溃疡性结肠炎的典型肠镜下表现，不能除外感染因素，故入院后予抗感染治疗。

患者从起病至确诊经历 1 年多。完整切除息肉，尽可能保护好息肉表面的炎性渗出物，并与病理科医师充分沟通，才得到最终确诊。本病例的另一个特点是对病因的探讨。经过根除幽门螺杆菌的药物治疗后，帽状息肉数目和大小均有改善，提示幽门螺杆菌可能参与帽状息肉病的发病。直肠肛门压力测定和排粪造影，发现的异常结果证实了患者有直肠肛门动力的异常，但孰因孰果难以分辨。这些都提示对炎症性肠病发病机制要进行更加深入的研究。

四、病例点评

帽状息肉病是一种罕见疾病，特征为红斑性炎性结肠息肉，上覆帽状纤维素性、脓性黏液。帽状息肉病的发病机制尚不明确。感染、黏膜缺血、T 细胞介导的炎症反应、肠道运动异常引起的机械刺激，以及用力排便造成的结肠黏膜反复创伤均与本病有关。由于该病的临床病程和发病机制尚未阐明，具体的治疗方法尚未确定。从首例报道开始到现在的 30 多年时间里，很多帽状息肉病的患者是以溃疡性结肠炎的症状和疑诊就诊的，这至少在一定程度上说明其诱因、病因或发病机制与溃疡性结肠炎有一定程度的重合，可能属于广义上的慢性肠道非特异性炎症性疾病。

一些学者发现合并幽门螺杆菌感染的帽状息肉病患者在使用抗生素治疗幽门螺杆菌后息肉相关症状和内镜下表现都有改善，提出感染可能是病因。然而，并没有在炎症性结肠息肉中分离出幽门螺杆菌。帽状息肉病患者可能无症状，而有症状的患者通常表现为直肠出血（82%）和黏液样腹泻（46%）。症状可能在诊断之前已经存在了数周至数月。其他临床表现包括腹痛、里急后重、体重减轻和便秘。

结肠镜是帽状息肉病诊断中非常重要的检查手段。内镜下息肉通常位于直肠和乙状结肠，帽状息肉的表面通常发红，上面附着有白色的"黏液帽"，病灶之间的黏膜正常。病理学上可见帽状息肉由狭长的增生样腺体构成，在固有层可见混合性炎性细胞浸润以及纤维肌性闭塞，其表面有不同程度的溃疡，且上覆特征性的"黏液帽"，该帽为黏液、纤维蛋白和白细胞构成的炎性渗出物。

内镜下帽状息肉病的鉴别诊断包括炎症性肠病（如溃疡性结肠炎、克罗恩病）引起的炎性假息肉、与憩室病相关的炎性息肉、孤立性直肠溃疡综合征、结直肠腺瘤性息肉病综合征（如家族性腺瘤性息肉病等）及幼年性息肉病综合征（如家族性幼年性息肉病）。内镜下息肉切除术可以完全消除该病的症状，但是有报道在息肉切除术后出现复发。有研究发现，根除幽门螺杆菌后帽状息肉病患者的症状改善，息肉病变消退，所以合并幽门螺杆菌感染的患者建议根除幽门螺杆菌。对于有症状的患者，如果息肉数量太多而无法行内镜下切除，则需要行结肠切除术。也有一些个案报道了氨基水杨酸盐、抗炎药物（如局部用和全身性类固醇）、抗生素（如甲硝唑）及免疫调节剂（如英夫利昔单抗）可能在帽状息肉病的治疗中可以起到一定作用。

（病例提供：董锦沛　北京大学第一医院）

参考文献

[1]Ng KH，Mathur P，Kumarasinghe MP，et al.Cap polyposis：further experience and review.Dis Colon Rectum，2004，47（7）：1208-1215.

[2]Akamatsu T，Nakamura N，Kawamura Y，et al.Possible relationship between Helicobacter pylori infection and cap polyposis of the colon.Helicobacter，2004，9（6）：651-656.

[3]Esaki M，Matsumoto T，Kobayashi H，et al.Cap polyposis of the colon and rectum：an analysis of endoscopic findings.Endoscopy，2001，33（3）：262-266.

[4]Arimura Y，Isshiki H，Hirayama D，et al.Polypectomy to eradicate cap polyposis with protein-losing enteropathy.Am J Gastroenterol，2014，109（10）：1689-1691.

[5]Murata M，Sugimoto M，Ban H，et al.Cap polyposis refractory to Helicobacter pylori eradication treated with endoscopic submucosal dissection.World J Gastrointest Endosc，2017，9（10）：529-534.

[6]Dong J，Tian Y.Rectal Polyps Covered With "White Caps".Am J Gastroenterol，2022，117（11）：1732.

第五章

IBD 应鉴别的非感染性肠道炎性疾病

炎性肠病（inflammatory bowel diseases，IBDs）是涵盖面更加广泛的，以肠道急慢性炎症表现为主要特征的疾病总称，其中非感染性病因大致包括以下：理化因素导致的肠道炎症（如放射性结肠炎、NSAIDs 相关肠炎等），免疫因素导致的肠道炎症（如嗜酸细胞性胃肠炎、移植物抗宿主病、免疫检查点抑制剂相关性肠炎等），全身疾病导致的肠道炎症（如 ANCA 相关小血管炎、白塞病、过敏性紫癜等），缺血 / 低灌注因素导致的肠道炎症（如缺血性结肠炎、门脉高压性肠病等）和其他非特性肠道炎性疾病（如显微镜下结肠炎、孤立性直肠溃疡综合征、憩室病相关结肠炎等）。这些疾病中的有些情况，如仅从内镜图像特点与炎症性肠病（inflammatory bowel disease，IBD）相鉴别比较困难，但只要详细收集病史，从不典型之处开展鉴别诊断，往往很快可以明确。

病例 17　难治性腹泻诊治与思考——成人自身免疫性肠病

一、病历摘要

患者男性，83 岁，因"间断腹泻 4 年余，加重 1 个月余"入院。

现病史：患者 4 年余前（2015 年 2 月）无明显诱因间断出现腹泻，5 ~ 6 次 / 天，为少量黄色水样便，偶伴血便，8 ~ 9 天 / 次，表现为大便表面混有少量鲜血，偶伴黏液，伴里急后重感，无腹痛、恶心、呕吐、黑便。入我科行肠镜示直肠多发溃疡，考虑溃疡性结肠炎可能性大，直肠型。予柳氮磺吡啶栓治疗，患者出院后未规律应用。自觉用药时腹泻较前明显缓解，平素 2 ~ 3 次 / 天，排黄色成形软便。

2015 年 2 月结肠镜（病例 17 图 1）:回肠末端黏膜正常，可见散在淋巴滤泡。升结肠、横结肠、降结肠见轻度黏膜色素沉着。直肠距肛门 12cm 见黏膜弥漫水肿、充血、颗粒感，黏膜血管网消失，并见细小糜烂及小溃疡形成。病理：乙状结肠黏膜慢性炎；直肠黏膜慢性炎，局灶急性炎，黏膜糜烂，腺体数量减少，分泌功能下降，黏膜肌增生。

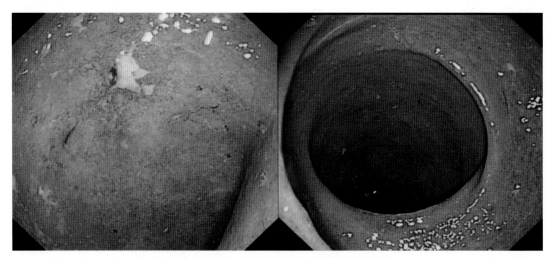

病例 17 图 1　2015 年 2 月结肠镜（直肠）

6 个月余前（2018 年 12 月），患者再次出现腹泻，5 ~ 6 次 / 天，为不成形黄色黏液便，伴黑色粪渣，无明显血便。腹泻于进食后、夜间加重，无恶心、呕吐。于 2019 年 1 月行肠镜及病理检查。予美沙拉秦口服治疗无明显缓解。查粪便艰难梭菌毒素 A/B 阳性，予甲硝唑 0.4g tid 治疗 10 天；美沙拉秦灌肠液 1 支（4g）每晚一次治疗后腹泻好转，排便 3 ~ 10 次 / 天，为淡黄色糊状便或稀水样便，偶带鲜红血。

2019 年 1 月复查肠镜（病例 17 图 2），直肠距肛门 12cm 以远可见弥漫充血糜烂，局灶可见小溃疡，覆大量白苔。病理：直肠黏膜慢性炎，伴急性炎，表面黏膜糜烂，可见隐窝炎及隐窝脓肿，腺体数量减少，形态不规则，并腺瘤样增生，固有层大量淋巴、浆细胞浸润，黏膜肌增生。

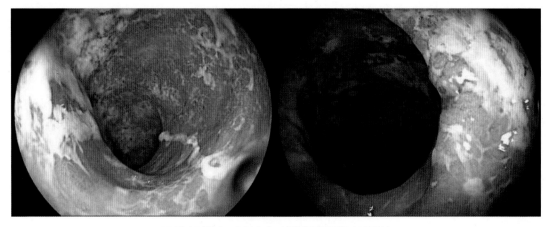

病例 17 图 2　2019 年 1 月复查肠镜（直肠）

1 个月前（2019 年 5 月），患者自觉腹泻次数较前增多，为 20 ~ 30 次 / 天，性质同前，量少，10 ~ 20ml，伴脐周疼痛，排便后缓解。就诊我院门诊加用地塞米松 5mg/d 灌肠治疗，腹泻较前稍好转，排便减少至 10 次 / 天，为稀水样便。腹部增强 CT（病例 17 图 3）：直肠上段及直 – 乙交界区肠壁可疑轻度增厚，未见明确异常强化灶，不除外炎症，肠周未见肿大淋巴结。肝脏多发钙化灶，左肾钙化灶。阑尾切除术。

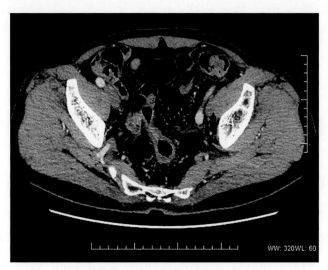

病例 17 图 3　腹部增强 CT

　　3 天前无明显诱因腹泻加重，性质同前，排便 20 次 / 天，伴乏力。我院急诊查血常规示：WBC 4.44 × 10^9/L，Hb 130g/L，PLT 144 × 10^9/L，CRP 3mg/L；生化示：Alb 35g/L，K$^+$ 3.14mmol/L。予补液及肠外营养治疗。患者为进一步诊治入院。1 个月以来，患者精神、睡眠欠佳，食欲差，进食流食，小便量偏少，自诉排尿 1 ~ 2 次 / 天，大便如上述，近 1 个月体重减轻 6.5kg（65kg → 58.5kg）。

　　既往史：2 年前（2017 年）诊断再生障碍性贫血，服用环孢素 50mg qd/25mg qn ＋司坦唑醇 2mg qd ＋葡醛内酯 100mg bid，近 1 个月自行停用环孢素及司坦唑醇。20 余年前诊断冠心病，心肌梗死。14 年前左侧冠状动脉回旋支和左侧冠状动脉前降支各置入支架 1 枚；8 年前再次左侧冠状动脉回旋支置入支架 1 枚。术后规律口服冠心病二级预防药物，5 年前停用硫酸氢氯吡格雷（波立维），2 年前停用阿司匹林。现长期服用单硝酸异山梨酯缓释片 60mg qd、非洛地平缓释片 5mg qd、盐酸曲美他嗪缓释片 35mg bid。平时无胸闷、胸痛等不适，活动耐量可。高血压病 30 余年，血压最高 180/100mmHg，药物控制血压在 150/80mmHg 上下波动。30 余年前曾发现丙型肝炎抗体阳性，具体不详，后复查阴性。前列腺增生 10 余年。否认糖尿病、肾病病史，否认结核病史。2018 年 10 月因阑尾炎行"阑尾切除术"。无外伤史。有输血史，2017 年因再生障碍性贫血输注红细胞及血小板，具体量不详，未见不良输血反应。否认药物、食物过敏史。

　　个人史：生于河北，久居北京。否认疫区、疫水接触史，否认毒物、放射性物质接触史。

否认烟酒嗜好。

婚育史：育有 1 子 1 女，配偶体健，子女体健。

家族史：其父胃癌，其母高血压。

体格检查：体温 36.3℃，脉搏 80 次 / 分，呼吸 22 次 / 分，血压 116/68mmHg。双肺呼吸音粗，双下肺可闻及吸气相湿啰音。心界扩大，心率 80 次 / 分，心律齐，P2 < A2，各瓣膜听诊区未闻及杂音及心包摩擦音。腹软，无压痛、反跳痛及肌紧张，未及包块，肝脾肋下未及，Murphy 征（-），肠鸣音 8 次 / 分。双下肢未见水肿。

二、诊疗过程

（一）入院后诊疗

入院后完善辅助检查，血常规：WBC 4.50×10^9/L，RBC 3.52×10^{12}/L，Hb 122g/L，PLT 154×10^9/L，NE% 61.9%，LY% 26.8%。ESR 21mm/h。尿常规：未见异常。便常规：黄色稀便，镜检未见异常，免疫法隐血阳性，化学法隐血弱阳性。多次找见脂肪滴，未找见肌纤维。便钙卫蛋白 350μg/g。血生化：ALT 54U/L ↑、AST 31U/L、Alb 33.1g/L ↓、PA 174.3mg/L、CREA 76.00mmol/L、eGFR 80.766ml/（min·1.73m²）、UA 196μmol/L、BUN 4.88mmol/l、Ca^{2+} 2.13mmol/L、P^{3-} 0.73mmol/L ↓、Mg^{2+} 0.88mmol/L、Na^+ 132.87mmol/L ↓、K^+ 3.10mmol/L ↓、CK-MB 1.0ng/ml、CTNI 0.004ng/ml、BNP 107.00pg/ml、hs-CRP 9.84mg/L、HCY 12.29mg/L、TG 1.50mmol/L、TCHO 3.53mmol/L、HDL-C 1.26mmol/L、LDL-C 1.64mmol/L。凝血：D-dimer 0.41mg/L ↑、余均阴性。

免疫方面，2019 年 6 月 26 日免疫：IgG 12.90g/L，IgA 1.65g/L，IgM 0.64g/L，C3 0.511g/L，C4 0.278g/L，IgG1 11.20g/L，IgG2 7.10g/L，IgG3 0.61g/L，IgG4 0.49g/L。2019 年 6 月 26 日自身抗体谱：ANA 阳性，颗粒型 1：1000；均质性 1：1000。T-spot.TB 阴性。血尿免疫固定电泳（-）。

小肠 CTE 检查：结直肠及小肠肠管轻度扩张，腔内可见气体、液体及少许残渣。直肠、乙状结肠及部分降结肠肠壁增厚伴轻度强化，较前范围略增大。肝脏多发钙化灶，左肾钙化灶（病例 17 图 4）。

入院后肠镜检查（2019 年 6 月）：回盲、升结肠、横结肠、降结肠黏膜呈颗粒感，有点状溃疡，接触性出血。乙状结肠 25cm 以远至直肠见多发溃疡形成，覆黄白色苔，如病例 17 图 5 所示。

病理：（回盲部）大肠黏膜组织急慢性炎，腺体形态数目尚可，局灶见隐窝炎，未见隐窝脓肿；（乙状结肠）大肠黏膜慢性炎，局灶急性炎，部分腺上皮呈轻度非典型增生。肠黏膜 CMV-DNA 2.4×10^3copies/ml，EBV-DNA 2.4×10^3copies/ml。艰难梭菌毒素 A/B 0.29

弱阳性。

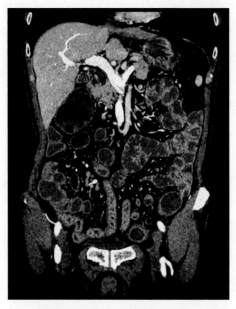

病例 17 图 4　小肠 CTE 检查

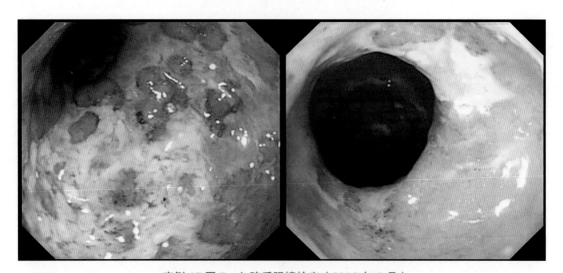

病例 17 图 5　入院后肠镜检查（2019 年 6 月）

第一阶段，从病程上分析，患者腹泻临床过程不符合急性腹泻，但要注意合并症多的老年患者腹泻急性加重的因素，如病毒、细菌、真菌、蠕虫等感染；还要注意抗生素相关性肠炎、急性肠道缺血等。慢性腹泻病因中，药物因素、慢性感染、吸收不良综合征、小肠细菌过度生长、神经内分泌肿瘤和结肠肿瘤等要逐一排除后再考虑 IBD、显微镜结肠炎等情况。

初步诊断：腹泻原因待查，结肠溃疡，艰难梭状芽孢杆菌感染，肠道 CMV、EBV 感染，肠道菌群紊乱；冠状动脉粥样硬化性心脏病，陈旧性心肌梗死 PCI 术后；高血压病 3 级，很高危；再生障碍性贫血；阑尾切除术后。

入院后治疗：补液及补充电解质平衡；益生菌、益生真菌维持微生态平衡；肠内营养［氨基酸型肠内营养剂（爱伦多）/肠内营养混悬液（SP,百普力）/肠内营养粉剂（TP,安素）］联合肠外营养（卡文 1440）；注射用美罗培南（美平）＋甲硝唑静脉滴注抗感染；口服万古霉素治疗艰难梭菌感染（逐渐减停）；更昔洛韦抗病毒治疗；罂粟碱抗缺血；美沙拉秦缓释片（颇得斯安）1g qid；醋酸奥曲肽注射液（善宁）泵点减少肠液分泌；生长激素促进小肠绒毛生长；得每通补充消化酶；间断使用蒙脱石散（思密达）、盐酸洛哌丁胺（易蒙停）止泻；补铁、补充维生素 B_1 及 B_{12}、叶酸等。

第二阶段，患者在强化营养支持，联合抗菌素、抗病毒、对症等治疗情况下，腹泻量仍旧较大。考虑腹泻为小肠源性可能性大，应积极检查小肠。

2019 年 7 月胶囊内镜检查：十二指肠及空肠上段可见黏膜白色颗粒样改变。空肠上段可见黏膜血管显露。小肠可见多处黏膜白色病变。空肠下段及回肠黏膜水肿，小肠绒毛变短，血管网紊乱，可见多处黏膜糜烂及溃疡。2019 年 7 月再次复查结肠镜，争取回肠黏膜多点病理检查。镜达回肠末端约 50cm。回肠可见糜烂溃疡。直乙降结肠黏膜充血糜烂、水肿，溃疡形成。横结肠、升结肠黏膜尚可，结肠袋消失（病例 17 图 6）。

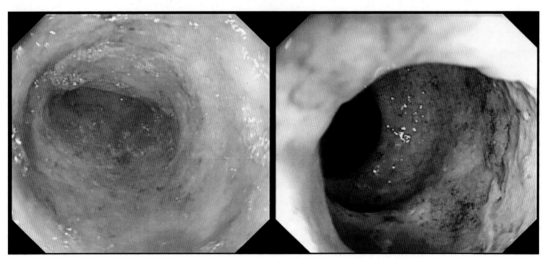

回肠　　　　　　　　　　　　直肠
病例 17 图 6　2019 年 7 月结肠镜（结肠镜进入较深回肠）

内镜病理诊断：（回肠末端）小肠黏膜慢性活动性炎，表面黏膜糜烂，可见炎性渗出，绒毛萎缩、变短，形态欠规则，伴修复性反应，散在隐窝炎，未见隐窝脓肿，隐窝内淋巴细胞增多，并可见凋亡小体。（升结肠、乙状结肠）大肠黏膜慢性活动性炎，隐窝形态欠规则，排列紊乱，伴修复性反应，隐窝内淋巴细胞增多，并见少许凋亡小体。综上，显示慢性活动性肠炎改变，以回肠末端为重（病例 17 图 7）。

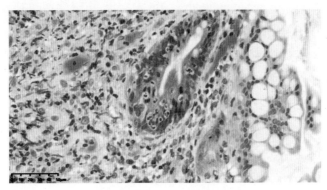

病例 17 图 7　内镜病理

（二）MDT 诊疗

1. 病理科（张继新，北京大学第一医院）：自身免疫性肠病病理表现为小肠绒毛变钝、萎缩，隐窝上皮内凋亡小体和淋巴细胞数量增多，而表面上皮内淋巴细胞数量相对少。杯状细胞及潘氏细胞减少或消失，病情较重的病例可出现隐窝脓肿。黏膜固有层内可见多量淋巴细胞、单核细胞及浆细胞浸润。值得注意的是自身免疫性肠病的组织学改变并无绝对特异性，其诊断必须结合病史、临床症状、内镜下改变、组织学及血清学检查。上皮内淋巴细胞浸润的组织学特点需鉴别乳糜泻、淋巴细胞性结肠炎和淋巴瘤，出现隐窝炎及隐窝脓肿需要鉴别溃疡性结肠炎。自身免疫性肠病明显的隐窝上皮凋亡需要鉴别移植物抗宿主病和放射性肠炎，但通常单纯组织学难以鉴别，需结合临床病史。

2. 风湿免疫科（王昱，北京大学第一医院）：本例患者慢性病程，腹泻量大，炎症指标升高，自身抗体中抗核抗体（anti-neuclear antibody，ANA）阳性，抗酿酒酵母抗体（anti-Saccharomyces cerevisiae antibody，ASCA）阳性，以及抗小肠杯状细胞抗体 IgG 阳性。抗感染（细菌、病毒、特异性针对艰难梭状芽孢杆菌等）疗效不佳，肠镜及病理不支持炎性肠病以及肿瘤的诊断，糖皮质激素治疗有效，上述发病机制和疗效反应特点提示存在自身免疫性疾病的特征。成人自身免疫性肠病属于少见疾病，其诊断需要结合临床症状、内镜表现、病理检查和自身免疫学检查做出。主要症状表现为慢性腹泻和吸收不良；小肠黏膜病理表现包括小肠绒毛萎缩可见上皮内少量淋巴细胞；部分患者可同时患有其他自身免疫性疾病，伴有多种自身抗体阳性，文献中可见到抗肠上皮抗体、抗小肠杯状细胞抗体、抗核抗体等阳性。多数患者使用激素或其他免疫抑制治疗有效，提示成人自身免疫性肠病是以顽固腹泻和吸收不良为主要表现，可以合并多种自身免疫病的疾病。

针对炎性肠病常用的自身抗体检测通常包括类风湿因子（rheumatoid factor，RF）、抗核抗体（antinuclear antibody，ANA）、抗线粒体抗体（antimitochondrial antibody，AMA）、抗中性粒细胞胞质抗体（antineutrophilic cytoplasmic antibody，ANCA）、抗酿酒酵母抗体（anti-Saccharomyces cerevisiae antibody，ASCA）、抗胰腺腺泡抗体（antibodies against exocrine pancreas，PAB）、抗小肠杯状细胞抗体（antibodies to intestinal goblet cells，GAB）等。但这些自身抗体不具有特异性，且多数临床研究病例数量有限，结果也并不完全一致。其中抗小肠杯状细胞抗体有可能是导致小肠绒毛萎缩和分泌异常的病生理基础，针对性破坏小肠的杯状细胞，从而可以解释患者出现的慢性腹泻及吸收不良的临床表现，也是诊断自身免疫性肠病的必要条件。针对发病机制和部位，开发新型的自身抗体检测，也是研究的方向和热点。

肠道问题最后诊断：成人自身免疫性肠病、艰难梭菌感染、肠道 CMV、EBV 感染、肠道菌群紊乱。

治疗：丙种球蛋白 10g 连续输注 4 天；甲基强的松龙 40mg 使用 7 天换为氢化可的松 300mg/d 并逐渐减量至泼尼松 10mg qd 出院。上述综合治疗后，患者腹泻逐渐减少，由黄绿色稀水样便变为黄色稀糊便，每日 3 次排便，量约 600ml/d，体重较前增加（55kg 增至 62kg）。患者连续住院长达 2 个月时间（腹泻量，如病例 17 图 7），终得以确诊，症状明显缓解出院。

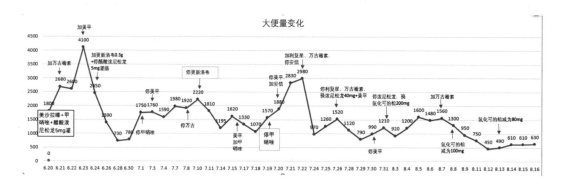

病例 17 图 7　腹泻量变化

三、病例讨论

本例患者的病例特点，老年男性，慢性病程，基础疾病多服用多种药物。慢性腹泻具有以下特点：①排便量大，每日排便 10 ~ 30 次，量 > 1000ml，最高峰排泄量逾 4000ml；②粪便化验镜检基本无异常但隐血试验阳性，粪便中多次找见脂肪滴，存在吸收不良综合征；③几乎无其他伴随症状；④曾使用生长抑素抑制肠道分泌无明显效果；

⑤炎症指标轻度升高，联合多种广谱抗菌药物治疗效果不佳，患者存在肠道菌群紊乱；⑥病程中合并艰难梭菌、CMV 及 EBV 感染；⑦内镜下可见小肠绒毛萎缩，病理可见隐窝炎及隐窝脓肿；⑧不支持 IBD、肠淋巴瘤的诊断；⑨自身抗体 ANA 1 ∶ 1000；ASCA（+）抗小肠杯状细胞抗体 IgG（+）；⑩激素治疗有效。

　　本例中诸多引起慢性腹泻的因素先后出现且互相混杂，使得本例患者腹泻的诊断和治疗异常困难。起初结合结肠镜直肠和乙状结肠的炎症改变的镜下表现诊断炎症性肠病，按照 UC 的治疗给予美沙拉秦治疗，治疗效果不佳是没有真正找到病因。随后患者出现患多种基础疾病的老人常发生的艰难梭菌感染。当时结肠镜下大片脓苔渗出物是比较典型的内镜下表现。使用万古霉素等治疗控制了艰难梭菌感染但仍没能发现隐藏的病因。住院后结肠黏膜 CMV-DNA 和 EBV-DNA 出现低滴度阳性时，患者免疫功能明显下降临床症状严重，出现多种机会性感染。减少免疫抑制治疗，减少激素使用量，联合肠内肠外营养支持治疗，抗病毒治疗等临床决策十分及时。当逐渐明确来源于小肠问题导致的腹泻，再次内镜观察回肠黏膜并做黏膜活检，与病理科、风湿免疫科等的联合讨论后，真正的病因才被找到。

　　本例最终主要诊断为自身免疫性肠病（autoimmune enteropathy，AIE）。其诊断标准为以下 5 项：①成人慢性腹泻（持续时间＞6 周）；②吸收不良综合征；③特异性小肠病理表现：部分/完全绒毛萎缩，深部隐窝淋巴细胞增多，隐窝凋亡增多，上皮内淋巴细胞增多；④排除其他绒毛萎缩的原因，如克罗恩病、口炎性腹泻、肠淋巴瘤；⑤抗肠上皮细胞自身抗体（antienterocyte antibody，AE）和/或抗杯状细胞抗体（anti-goblet cell antibodies，AG）阳性，其中 1 ~ 4 项系 AIE 确诊的必要诊断条件；第 5 项 AE 或 AG 是一个重要的诊断依据，但抗体缺失并不能排除 AIE。AIE 的内镜表现为：小肠环形皱襞减少，绒毛短钝、增粗、倒伏及剥脱等萎缩表现，大片黏膜受损严重时可见因水肿和萎缩相间形成的颗粒样隆起；肠道弥漫性病变，包括黏膜充血肿胀、粗糙不平、点状糜烂灶。成人 AIE 病理表现和儿童相同主要为：绒毛变钝、萎缩，隐窝上皮内凋亡小体和淋巴细胞数量增多，而表面上皮内淋巴细胞数量相对少。杯状细胞及潘氏细胞减少或消失，病情较重的病例可出现隐窝脓肿。黏膜固有层内可见多量淋巴细胞、单核细胞及浆细胞浸润；AIE 的组织学改变并无绝对特异性。AIE 的治疗策略：加强营养及对症支持治疗是基础；糖皮质激素或联合免疫抑制剂是最有效的治疗方法；大约 2/3 的患者激素依赖或激素无效；硫唑嘌呤、环孢霉素、他克莫司、英夫利昔单抗和阿达木单抗治疗者均有报道；文献报道 1 例激素及 6-MP 治疗失败改用维多珠单抗治疗有效。

四、病例点评

自身免疫性肠病是一种以难治性腹泻、重度营养吸收不良、小肠绒毛萎缩、血清中存在抗肠上皮细胞抗体或抗杯状细胞抗体为特点的自身免疫性疾病。AIE 主要见于儿童，成人非常罕见，目前国内外仅报道 40 余例，其中成人 17 例。成人 AIE 同时累及小肠和结肠的报道更少，仅检索到 8 例。发病年龄 19～82 岁，男女比例大致相等（约 1：0.8），主要累及小肠，以近段小肠为著，所以要重视十二指肠和空肠活检。目前关于成人 AIE 的预后研究资料很少。Akram 等报道 14 例患者接受了以激素为主的治疗，其中 9 例获得完全反应，3 例部分反应，仅 2 例无反应。对这些患者随访了 1～4.8 年，死亡 1 例。其他成人 AIE 个案报道中的病例放在一起，目前报道成人 AIE 死亡共 4 例，其中 2 例对激素治疗无反应，其余 2 例激素治疗后症状均有明显改善，死亡原因主要为免疫抑制治疗后的严重感染。

本例诊治过程可谓曲折，在混杂因素中抽丝剥茧，发挥多学科合作的优势，才使得本例患者得到比较好的治疗效果。IBD 诊断的难点就是在于需要排除特定病因，不断进行鉴别诊断，才能真正做到诊断无误。通过本例患者我们收获以下经验和教训：①对于慢性腹泻患者，不仅要从疾病找起，还要从腹泻的发病机制入手分析，才能做出正确的判断；②在 IBD 没有明确诊断前，尤其是老年起病的肠道慢性炎症性疾病，不应轻易选择升阶梯治疗；③对于病因不清患者的内镜检查要尽量到达回肠末端，多点病理活检并做黏膜致病源检测等都是发现病因的重要环节；④小肠是隐藏在消化道最深处的器官，目前临床中的疑难疾病往往是小肠疾病，应引起临床医生的关注。

（病例提供：滕贵根　北京大学第一医院）

参考文献

[1]Villanacci V，Lougaris V，Ravelli A，et al.Clinical manifestations and gastrointestinal pathology in 40 patients with autoimmune enteropathy.Clin Immunol，2019，207：10-17. doi：10.1016/j.clim.2019.07.001．Epub 2019 Jul 4．PMID：31279857.

[2]阮戈冲,钱家鸣.中国成人自身免疫性肠病的临床特点分析.基础医学与临床,2019,（8）：1183.

[3]赖玉梅，石雪迎.广泛累及小肠和结肠的成人自身免疫性肠病一例并文献复习,中华病理学杂志，2015，1（44），32-36.

病例 18　回盲部溃疡的鉴别诊断——肠道白塞病

一、病历摘要

患者男性，51 岁，因"间断腹痛 5 年余，加重伴便血 2 周"于 2021 年 8 月入院。

现病史:4 年余前（2017 年 5 月）无明显诱因出现脐周绞痛，阵发性，数天发作 1 次，每次持续时间 1 ~ 2 小时，与进餐、排便无关，布洛芬可缓解，大便每天 1 次，为黄色不成形便。肠镜：回盲部及回肠末端可见糜烂、出血点。病理：回盲部慢性炎。予美沙拉秦治疗腹痛好转，后自行停药。

3 年前（2018 年 9 月）就诊于我院门诊行肠镜检查（病例 18 图 1）：回盲瓣变形，可见不规则溃疡，上有白苔。回肠末端见水肿黏膜上大溃疡，覆白苔，溃疡边缘干净。回肠末端病理:小肠黏膜急慢性炎。回盲瓣病理:黏膜慢性炎。继续使用美沙拉秦 1g qid 治疗，嘱坚持服用。

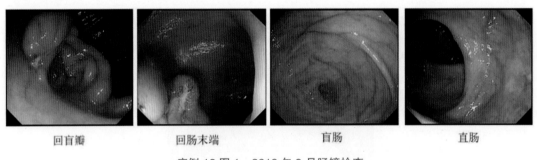

| 回盲瓣 | 回肠末端 | 盲肠 | 直肠 |

病例 18 图 1　2018 年 9 月肠镜检查

2 年余前（2019 年 1 月）外院复查肠镜，回盲部溃疡较前增大。1 年余前（2020 年 1 月）外院腹盆腔增强 CT 提示回肠末端及回盲部肠壁明显强化，周围可见渗出。胶囊内镜：回肠散在点状出血。期间持续服用美沙拉秦治疗，仍间断发作腹痛。

半月前无明显诱因出现便血，为暗红色血便，每日量约 500ml，持续 2 天，伴腹痛，无发热，无恶心、呕吐，无头晕、黑矇，后便血自行停止。经急诊入院。自起病来偶有痛性口腔溃疡，1 周内可自行好转，否认脱发、光过敏、皮疹、关节痛、生殖器溃疡。现食欲可，睡眠可，现每天排便 1 ~ 2 次，为黄色糊状便；小便同前；体重无下降。

既往史、个人史及家族史:1 年前因胆囊结石行腹腔镜胆囊切除术。饮酒 20 余年，已戒酒 4 年。否认家族遗传病。

体格查体：体温 36.6℃，脉搏 81 次 / 分，血压 120/80mmHg，呼吸 18 次 / 分。全身浅表淋巴结未触及肿大；双肺呼吸音清，心律齐，腹软，右下腹压痛、无反跳痛，肠鸣音 3 次 / 分。锁骨下动脉、肾动脉、髂动脉未闻及血管杂音。双下肢不肿。

初步诊断：回盲部溃疡原因待查（克罗恩病可能、肠白塞病可能、肠结核不除外），胆囊结石胆囊切除术后。

二、诊疗过程

（一）入院后诊疗

1. 首次入院评估

血常规：WBC 6.2×10^9/L，Hb 112g/L（小细胞低色素贫血），PLT 196×10^9/L。尿便常规未见异常。生化：Alb 39.5g/L，PA 238mg/L，Cr 80.30μmol/L。凝血功能未见异常。炎症指标轻度升高：ESR 22mm/h，CRP 10mg/L。免疫方面：ANA 1∶1000（颗粒型＋均质型），ENA 谱余均阴性。淋巴细胞亚群未见异常。免疫球蛋白 IgA 轻度升高。C3、C4 正常。结核病：T-spot.TB 阴性。PPD 阴性。胸部 CT 未见异常。浅表淋巴结 B 超未见异常。血尿免疫固定电泳阴性。

针对白塞病方面的检查：抽血针刺处未见异常。眼科会诊，视力：右眼 0.3、左眼 0.5，眼压：右眼 13mmHg、左眼 14mmHg。双结膜无充血，双眼角膜透明，前房深，瞳孔圆，晶体密度稍高。眼底：视盘边色形正常，A∶V＝2∶3，黄斑区未见明显异常，可见范围未见出血、渗出。胸腹盆腔增强 CT（病例 18 图 2）：回盲部肠壁增厚伴强化，周围脂肪间隙模糊；未见大血管炎。

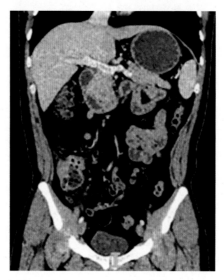

病例 18 图 2　2021 年 8 月胸腹部增强 CT

肠镜：回盲瓣见半环周溃疡性病变，9点方向溃疡累及瓣口的升结肠端，瓣口变形、不闭，瓣口狭窄内镜勉强通过，回盲瓣溃疡向回肠末端延伸。余结肠、直肠黏膜光滑，无溃疡性病变（病例18图3）。

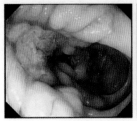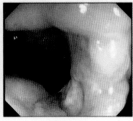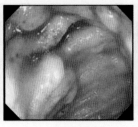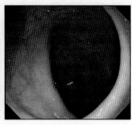

| 回盲部 | 回盲瓣 | 回肠末端 | 直肠 |

病例18图3　2021年8月肠镜检查

肠镜病理：（回肠末端）小肠黏膜急慢性炎，未见隐窝炎及隐窝脓肿，局灶上皮糜烂，腺体数目稍减少，形态大致正常，伴淋巴滤泡形成，未见肉芽肿性结节。（回盲瓣）大肠黏膜急慢性炎，未见隐窝炎及隐窝脓肿，上皮糜烂，腺体形态及数目大致正常，部分腺体分泌下降，间质可见淋巴滤泡。

胃镜：慢性非萎缩性胃炎。

因肠镜可见回盲瓣变形、盲肠缩短，不能除外肠结核。予试验性抗结核治疗：链霉素0.75g qd 肌内注射、乙胺丁醇0.75g qd 口服、异烟肼0.3g qd 口服。

2. 试验性抗结核治疗　抗结核治疗3个月，患者腹痛再次加重，伴恶心，非甾体抗炎药可缓解腹痛。复查血常规：Hb 116g/L。CRP 5.47mg/L；ESR 14mm/1h。复查肠镜（2021年11月）（病例18图4）：回盲部溃疡较前稍加重。病理：（回肠末端、回盲瓣）肠黏膜慢性活动性炎，伴坏死及炎性肉芽组织形成，小血管急性炎细胞浸润较明显。

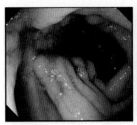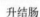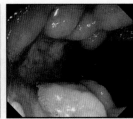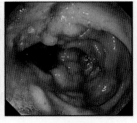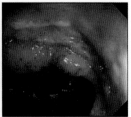

| 升结肠 | 升结肠 | 回盲瓣 | 回肠末端 |

病例18图4　2021年11月肠镜检查

3. 激素治疗　抗结核治疗无效排除肠结核诊断，考虑为克罗恩病或肠白塞病，予口服泼尼松60mg qd 诱导缓解。在口服激素3天后腹痛发作明显减轻。治疗1个月后复查肠镜（2022年1月）（病例18图5）：溃疡基本愈合。

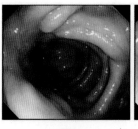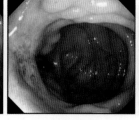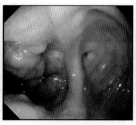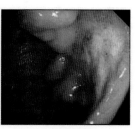

| 升结肠 | 升结肠 | 回盲瓣 | 回肠末端 |

病例 18 图 5　2022 年 1 月肠镜检查

院外门诊随访，激素治疗有效并逐步减量，症状稳定。减量至泼尼松 20mg qd 后因个人原因不能来我院评估，泼尼松 20mg qd 暂时未做调整。

4. 英夫利昔单抗治疗　在泼尼松 20mg qd 治疗 1 个月后，患者劳累后再次出现腹痛。2022 年 6 月来我院住院评估。血常规：WBC 8.60×10^9/L，Hb 134g/L。ESR 20mm/h；CRP 49.75mg/L。复查肠镜（2022 年 6 月）（病例 18 图 6）：回盲部溃疡再次出现且较前加重。

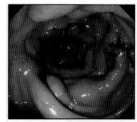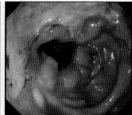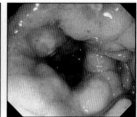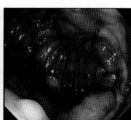

| 升结肠 | 升结肠 | 回盲瓣 | 回肠末端 |

病例 18 图 6　2022 年 6 月肠镜检查

入院肺 CT 检查示：左肺下叶可见条片状实变灶及索条，其内可见充气支气管征，周围可见少许实性结节（病理 18 图 7）。予支气管镜肺活检，盲取组织活检示：局部可见上皮样肉芽肿形成，伴中央轻微变性坏死，特殊染色显示其中可见球形菌体，GMS（+），PAS（+），抗酸染色阴性。新型隐球菌抗原：阳性（无滴度）。予口服氟康唑 400mg qd 治疗。

考虑患者存在激素依赖，在有效抗真菌治疗起效后，启动生物制剂治疗回盲部溃疡，与患者沟通后选择英夫利昔单抗治疗。在用药 2 天后腹痛症状减轻，用药 7 天后 CRP 降低至正常水平。

在第三针英夫利昔单抗后 1 个月，患者再次出现发热伴腹痛，CRP 38mg/L，2022 年 9 月复查肠镜（病例 18 图 8）：肠道溃疡较前无好转。

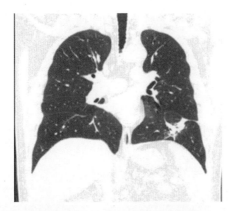

病例 18 图 7　2022 年 6 月肺 CT

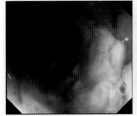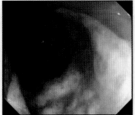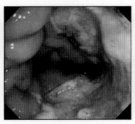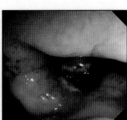

升结肠远端　　　　　　升结肠　　　　　升结肠近回盲瓣　　　　回盲瓣

病例 18 图 8　2022 年 9 月肠镜检查

在抗真菌 3 个月后复查胸部 CT（病例 18 图 9），实变灶较前好转，根据呼吸科意见，继续抗真菌治疗，疗程半年后停药。

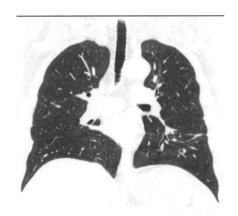

病例 18 图 9　2022 年 9 月胸部 CT

5. 乌司奴单抗联合沙利度胺治疗　在英夫利昔单抗诱导缓解期中患者病情加重，反复发作腹痛，常规解痉药物、镇静止痛药物效果不佳，加用沙利度胺 50mg qd 治疗，因出现单侧上肢震颤停药。加用乌司奴单抗治疗，但因患者腹痛反复发作，再次加用沙利度胺 50mg qd 治疗。联合用药后腹痛缓解，2 个月后复查 CRP 恢复正常。

用药半年后复查肠镜（2023 年 2 月）（病例 18 图 10）：溃疡愈合，仅升结肠可见炎症息肉。病理：升结肠炎性肉芽组织，血管壁增厚伴玻璃样变性，内皮细胞增生，未见黏膜上皮组织。

随访至 2023 年 9 月，患者症状稳定。

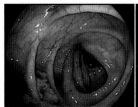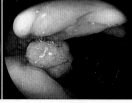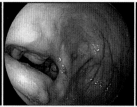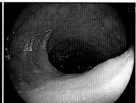

升结肠远端　　　　升结肠　　　　回盲瓣　　　　回肠末端

病例 18 图 10　2023 年 2 月复查肠镜

（二）MDT 诊疗（MDT 会诊意见）

1. 病理科（张继新，北京大学第一医院）：白塞病的病理学特征是血管炎，通常为淋巴细胞性血管炎，累及小的静脉和小静脉，范围比累及动脉广泛。主要病理学改变是单核细胞浸润周围的毛细血管和小静脉，部分血管显示内膜增厚。由于白塞病累及肠道血管位置一般较深，内镜黏膜活检标本取材很难达到相应的深度，故难以看到典型的血管炎改变。肉芽组织内的新生血管也有炎症表现，但并不代表是血管炎。其通常由新生薄壁的毛细血管以及增生的成纤维细胞构成，并伴有炎性细胞浸润，炎性细胞中常以巨噬细胞为主，也有多少不等的中性粒细胞及淋巴细胞。肉芽肿性血管炎，是一种坏死性肉芽肿性血管炎，属自身免疫性疾病。该病病变累及小动脉及毛细血管，偶尔累及大动脉，其病理以血管壁的炎症为特征，血管周围或外区有中性粒细胞浸润，在炎性血管的周围伴有细胞浸润形成的肉芽肿。本例患者病理虽没有看到典型白塞病血管炎表现，但可以除外后两个因素，结合临床表现和治疗反应可以做出白塞病肠道受累的诊断。

2. 风湿科（王昱，北京大学第一医院）：近年来白塞病肠道受累逐渐受到学者们的关注，肠白塞病的临床表现与克罗恩病相似，而且与肠结核、肠淋巴瘤、有肠道受累的免疫系统疾病很难鉴别，而且肠白塞病的预后较差，更容易出现肠穿孔等并发症。由于疾病存在异质性，因此临床表现累及器官的表现及发生率也并不完全相同。由于该综合征的病程通常呈复发与缓解交替出现，治疗的目标是迅速抑制炎症发作和复发，以防止不可逆的器官损害；通常需要多学科协作处理；需要根据患者年龄、性别、器官受累类型和严重程度，以及患者的偏好个体化选择治疗；通常胃肠道、眼、血管、神经系统和受累时提示预后不良。

对于轻症，如口腔溃疡和生殖器溃疡、皮肤病变（痤疮样和丘疹脓疱病变、结节、血栓性浅静脉炎和可触性紫癜等），采用局部皮质类固醇或秋水仙碱、沙利度胺、阿普米司特治疗。对于葡萄膜炎，尤其是对视力构成威胁的后葡萄膜炎，需要大剂量糖皮质激素联合强化免疫抑制治疗。优选的药物包括硫唑嘌呤、环孢素、IFN-α 或单克隆 TNF-α 拮抗剂联合硫唑嘌呤。对于血管病变及神经白塞病如大动脉疾病，可能需要内科治疗（大剂量糖皮质激素联合环磷酰胺），必要时联合外科或介入放射治疗；对于静脉血栓形成需要在控制全身性炎症为主的基础上，同时进行抗凝治疗。对于 Behçet 综合征胃肠道疾病，通常使用糖皮质激素联合免疫抑制剂治疗，免疫抑制剂包括环磷酰胺、硫唑嘌呤、吗替麦考酚酯、柳氮磺吡啶、甲氨蝶呤等。目标是在 2 ~ 3 个月使激素减至 10mg/d，如果能维持疾病控制，则可在随后 2 个月期间逐渐减量至停药。对糖皮质激素＋硫唑嘌呤不能控制疾病的患者可以考虑使用 TNF-α 抑制剂、乌司奴单抗等。由于新型靶向药物的问世，新的治疗方法在 Behçet 综合征不同表现中的应用也逐渐得到了新的认识，阿那白滞素、卡那单抗、格沃吉珠单抗（gevokizumab）、托珠单抗、乌司奴单抗、维多利珠单抗、司库奇尤单抗、利妥昔单抗、IVIG、血浆置换、造血干细胞移植（自体或源自同种异体骨髓或脐带血）和粒细胞单采术等。本例患者对不同生物制剂疗效的差异，也提示临床值得对相关发病机制进行深入研究。

三、病例讨论

分析本例患者的诊断，院外 4 年病史总结特点如下：中年男性，慢病病程急性加重。右下腹阵发性绞痛为主要症状，伴下消化道出血。内镜：回盲部溃疡，病变累及回盲瓣，为单个巨大溃疡，向回肠末端和升结肠延伸。胶囊内镜：回肠散在出血点。腹部增强 CT 未见小肠受累。溃疡病理未见肉芽肿。5-ASA 可部分缓解症状。入院后详细评估，该患者不符合系统性白塞病的诊断标准，也不符合克罗恩病的 WHO 诊断标准，更没有肠结核、淋巴瘤的证据。但该患者的肠镜表现非常有特点：回盲部孤立巨大溃疡，累及回盲瓣，并向回肠末端和升结肠延伸，溃疡边界清晰、干净，这种数量少、类圆形、巨大溃疡，倾向为白塞病的肠道表现。另外，后续治疗过程中，患者最突出的症状是腹痛，激素、沙利度胺起效快，对本例患者更是加药当天即起效，3 天后症状几乎完全缓解，治疗反应迅速也提示肠白塞的诊断。另外，由于活检病理的局限性，肉芽组织中的血管炎对于疾病诊断意义有限。综上所述，该患者最终诊断考虑为肠白塞病。

关于治疗，第一个问题是否需要进行试验性抗结核治疗？该患者 T-sopt.TB、PPD 试验、胸部 CT、肠活检病理未找到肠结核依据，仍采用试验性抗结核治疗，原因有两个：首先是肠结核表现可以很不典型，我国是结核病患病大国，所以需要始终保持对结核病足够的警惕性，尤其内镜下回盲部溃疡累及回盲瓣者。另外，肠白塞病拟使用激素治疗，这种情况下试验性抗结核治疗风险小，但忽略漏诊肠结核而使用激素治疗风险巨大。上述两个方面选择先做抗结核治疗，然后评价其效果再进行后续的治疗。接下来的问题是激素诱导缓解时联合免疫抑制剂吗？该患者在使用激素治疗 1 个月后肠道溃疡明显愈合，由于患者接受度的原因未能及时加用免疫制剂，比如硫唑嘌呤或环磷酰胺，导致使用激素时间过长，出现肺部真菌感染，同时肠道病变再次活动，再一次提示激素长期使用的不良反应，需要严密观察，尽量缩短疗程。

四、病例点评

我国 2022 年发布的《肠型贝赫切特综合征（肠白塞病）诊断和治疗共识意见》，提出肠白塞病分为 2 种亚型：Ⅰ 型为有系统性白塞病，累及肠道者称之为肠白塞病；Ⅱ 型为无系统性白塞病，但仅有典型肠道溃疡。由于 Ⅱ 型肠白塞病的治疗方案缺乏高质量的随机对照研究，目前医生仅能根据病情和药物可获得性，与患者沟通，选择 5-ASA、激素、免疫抑制剂（环磷酰胺、硫唑嘌呤、他克莫司、甲氨蝶呤、环孢素）、沙利度胺、肿瘤坏死因子（英夫利昔单抗和阿达木单抗）进行治疗。随着生物制剂不断面世，各种生物制剂均开始尝试用于难治性白塞病。

2017 年，来自法国的研究，使用乌司奴单抗治疗白塞病。研究对象是秋水仙碱无效的口腔溃疡患者，共纳入 30 例患者。使用乌司奴治疗后，第 12 周和第 24 周时，分别有 60.0% 和 88.9% 的患者获得完全缓解。中位随访 12 个月，26 名患者（86.7%）仍在接受乌司奴单抗治疗。2020 年，我国学者使用托法替布治疗难治性白塞病获得满意效果，且无严重不良反应。有意思的是，血管炎和关节受累患者的疗效更加明显，而肠道受累患者对托法替尼反应差。

从托法替布的研究我们可以发现，白塞病是一类异质性疾病，目前仍缺乏明确的定义。从风湿科的角度来看，"白塞综合征"的命名可能更恰当，其较为严重的临床表现为：眼部病变、血管受累（肺动脉、脑静脉、下腔静脉等）、神经系统受累，也被称为白塞综合征的强元素；相对而言，肠道、关节、皮肤、口腔溃疡为弱元素。白塞综合征进一步分型，仍依赖于基础研究的进展。消化科医生提出的 Ⅱ 型肠白塞病，是对白塞综合征分型的一种尝试，也是认识肠道白塞病的第一步。

（病例提供：贺胜铎　北京大学第一医院）

参考文献

[1] 杨红，何瑶，王玉芳，等.肠型贝赫切特综合征（肠白塞病）诊断和治疗共识意见.中华消化杂志，2022，22（10）：649-658.

[2] Mirouse A，Barete S，Monfort JB，et al.Ustekinumab for Behçet's disease.J Autoimmun，2017，82：41-46.doi：10.1016/j.jaut.2017.05.002.Epub 2017 May 5.PMID：28483439.

[3] Mirouse A，Barete S，Desbois AC，et al.Long-Term Outcome of Ustekinumab Therapy for Behçet's Disease.Arthritis Rheumatol，2019，71（10）：1727-1732.doi：10.1002/art.40912.Epub 2019 Aug 12.PMID：31008548.

[4] Liu J，Hou Y，Sun L，et al.A pilot study of tofacitinib for refractory Behçet's syndrome.Ann Rheum Dis，2020，79（11）：1517-1520.doi：10.1136/annrheumdis-2020-217307.Epub 2020 May 27.PMID：32461206.

[5] Yazici H，Seyahi E，Hatemi G，et al.Behçet syndrome：a contemporary view.Nat Rev Rheumatol，2018，14（2）：107-119.doi：10.1038/nrrheum.2017.208.Epub 2018 Jan 3.Erratum in：Nat Rev Rheumatol，2018，14（2）：119.PMID：29296024.

病例 19　慢性腹泻的潜在病因——显微镜下结肠炎

一、病历摘要

患者女性，56岁，因"腹泻2～3年，加重半年"就诊。

现病史：患者2～3年（2016年）前开始出现排便不成型，严重时呈稀水样便，腹泻前常伴脐周痛，排便后缓解。近半年来上述症状加重，每天排便4～6次，水样便为主，偶尔有排稀软便。外院考虑为腹泻型肠易激综合征（IBS-D）予调动力加益生菌治疗，效果不佳。自行服用多种止泻药，包括易蒙停、固本益肠和中药，腹泻症状有好转，停药后症状反复。2018年9月外院行结肠镜检查：直肠距肛门10cm处可见黏膜红斑，未取病理。结肠镜诊断：结肠黏膜未见明显异常，予匹维溴铵100mg tid治疗，腹泻症状略好转，每日3次左右排便，但停药后腹泻每天可达5～6次，稀水样便并出现夜间排便。为进一步治疗就诊。

既往史：发现 WBC 降低近 10 年，原因不清。发现 ANA 阳性 5 年（2013 年 9 月）；（2014 年 1 月）两次 ANA 1 ： 320 其他 ANA 谱抗体均（－）。因反酸、烧心症状诊断胃食管反流病 3 年余，间断按需口服 PPI 治疗。

体格检查：浅表淋巴结未见肿大。全身皮肤未见皮疹，关节无肿胀。心肺查体未见异常。腹软，全腹部无压痛、反跳痛。肠鸣音 4 次 / 分。

辅助检查：血常规 WBC 2.48×10^9/L，Hb 118g/L，PLT 135×10^9/L，NE% 54.8%；血生化：ALT 16U/L，AST 22U/L，TP 81.7g/L，ALB 42.5g/L，GGT 24U/L，TBIL 10.3 μmol/L，TBA 5.3 μmol/L，Cr 74 μmol/L，Glu 5.29mmol/L，TG 1.96mmol/L，TCHO 5.24mmol/L，血清电解质均正常（Ca、P、K、Na、Mg、Cl）。

初步诊断：慢性腹泻待查，白细胞减少（免疫系统疾病可能性大）、胃食管反流病。

二、诊疗过程

（一）IBD 专业门诊

2019 年 9 月，考虑患者腹泻症状较重，决定复查肠镜同时进行共聚焦内镜检查和黏膜病理检查。肠镜前复查便常规：镜检未见异常，潜血阴性。ANA 1 ： 320 阳性，其他 ANA 谱抗体均阴性；ANCA 阴性；ESR 39mm/hr（0 ~ 20）；CRP 正常，感染疾病筛查均阴性。2019 年 9 月肠镜（病例 19 图 1）：直肠和直 – 乙交界多发圆形红斑，余结肠黏膜正常。

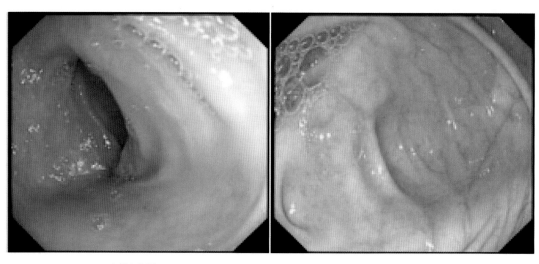

回肠末端   盲肠

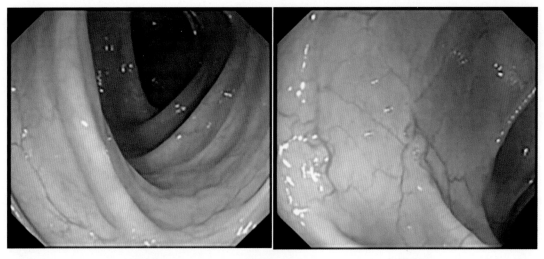

| 肝曲 | 横结肠 |

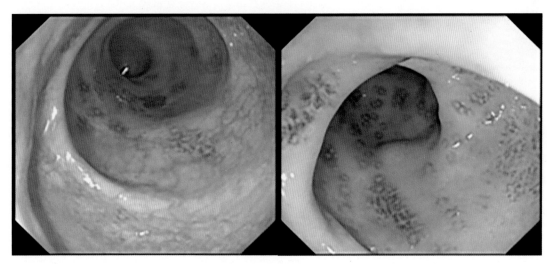

| 直-乙交界 | 直-乙交界 |

病例 19 图 1 2019 年 9 月肠镜

共聚焦内镜检查,可见腺体交界处暗色条带(箭头所指),右侧正常人共聚焦图像(病例 19 图 2)。

病理检查(病例 19 图 3):上皮细胞下可见胶原带,马松染色阳性(箭头所指)。

经病理科联合诊断后,嘱患者停用质子泵抑制剂,尽量避免 NSAID 等药物。维持匹维溴铵 2 片 tid 加益生菌治疗,患者症状逐渐好转。

最后诊断:显微镜下结肠炎(胶原性结肠炎)白细胞减少(免疫系统疾病可能性大)、胃食管反流病。

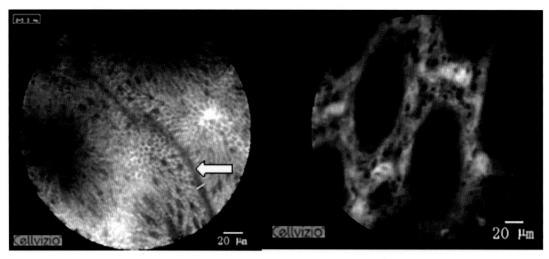

升结肠（本例患者）　　　　　　　　　　升结肠（其他患者）

病例 19 图 2　本例共聚焦内镜检查见腺体间暗色条带

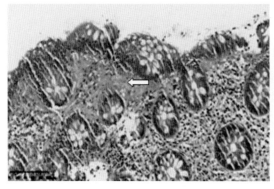

回盲部（HE×200）

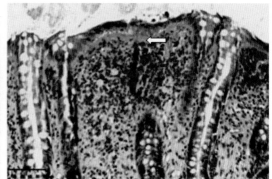

回盲部（马松染色）

病例 19 图 3　病理检查

（二）MDT 诊疗

病理科（张继新，北京大学第一医院）：显微镜下结肠炎（胶原性结肠炎）的组织学特征是结肠黏膜炎症伴紧邻表面上皮下的宽而连续的无细胞性、嗜酸性线状纤维带。胶原带厚 10 ～ 70μm，平均 12 ～ 30μm，并围绕上皮下毛细血管和肌成纤维细胞。胶原带厚度至少 30μm 是诊断胶原性结肠炎最有力的依据。除了厚度，胶原带的不均一性和不规则的基底部边缘有助于将其与正常的上皮下基底膜区分开。增厚的上皮下层 PAS 染色呈浅粉色，Masson 三色染色呈绿色，刚果红染色阴性。以结肠近端最为显著，而结肠远端可不受累。诊断胶原性结肠炎不仅需要见到增厚的胶原板，还应有特征性的结肠炎表现，如上皮损伤和上皮内淋巴细胞增多。多种疾病均可出现上皮下胶原增厚，因为胶原性结肠炎的诊断应建立在恰当的临床和组织学背景上。

三、病例讨论

本例患者考虑为胶原性结肠炎，主要表现为慢性腹泻，伴有血沉增快和 ANA 阳性，肠镜回肠末端、盲肠、升结肠黏膜均未见异常，黏膜活检病理上皮细胞下可见胶原沉积，符合胶原性结肠炎的诊断。胶原性结肠炎是显微镜下结肠炎的一种组织学亚型，主要鉴别诊断包括乳糜泻、炎症性肠病和肠易激综合征（IBS）。通过病史、实验室评估、内镜检查和活检，可以将这些疾病与显微镜下结肠炎区分开来。

本例患者的鉴别诊断，首先应除外乳糜泻，又称麸质敏感性肠病，是遗传易感者中常见的免疫介导性小肠炎症性疾病，由机体对膳食麸质及相关蛋白敏感所致。血清组织转谷氨酰胺酶（tTG）IgA 抗体检测和去酰胺基麦胶蛋白肽（DGP）IgG 检测对乳糜泻的诊断具有很高的特异性和敏感性。乳糜泻的内镜表现包括肠黏膜萎缩伴皱褶消失、明显的裂隙、结节样改变、扇贝样改变以及黏膜下血管凸显。乳糜泻的小肠组织学特征各异，轻则仅有肠上皮内淋巴细胞（IEL）数量增加，重则出现黏膜严重萎缩伴绒毛完全丧失、上皮细胞凋亡增加及隐窝增生。本例中年发病，病史和病理改变均不符合；其次要和 IBD 鉴别，患者粪便化验多次无炎症改变，结肠镜未发现结肠炎症改变，更不具有克罗恩病的特征性表现，如肛周病变（肛周脓肿、肛瘘）、狭窄、梗阻、腹部包块等。最后是 IBS-D，本例曾诊断为腹泻型 IBS，此前患者结肠镜没有病理学检查，所以未发现潜在的病因。

四、病例点评

显微镜下结肠炎（microscopic Colitis，MC）是一种结肠慢性炎症性疾病，表现为慢性水样泻，通常为非血性腹泻。常见于中年患者，且好发于女性，主要包括 2 种组织学亚型：淋巴细胞性结肠炎和胶原性结肠炎。胶原性结肠炎和淋巴细胞性结肠炎的估计发病率分别为每年 2.0/100 000 ~ 10.8/100 000 和每年 2.3/100 000 ~ 16/100 000。文献报道，在诊断为功能性胃肠病患者中 7% 为显微镜下结肠炎（95% CI 3.6% ~ 11.4%），在腹泻型 IBS 患者中 9.8% 为显微镜下结肠炎（95% CI 4.4% ~ 17.1%），可见显微镜下结肠炎并非少见。

显微镜下结肠炎女性高发，女性病例占 52% ~ 86%。相比淋巴细胞性结肠炎，胶原性结肠炎尤其好发于女性（女性和男性的发病率比：胶原性结肠炎中为 3.0，淋巴细胞性结肠炎中为 1.9）。非甾体类抗炎药是显微镜下结肠炎的致病或触发因素，其他可能引起显微镜下结肠炎的药物包括质子泵抑制剂、他汀类降脂药、选择性 5- 羟色胺再摄取抑制剂等。也有研究表明，吸烟可以增加显微镜下结肠炎的风险。显微镜下结肠炎患者的腹泻可能由黏膜炎症所致，腹泻的严重程度与固有层的炎症改变有关，与胶原带增厚无关。

显微镜下结肠炎通常发病隐匿，但约 40% 的患者可能会突然发作。患者通常每日排 4 ~ 9 次水样便，但极少数病例每日排便可能超过 15 次或排便量高达 2L。多达 50% 的活动性显微镜下结肠炎患者（每日排便 ≥ 3 次或每日 ≥ 1 次水样便）同时伴有腹痛。由于体液丢失和经口摄食减少，患者可能出现体重减轻。患者还可发生肠外症状，如关节痛、关节炎或葡萄膜炎。

显微镜下结肠炎的实验室检查结果通常不具特异性。约一半的患者有轻度贫血、ESR 升高和自身抗体，这些自身抗体包括类风湿因子（RF）、抗核抗体（ANA）、抗线粒体抗体（AMA）、抗中性粒细胞胞质抗体（ANCA）、抗酿酒酵母抗体（ASCA）和抗甲状腺过氧化物酶(TPO)抗体。结肠镜检查联合黏膜活检对确诊显微镜下结肠炎十分重要。内镜下，结肠的外观通常正常，肉眼可见的特征包括轻度水肿、充血、脆性增加、渗出性病变和瘢痕。病理组织学上，胶原性结肠炎和淋巴细胞性结肠炎的细胞炎症反应相似，主要包括固有层内单个核细胞浸润，以及少量的中性粒细胞和嗜酸性粒细胞。有一些关键的组织学特征可用来鉴别胶原性结肠炎和淋巴细胞性结肠炎。胶原性结肠炎，结肠上皮下可见一条直径 ≥ 10μm 的胶原带，隐窝之间的胶原带最为明显。淋巴细胞性结肠炎，每 100 个表面上皮细胞中有 ≥ 20 个上皮内淋巴细胞，隐窝结构通常没有扭曲，但可能存在局灶性隐窝炎。

显微镜结肠炎患者的主要治疗目标为获得临床缓解（每日排便 < 3 次且 1 周内不排水样便），以及提高患者的生存质量。首先建议患者避免使用致病药物并戒烟。对于腹泻以对症处理为主，可以使用洛哌丁胺止泻。文献报道，对于活动性疾病（每日排便 ≥ 3 次或每日排水样便 ≥ 1 次）或持续腹泻的患者，免疫抑制剂（硫唑嘌呤、甲氨碟呤）、激素、英夫利昔单抗等均可以取得一定疗效。当然，这些药物治疗效果还需更多的临床研究证实其有效性和安全性。

（病例提供：董锦沛　北京大学第一医院）

参考文献

[1]Tong J，Zheng Q，Zhang C，et al.Incidence，prevalence，and temporal trends of microscopic colitis：a systematic review and meta-analysis.Am J Gastroenterol，2015，110（2）：265-276；quiz 277.

[2]Bohr J，Tysk C，Eriksson S，et al.Collagenous colitis：a retrospective study of clinical

presentation and treatment in 163 patients.Gut，1996，39（6）：846–851.

[3]Park HS，Han DS，Ro YO，et al.Does lymphocytic colitis always present with normal endoscopic findings？ Gut Liver，2015，9（2）：197–201.

[4]Mellander MR，Ekbom A，Hultcrantz R，et al.Microscopic colitis：a descriptive clinical cohort study of 795 patients with collagenous and lymphocytic colitis.Scand J Gastroenterol，2016，51（5）：556–562.

[5]Miehlke S，Guagnozzi D，Zabana Y，et al.European guidelines on microscopic colitis：United European Gastroenterology and European Microscopic Colitis Group statements and recommendations. United European Gastroenterol J，2021，9（1）：13–37.

[6]Miehlke S，Aust D，Mihaly E，et al.Efficacy and Safety of Budesonide，vs Mesalazine or Placebo，as Induction Therapy for Lymphocytic Colitis.Gastroenterology，2018，155（6）：1795–1804.e3.

[7]Cotter TG，Kamboj AK，Hicks SB，et al.Immune modulator therapy for microscopic colitis in a case series of 73 patients. Aliment Pharmacol Ther，2017，46（2）：169–174. doi：10.1111/apt.14133. Epub 2017 May 10.PMID：28488312.

病例 20　肠道溃疡的鉴别诊断——缺血性结肠炎

一、病历摘要

患者男性，60 岁。主因"间断便血 1 周"于 2023 年 9 月 7 日入院。

现病史：患者 1 周前外出长途旅行，不洁饮食后出现左下腹不适伴腹泻 4 ~ 5 次，起初为褐色糊状便，后变为水样便量较大。随后出现下腹绞痛且逐渐减重，伴出冷汗排血便共计 4 次，为鲜红色，每次 100ml 左右，血便中几乎无粪质，有新鲜血块、恶心、呕吐、头晕、黑矇等。当日晚就诊当地医院，完善血常规：WBC 9.42×10^9/L，NE 7.07×10^9/L，Hb 125g/L，PLT 140×10^9/L，CRP 20mg/L；腹盆部 CT 示：降结肠 – 乙状结肠肠壁水肿，脂肪肝。予禁食水、补液、解痉、肠外营养、抗生素等治疗。6 天前患者再次排 4 次血便，为暗红色，腹部痛、腹部不适较前好转。5 天前患者共排便 2 次，为柏油样黑便，腹痛、腹部不适消失。4 天前患者排 1 次成形黑便。1 天前，患者排褐色成形便 1 次，表面覆盖少量血液，无腹痛、腹胀等不适。现患者为行进一步诊治入院。起病以来，患者精神、睡眠、食欲可，小便正常，体重无明显变化。

既往史：高胆固醇血症多年，发现双侧颈动脉粥样硬化 5 个月。5 个月前胃镜示食管胃黏膜异位、慢性非萎缩性胃炎、十二指肠球部胃黏膜异位。肠镜示结肠息肉，结肠黑变病、混合痔。发现甲状腺多发结节，前列腺增生伴钙化 5 个月。否认传染病史。无外伤、手术史。无输血史。否认毒物、放射性物质接触史。

个人史：吸烟 30 余年，每日 20 ~ 30 支，饮酒 30 余年，每日 200 ~ 300m 高度白酒。

婚育史及家族史：无殊。

体格检查：体温 35.7℃，脉搏 72 次 / 分，呼吸 18 次 / 分，血压 133/82mmHg。全身皮肤黏膜无黄染、苍白、发绀、出血点。浅表淋巴结未触及肿大。双肺呼吸音清，未闻及明显干湿性啰音及胸膜摩擦音。心律齐，各瓣膜听诊区未闻及杂音及心包摩擦音，腹部平坦，腹软，无压痛，未触及包块，肝脾肋下未及，肠鸣音 4 次 / 分。双下肢无水肿。

初步诊断：便血待查。结肠息肉、结肠黑变病、混合痔、慢性非萎缩性胃炎、食管胃黏膜异位、十二指肠球部胃黏膜异位、高胆固醇血症、脂肪肝、双侧颈动脉斑块、甲状腺结节。

辅助检查：血常规、凝血未见明显异常，便潜血阳性；血生化 ALT 及 AST 升高，ALT > AST，病毒性肝炎抗体、CMV 及 EBV-DNA 均阴性，免疫球蛋白及补体均正常；血沉、CRP 未见异常，粪钙卫蛋白升高，便艰难梭菌、便找结核菌、便培养均阴性，具体见病例 20 表 1。

病例 20 表 1　辅助检查项目

常规检验		生化检查		免疫检查		病原检查	
白细胞	6.5×10^9/L	Alb（40-55g/L）	38.5g/L	HBsAg	阴性	便难辨梭菌外毒素	阴性
血红蛋白	139g/L	ALT（7-40U/L）	103U/L	抗 HCV	阴性	粪便球 / 杆比	正常
血小板	199×10^9/L	AST（13-35U/L）	71U/L	抗 HDV	阴性	便找结核菌	阴性
血沉	17mm/hr	PA	187.8mg/L	抗 HEV	阴性	便培养	阴性
PT	11.9s	肿瘤标志物	阴性	抗 HAV	阴性	血 CMV-DNA	阴性
D-Dimer	0.13mg/L			ANA	1：100	血 EBV-DNA	阴性
粪便常规	稀便	便钙卫蛋白	185.3μg/g	抗 SMA	阴性		
粪便潜血	阳性			抗 AMA-M2	阴性		

2023 年 4 月外院肠镜（病例 20 图 1）：结肠息肉，结肠黑变病。

2023 年 9 月外院腹部 CT（病例 20 图 2）：降结肠 - 乙状结肠肠壁水肿。

2023 年 9 月肠系膜 CTA（病例 20 图 3）：腹腔干动脉开口处、腹主动脉、双侧髂动脉管壁可见纤维钙化斑块，管腔轻度狭窄。肠系膜上动脉、肠系膜下动脉及其分支管腔未见狭窄或瘤样扩张。

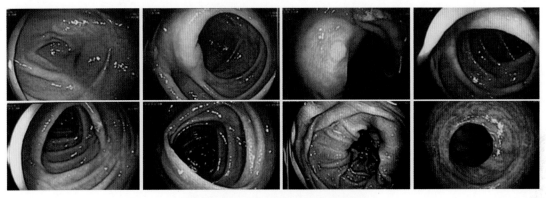

病例 20 图 1　2023 年 4 月外院肠镜

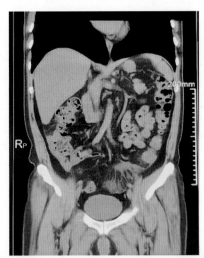

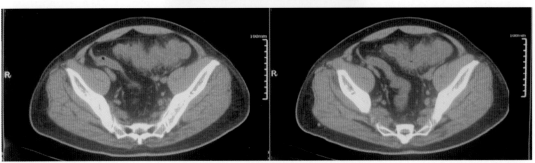

病例 20 图 2　2023 年 9 月外院腹部 CT

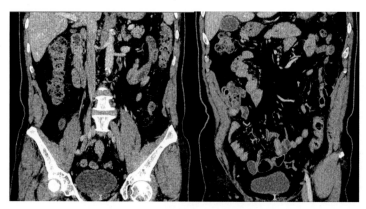

病例 20 图 3　2023 年 9 月肠系膜 CTA

　　超声造影（病例 20 图 4）：乙状结肠肠壁较正常肠壁增厚，较厚处约 0.7cm，Doppler 于肠壁内未探及明显血流。经患者右上肢浅静脉团注超声造影剂 Sonovue 1.2ml/ 次，共 4 次，生理盐水冲管 5ml/ 次。该乙状结肠增厚处肠壁于 56.6 秒达峰，最大强度 –27.3dB，周围正常肠壁于 47.7 秒达峰，最大强度 –28.5dB。肠系膜上动脉造影剂充盈良好，未见充盈缺损。

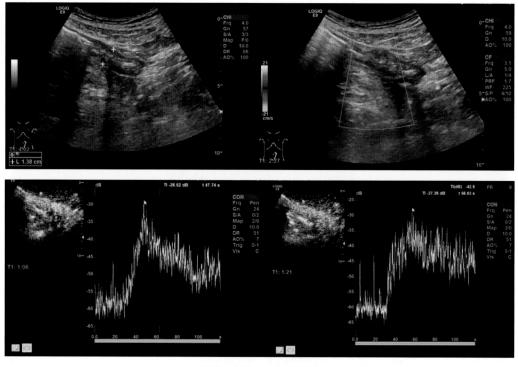

病例 20 图 4　超声造影

　　2023 年 9 月肠镜（病例 20 图 5）：循腔进镜达回肠末端，全结肠黏膜发黑，乙状结肠（距肛门 35 ~ 25cm）可见多处黏膜充血水肿，伴溃疡形成，溃疡直径约 0.3cm，病变与周围黏膜分界清楚。

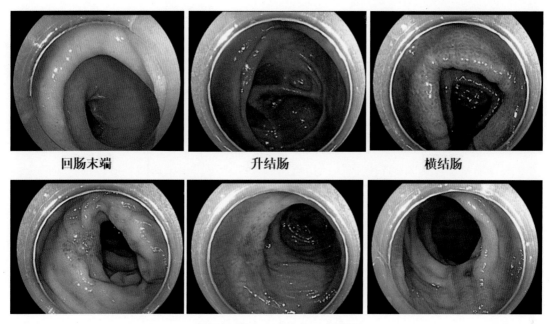

回肠末端　　　　　升结肠　　　　　横结肠

病例 20 图 5　2023 年 9 月肠镜

二、诊疗经过

（一）入院后诊疗

入院完善相关检查，结肠超声造影：乙状结肠肠壁增厚性病变，超声造影经右上肢浅静脉团注射 Sonovue 1.2ml/ 次，共 4 次，结肠增厚处肠壁于 56.6s 达峰，最大强度 –27.3dB，周围正常肠壁 47.7s 达峰，最大强度 –28.5dB，考虑结肠增厚处达峰时间较正常肠壁延长，最大强度减低，缺血性改变可能大。肠系膜动脉 CTA：肠系膜血管未见明显异常，胃肠道未见明显异常。肠镜检查示：全结肠黏膜花斑改变。乙状结肠（距肛门 35 ～ 25cm）可见多处黏膜充血水肿，伴溃疡形成，溃疡直径 0.3 ～ 0.5cm。病变与周围黏膜分界清楚。

入院后查房分析，患者老年男性，既往有高脂血症、动脉硬化等血管内皮功能障碍相关危险因素；长途旅行饮水量少，加之不洁饮食引起的腹泻加剧血容量不足的因素。此基础上突发鲜血便伴左下腹绞痛，疼痛剧烈，出现全身炎症反应，CRP 升高。经入院后肠镜下可见乙状结肠局限充血水肿，病变与周围黏膜分界清楚。腹部超声造影可见受累肠壁血流障碍，缺血性肠病诊断成立。患者转入我院时临床症状较前改善，生命体征平稳，无急性穿孔征象。鉴别诊断方面，常见肠道感染性疾病和机会性感染（如 CMV/EBV–DNA）已经排除，重点关注的老年患者肿瘤导致的高凝状态也逐一排除。故应用静脉罂粟碱松弛血管平滑肌，改善肠系膜血管缺血症状，治疗并完善相关检查后带药出院。

嘱患者 3 个月后复查肠镜。

（二）MDT 诊疗（MDT 会诊意见）

1. 超声医学科（陈路增，北京大学第一医院）：炎性肠病和缺血性肠病都可以表现为肠壁均匀性增厚。但炎性肠壁在活动期彩色多普勒表现为，肠壁血流明显增加，而缺血性肠病表现为病变部位血流减少。彩色多普勒超声评价肠壁血管受到血流增益和彩超设备血流敏感性的影响，存在一定主观性。相对于彩色多普勒超声，通过静脉注射超声造影剂，测量肠壁内造影到达时间、达峰时间和强度可以更加客观、敏感地评价肠壁的微循环血供状态。典型的炎性肠病超声造影表现为：造影剂到达时间和达到峰值强度的时间均早于周围正常肠壁，同时，病变部位的造影剂强度高于正常肠壁。而缺血性肠病的典型表现恰恰相反，造影剂到达时间及达峰时间延长，强度降低。部分较为轻微的缺血性肠病可仅表现为造影剂的到达时间和达峰时间延长。

2. 医学影像科（刘婧，北京大学第一医院）：对于肠道缺血的诊断，直接征象是血管内血栓，间接征象则是沿血供分布的肠管出现长节段缺血性改变，或者主动脉管壁中 – 重度粥样硬化。肠道缺血在不同的时间段会出现不同的表现，这些需要行增强 CT，或 CTA 检查才能明确诊断。在缺血早期，机体刺激炎性因子聚集，肠壁主要由于黏膜的缺血继发炎性改变为主，此时 CT 可能无异常发现；在 CT 上出现明显改变，通常是肠壁水肿发生，黏膜可以轻度强化，肠系膜周围有渗出。如果治疗及时，此时肠壁变化改善明显；如缺血未及时纠正，则缺血从黏膜层累及到黏膜下层甚至肌层，这个区域分布影响肠管运动的神经细胞，因此中期的肠道缺血主要表现为肠壁肿胀、低强化伴肠系膜水肿，可能还会有肠管麻痹性扩张；如继续进展，则可能出现肠壁变薄、积气乃至门静脉积气等征象。

三、病例讨论

本例患者起病初有摄入减少（长途旅行）和排泄增加（大量水样便）导致的血容量相对不足的诱因。同时老年、吸烟史、高胆固醇血症和动脉粥样硬化病史明确。缺血性结肠炎（ischemic colitis，IC）经常发生在小节段血管弥漫性病变疾病和存在各种合并症的老年患者中，主要危险因素包括糖尿病、高血压、心房颤动、充血性心力衰竭、冠状动脉及外周动脉疾病、近期心肌梗死、休克、需要血液透析的慢性肾衰竭、严重脱水、慢性阻塞性肺病、肠易激综合征、自身免疫病、药物（如苯丙胺或可卡因）、长跑、遗传性和获得性血栓形成倾向等。肿瘤、憩室炎、肠粘连、肠扭转、肠套叠、内疝伴梗阻或粪便嵌顿引起的结肠梗阻也可能导致 IC。还有一些可能出现在"看似健康"的个体中，这些情况下，一般很难确定缺血的原因，通常被认为与肠道的局部非闭塞性缺血有关。

临床表现上，IC 患者通常表现为左下腹或中下腹突发轻至中度痉挛性疼痛，并伴有急迫排便，随后在 24 小时内出现便血，右半结肠缺血患者通常表现为下腹痛而不是便血。体格检查可能会发现左下腹或受累部位有轻度至中度压痛。在非坏疽性和非暴发性 IC 中，通常的病程是自限性的，腹痛和便血可以在几天内自行缓解。症状持续不缓解可能表明出现慢性 IC，即慢性溃疡性 IC 或缺血性结肠狭窄。坏疽性结肠炎或暴发性全结肠炎通常通过明显的腹部压痛、反跳痛、低血压或休克来识别。本例患者发病过程为急性发作性腹痛伴血便，且疼痛比较剧烈，急且进展快是区别于炎症性肠病患者临床表现的特点。这例患者发病前 5 个月刚好行结肠镜检查，其他肠道疾病基本可以排除。

腹盆增强 CT 和腹部超声是早期发现 IC 的敏感技术，影像学表现与进行检查距缺血发作的时间，缺血的程度相关。由于大多数 IC 是自限性的，在数天内可自发缓解，所以检查要尽可能早做才能发现典型表现。结肠镜是诊断缺血性结肠炎最直接、最准确的方法，故被认为是 IC 诊断的金标准，同样也要争取在缺血发作的 48 小时内完成结肠镜。本例患者转往入住院的时间已经 1 周，有些检查已经错过最典型表现的时间窗，导致一些检查结果没有出现典型表现。大多数 IC 是自限性的，可通过对症支持治疗自行缓解，包括禁食、静脉输液改善结肠灌注，如本例患者恢复迅速。如果合并肠梗阻应行胃肠减压，缺血的诱因应进行治疗，如纠正低血压或心律失常，停用引起肠系膜血管痉挛的药物，大多数轻至中度患者在 1 ~ 2 天症状改善。

四、病例点评

在炎性肠病鉴别诊断中，缺血导致的肠道损伤是需要排除的一项，有些缺血性肠道损伤，尤其是慢性缺血形成的溃疡和临床表现与 IBD 有相近之处。缺血性肠病是胃肠道常见的血管性疾病，主要病因是由于肠壁血液供应不足引起。一般可分为急性肠系膜缺血，慢性肠系膜缺血及缺血性结肠炎。肠道的血液供给与肠道缺血发作的部位相关，升结肠和横结肠主要由肠系膜上动脉供血，结肠左侧 1/3 和直肠上部 2/3 由肠系膜下动脉供血，因此结肠中存在血流供给"分水岭区域"，该区域接收来自两条动脉远端分支的血液供应，但由于此处血管侧支少，当血流量减少时更容易发生非闭塞性缺血。分水岭区域通常为结肠脾曲，还包括直肠 – 乙状结肠区域。这是鉴别缺血因素的主要特点，即"分水岭区域"病变；其次非闭塞性肠道缺血损伤患者通常表现为发作性腹痛，有些甚至为突发，随后出现排便急迫，一般在 24 小时多次便血。非闭塞性 IC 其恢复通常也较快，及时处理后 1 周之内症状缓解，文献报道 2 周时间有些 IC 内镜缺血改变已经消失，故非闭塞性缺血损伤另一特点是发病急、进展快、恢复快。但对于慢性缺血的肠道损伤则不是这样临床特点。由于缺血是疾病的根本原因，所以这类病变局限且和正常血供区域分界"截然"，表现是缺血形成的溃疡比较干净，炎症反应不似炎性肠病患者（如克罗恩病）严重，这是慢性缺血损伤的特点。

对于重度缺血性肠炎患者需早期识别，评估手术干预指征。根据美国胃肠病学会2015 年提出的建议，危险因素主要包括男性；腹痛，无直肠出血；心动过速（心率＞100 次 / 分）；低血压（收缩压＜ 90mmHg）；白细胞增多（白细胞计数＞ 15×10⁹/L；贫血（血红蛋白＜ 120g/L）；低钠血症（＜ 136mmol/L）；氮质血症（血尿素氮＞ 20mg/dl；血清LDH 水平高（＞ 350U/L），若合并超过 3 个与不良结果相关的危险因素或出现以下情况：体格检查有腹膜炎体征；影像学检查有气腹、门静脉积气或结肠镜检查有坏疽性结肠炎，提示为重度 IC，保守治疗无效时应及时考虑手术干预。

（病例提供：葛超毅　北京大学第一医院）

参考文献

[1]Brandt LJ，Feuerstadt P，Longstreth GF，et al.American College of Gastroenterology.ACG clinical guideline：epidemiology，risk factors，patterns of presentation，diagnosis，and management of colon ischemia（CI）.Am J Gastroenterol，2015，110（1）：18–44；quiz 45.

[2]Ahmed M.Ischemic bowel disease in 2021．World J Gastroenterol，2021，27（29）：4746–4762.

[3]Theodoropoulou A，Koutroubakis IE.Ischemic colitis：clinical practice in diagnosis and treatment. World J Gastroenterol，2008，14（48）：7302–7308.

病例 21　免疫介导的肠道炎症——免疫检查点抑制剂相关肠炎

一、病历摘要

患者男性，60 岁，主因"间断脓血便 2 周"入院。

现病史：2 周前，患者出现脓血便，初起为 4 ~ 5 次 / 天，伴排便前左下腹绞痛，随后排便次数逐渐增多，至 10 天前排便达 20 次 / 天，粪质稀薄，部分水样，便血加重，粪质含量少。腹痛症状如前。1 周前急诊查粪便常规：不成形稀水样便，镜检 WBC 5 ~ 8 个 /HP，RBC ＞ 100 个 /HP，血常规：WBC 9.5×10^9/L，Hb 137g/L，PLT 209×10^9/L。于 1 周前（2021 年 8 月 31 日）急诊结肠镜检查，提示降结肠至直肠黏膜弥漫水肿、充血、糜烂，血管网消失，黏膜质脆接触易出血。肠壁附着大量黏液，如病例 21 图 1 所示。

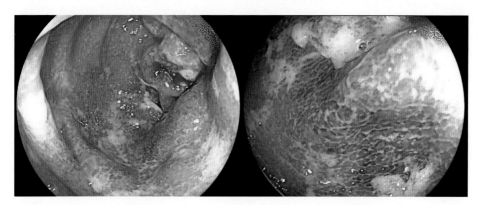

降结肠　　　　　　　　　　　　　乙状结肠

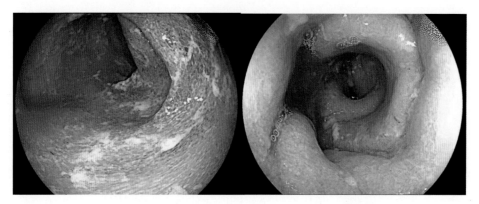

乙状结肠　　　　　　　　　　　　　直肠

病例 21 图 1　2021 年 8 月 31 日急诊结肠镜检查

既往史（重要病史）：2021 年 4 月因血尿就诊外院，CT 发现膀胱肿物，经膀胱镜肿物电切术，术后病理诊为浸润性尿路上皮癌，外院行 3 个周期吉西他滨联合顺铂（GC）＋程序性死亡配体 1（PD-L1）抑制剂治疗。2021 年 6 月再次膀胱镜肿物电切术，发现肿物浸润生长，手术未能完全切除。2021 年 8 月转入我院泌尿外科，给予第 4 次 GC ＋ PD-L1 抑制剂治疗。

结肠镜检查后，结合病史考虑肠道炎症与 PD-L1 抑制剂相关，急诊积极调整水电解质失衡，加用口服泼尼松 30mg qd，美沙拉秦缓释颗粒（艾迪莎）1g qid 治疗。治疗 3 天症状无明显好转，伴食欲减退、明显乏力，给予收住院治疗。

初步诊断：免疫检查点抑制剂相关性结肠炎，膀胱癌，膀胱镜肿物电切术后。

体格查体：体温 36.4℃，脉搏 68 次 / 分。浅表淋巴结未见肿大，全身皮肤未见皮疹，关节无肿胀，心肺检查正常，腹部触诊无压痛点，肠鸣音 6 次 / 分。

辅助检查：粪便艰难梭菌毒素 A/B 阴性，粪便涂片未发现真菌或结核杆菌。血液 CMV-DNA 和 EBV-DNA 阴性。G、GM 检测均为阴性。余检查结果如病例 21 表 1 所示。

病例 21 表 1 入院后主要实验室检查结果

血液检验		生化检查		血清检查		病原检查	
白细胞	8.7×10^9/L	TP	56.9g/L	T3	0.91nmol/L ↓	血培养	阴性
红细胞	3.85×10^{12}/L	Alb	29.5g/L	FT3	2.74nmol/L ↓	便难辨梭菌外毒素	阴性
血红蛋白	107g/L	T-bil	9.5μmol/L	T4	85.3nmol/L	便找 TB 菌	阴性
血小板	225×10^9/L	AST	13 U/L	FT4	14.44pmol/L ↓	便找真菌	阴性
PT	12.5s	ALT	16 U/L	TSH	0.40μIU/ml ↓	便培养	阴性
纤维蛋白原	5.41g/L	LDH	159 U/L	T3/T4	8.88ng/ug ↓	T-spot TB	阴性
D-Dimer	0.61mg/L	ALP	59 U/L	催乳素	12.71ng/ml	血 CMV-DNA	阴性
血沉	12mm/hr	γ-GT	38 U/L	睾酮	1.47ng/ml ↓	血 EBV-DNA	阴性
		TCHO	2.83mmol/L				

二、诊疗过程

（一）入院后诊疗

入院后患者食欲不佳，乏力明显，腹泻仍 20 次 / 天，排便前下腹绞痛，每次排便量有所减少，便血情况无改善。请泌尿外科会诊，并开展多学科 MDT 诊疗，结合用药史并除外各种感染因素后，确定免疫检查点抑制剂相关性结肠炎的诊断。激素加量至足量（每天 1mg/kg 体重）70mg qd 口服治疗，同时调节肠道菌群，加强口服肠内营养制剂。激素加量治疗 3 天，艾迪莎 1g qid，腹泻减少至 10 次 / 天，同时血便减轻出院。激素加量治疗第 3 天，腹泻减少至 10 次 / 天，血便减轻。加用美沙拉秦 1g qid 出院。

出院后 70mg 激素维持治疗 2 周，症状明显好转，肉眼血便基本消失。2021 年 9 月 17 日开始每周激素减量 10mg，腹泻、血便症状完全消失，一般情况转好。2021 年 10 月 18 日激素减量至口服 30mg，复查结肠镜，黏膜基本恢复正常，如病例 21 图 2 所示。

再次与泌尿外科会诊，鉴于患者膀胱肿瘤未能完全切除，停止抗肿瘤治疗时间过长会影响患者肿瘤治疗，故决定激素保持每周 10mg 减量。2021 年 11 月初，激素停用。治疗过程中艾迪莎 1g qid 维持治疗未变。

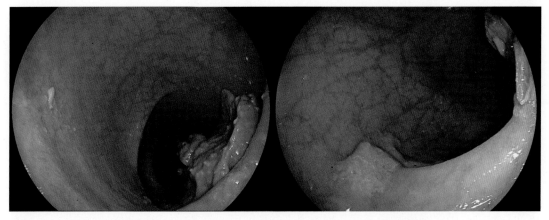

降结肠   乙状结肠

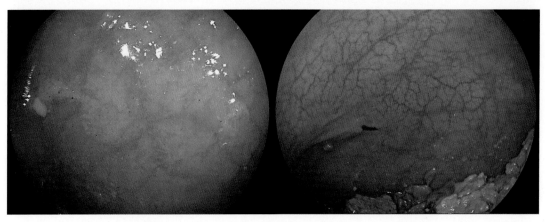

乙状结肠   直肠

病例21图2 复查结肠镜

2021年11月中旬，激素完全停用2周后，泌尿外科考虑膀胱肿瘤浸润生长，决定手术治疗。2021年11月患者住泌尿外科，术前消化科会诊考虑肠道情况稳定，停用美沙拉秦准备手术。2012年12月患者行腹腔镜膀胱全切＋回肠膀胱术。术后患者恢复良好，肠道功能正常。

（二）MDT诊疗（MDT会诊意见）

1. 泌尿外科（唐琦，北京大学第一医院）：近年来，以程序性死亡受体1/程序性死亡配体1（PD-1/PD-L1）抑制剂为代表的免疫检查点抑制剂在尿路上皮癌、肾癌等泌尿系统肿瘤中获得了广泛应用。在显著改善肿瘤治疗疗效的同时，也不可避免地带来了免疫相关不良反应的发生。从常见的皮肤、内分泌不良反应，到相对少见且更为严重的胃肠道、呼吸系统、心血管系统不良反应，正是在MDT团队的保驾护航下，我们才能够相对从容地去面对和处理这些免疫相关不良反应，最大程度保障患者用药安全。

对于免疫相关不良反应的发生风险和严重程度的预测仍是今后工作中需要探索的重要方向。尤其是对于外科术前新辅助治疗领域而言,如何在追求最大程度肿瘤缓解的同时,避免因严重免疫相关不良反应而导致的手术延迟,甚至是手术机会的丧失,是我们关注的重点。

2. 呼吸和危重症医学科(程渊,北京大学第一医院):随着免疫检查点抑制剂(ICIS)治疗的普及,其为肿瘤患者带来显著生存收益的同时,也可引起广泛的免疫治疗相关不良反应(irAES)。irAEs 发生报道逐年上升,为 30% ~ 50%,致命性 ICIs 相关不良反应发病率为 0.3% ~ 1.3%,包括肺部、心脏、胃肠道、皮肤、内分泌系统等多种器官,严重如心肌炎、肺炎等可威胁生命,随着 ICI 治疗使用的越来越广泛,以及肿瘤患者生存时间越来越长,临床医生需要对患者临床表现是否 irAE 进行鉴别诊断,除了部分典型不良反应之外,大部分不良反应均是除外诊断,病理诊断很有意义但并非特异或者必须。这些不良反应的发生显著地影响了临床治疗的疗程和疗效。irAEs 的发生与 ICIs 的疗效之间的关系已经进行过多项研究,越来越多的证据表明,在非小细胞肺癌、黑色素瘤、尿路上皮癌、头颈部癌和胃肠道癌患者中,irAEs 与 PD-1/PD-L1 抑制剂的疗效相关。另外,irAEs 的治疗手段有限,严重不良反应均需要停药,治疗药物仍是糖皮质激素为主、难治性 irAE 可以考虑联合免疫抑制药物,同时需要给予足够的支持治疗。如何平衡 irAE 的治疗和肿瘤患者尤其是晚期患者抗肿瘤治疗平衡试验的一个临床难题,往往需要制订个体化策略。

三、病例讨论

免疫检查点抑制剂(immune checkpoint inhibitors,ICI)改变了肿瘤的治疗方案提高了晚期癌症患者的存活率,主要包括针对如下 3 个主要检查点的抑制剂:细胞毒性 T 淋巴细胞相关蛋白 4(cytotoxic T-lymphocyte antigen 4,CTLA-4);细胞程序性死亡受体 1(programmed cell death receptor 1,PD-1);程序性死亡配体 1(programmed death-ligand 1,PD-L1)。ICI 的主要作用机制是抑制肿瘤细胞与 T 淋巴细胞之间的程序性细胞死亡 -1(PD-1)和程序性死亡配体 1(PD-L1)相互作用。PD-1 是在活化 T 淋巴细胞上发现的细胞表面受体,其配体 PD-L1 在炎症细胞和上皮细胞上表达。PD-1 与 PD-L1 的结合导致 T 细胞活化的抑制,是抑制炎症的重要内环境平衡机制。PD-L1 也被一些肿瘤表达,破坏了免疫系统的识别机制。阻断 PD-1 或 PD-L1 的单克隆抗体揭开肿瘤的"保护伞",恢复免疫系统的抗肿瘤功能,使肿瘤被免疫系统识别破坏。但是这也打破了抑制炎症的内环境平衡机制,可以导致多系统损伤。

免疫检查点抑制剂相关性胃肠道损伤(immune-mediated colitis,IMC)根据腹泻程度和结肠炎表现可以分为 5 个级别，如病例 21 表 2 所示。

病例 21 表 2　根据腹泻程度和结肠炎表现分级

分级	腹泻	结肠炎
1	与以往相比排便增加 < 4 次 / 天	无结肠炎表现
2	排便增加 > 4–6 次 / 天	出现腹痛，排黏液血便
3	排便增加 ≥ 7 次 / 天，伴排便急迫，日常活动受限	明显腹痛，伴发热，出现腹膜炎征象或肠梗阻征象
4	危及生命（血流动力学不稳定）	危及生命（肠道穿孔、缺血、坏死、大出血、中毒性巨结肠）
5	死亡	死亡

　　超过 2/3 接受 CTLA-4 抑制剂患者可发展为免疫相关不良反应，其中 1/3 存在胃肠道损伤，最主要表现为腹泻。接受 CTLA-4 抑制剂如伊匹单抗的患者腹泻发生率高于接受 PD-1/PD-L1 抑制剂如纳武单抗或帕博利珠单抗的患者。3 ~ 4 级腹泻发生率分别为 10% 和 1% ~ 2%，CTLA-4 抑制剂的毒性可能与剂量相关；PD-1/PD-L1 抑制剂的毒性可能与剂量无关；联合使用 CTLA-4 和 PD-1/PD-L1 抑制剂治疗比单独使用均增加腹泻的频率和结肠炎的严重程度。

　　有报道抗 PD-1 诱导的结肠炎症状最早在治疗开始后 2 ~ 4 个月出现，但可能在首次输注后 2 年出现。最常见的症状是腹泻（92%）、腹痛（82%）、便血（64%）、发烧（46%）和呕吐（36%）。1% ~ 2.2% 的患者出现结肠穿孔，是最常见的死亡原因。结肠镜检查并活检被认为是诊断 IMC 和疾病分期的金标准。对于 2 级或 3 级腹泻患者，如果有结肠炎症状，建议进行早期内镜评估。糖皮质激素如泼尼松（1 ~ 2mg/kg）是一线治疗，文献报道对 87.5% 的患者有效。不同于炎症性肠病患者激素诱导治疗，IMC 激素治疗有效的患者，药物因素去除后炎症恢复更快，其激素减量也可适当加快。对于 IMC 出现 4 级腹泻者，不推荐再使用 ICIs 治疗。

四、病例点评

　　本例患者只要关注了其明确的用药史诊断并不困难，结合内镜下表现就可以得到正确的判断。对于 IMC 及时内镜检查对诊断和预后判断至关重要。根据腹泻和结肠炎程度评级，达到 2 级均应该立即安排结肠镜检查。当考虑 IMC 时，早期内镜评估诊断和评估预后非常重要。有研究发现，IMC 发病后 7 天内接受结肠镜检查的患者较早地接受了类固醇治疗，症状持续时间较短。

另外，对于使用 ICIs 患者，出血腹泻必要的鉴别诊断也十分重要。如免疫相关甲状腺毒症可以导致腹泻；免疫抑制状态下各种机会性感染导致的腹泻；免疫介导的胰腺损伤引起的吸收不良也可以出现腹泻，这些都是要考虑到的。所以对于免疫检查点抑制剂相关性胃肠道损伤，实验室检查中，甲状腺功能、胰腺外分泌功能、粪便病原学检查等均需完善。

最后一点不要忘记，这类患者度过药物不良反应期后，其远期预后是和肿瘤治疗密切相关的，所以在 IMC 治疗的同时，要和肿瘤相关学科开展多学科 MDT 讨论，肠道炎症的治疗要尽可能减少对肿瘤治疗的延误。

（病例提供：田　雨　北京大学第一医院）

参考文献

[1]Bellaguarda E，Hanauer S.Checkpoint Inhibitor-Induced Colitis.Am J Gastroenterol，2020，115（2）：202-210．doi：10.14309/ajg.0000000000000497．PMID：31922959.

[2]Cassol CA，Owen D，Kendra K，et al.Programmed cell death-1（PD-1）and programmed death-ligand 1（PD-L1）expression in PD-1 inhibitor-associated colitis and its mimics．Histopathology，2020，77（2）：240-249．doi：10.1111/his.14115．Epub 2020 Jul 2.PMID：32298485.

第六章

IBD 手术治疗的相关问题

外科手术治疗对于溃疡性结肠炎具有"治愈"疾病的疗效，这也是溃疡性结肠炎患者寿命与健康人基本相当的原因之一。当 UC 出现严重并发症，如大出血、穿孔或者恶变时全结肠切除术可以挽救患者生命，在药物各种治疗效果不佳时也可以采用手术治疗提高患者生活质量。但手术治疗并非都能彻底解决所有问题，如永久造口后局部护理，全结直肠切除回肠贮袋肛管吻合术（IPAA）后的贮袋炎等。对于克罗恩病外科手术不能治愈疾病，且手术治疗的基本原则是尽量以简单的术式解决出现的如穿孔、狭窄、脓肿、瘘管等问题。但克罗恩病治疗中手术治疗占据非常重要的地位，较早的文献报道近 70% 的克罗恩病患者整个病程中接受过外科手术治疗，约一半克罗恩病患者最终确诊依赖手术后病理检查。随着新型药物的研发和内镜技术的提高，很多以往需要外科手术解决的问题，如今通过药物或者内镜治疗得到了很好的治疗效果。

病例 22 手术治疗的时机——多学科诊疗

一、病历摘要

患者女性，61 岁，主因"腹泻、黏液血便伴腹痛 12 年余，加重 3 个月"于 2021 年 10 月入院。

现病史：患者 12 年余前（2009 年）无诱因出现腹泻，大便次数 7 ~ 8 次 / 天，起初排稀便，后逐渐出现黏液便、血便，伴左下腹疼痛，排便后腹痛可缓解，伴发热，最高体温 40℃。自服退热药后体温可降至正常，无皮疹、皮肤坏死化脓、乏力、消瘦，就诊于外医院，行结肠镜检查诊断"溃疡性结肠炎 全结肠型"，降结肠活检病理诊断：黏膜慢性炎伴急性炎。予美沙拉秦 1.0g qid 治疗效果不佳，升级为泼尼松 50mg qd、硫唑嘌呤 50mg bid 口服治疗。治疗 1 周腹泻、黏液血便的症状明显好转，后逐渐将泼尼松减停（每月减 5mg，约 10 个月后停用），硫唑嘌呤减量至 50mg qd（约 10 个月后停用）。每半年复查结肠镜 1 次，疾病逐渐由活动期转为缓解期。

随后患者腹泻症状再次出现，再次予泼尼松、硫唑嘌呤后症状好转，但药物减量后患者症状再次加重，如此反复发作。

5 年前（2016 年）患者就诊我院，腹部增强 CT 示：全结肠肠壁弥漫性增厚，黏膜面明显强化，结肠袋消失，肠管周围可见大量小血管呈"齿梳样"排列，肠系膜可见多发小淋巴结。结肠镜：全结肠黏膜水肿、充血、弥漫分布浅溃疡，直肠、乙状结肠大量黄白色黏液附着，考虑溃疡性结肠炎、慢性复发型、广泛结肠型、中度活动、合并感染不除外。查粪便艰难梭菌外毒素 A/B 阳性，予去甲万古霉素口服 10 天后患者腹痛及腹泻较前有所好转。随后予美沙拉秦 4g/d 口服，同时美沙拉秦灌肠剂每晚 4g 保留灌肠治疗，患者症状逐渐缓解。排便 2 ～ 3 次 / 天，为黄色或暗褐色糊状便，偶伴轻微左下腹痛。此后维持美沙拉秦 1g qid 治疗，每年秋冬季节发作腹泻、便血，每次排便次数 3 ～ 5 次 / 天，少量黏液脓血便，加用美沙拉秦灌肠治疗后均可缓解。

3 个月余前（2021 年 7 月）无显诱因出现腹泻加重，10 余次 / 天，伴左下腹绞痛较前加重，持续时间延长，程度加重，排便后腹痛稍有缓解，伴间断性恶心、呕吐，不伴发热、咳嗽，不伴关节痛、口腔溃疡、光过敏、眼干眼痛等。就诊于我院门诊，查 WBC 7.15×10^9/L，Hb 125g/L，PLT 283×10^9/L，NE 4.48×10^9/L，CRP 14mg/L，ESR 16mm/ml。血生化：Alb 37.9g/L；PCT 0.25%；便常规：镜检 WBC 80 ～ 100/HP，RBC 5 ～ 10/HP，潜血免疫法（＋），化学法（＋），粪便艰难梭菌毒素（－）。口服美沙拉秦 1g qid 加美沙拉秦灌肠治疗症状有所缓解，腹泻减至 4 ～ 5 次 / 天，少量黏液血便，偶有左下腹痛。为整体评估并决定下一步治疗方案入院，近 3 个月来，精神、睡眠可，食欲差，小便如常，体重无明显变化。

既往史：7 年前胃镜示糜烂性胃炎。否认高血压、糖尿病、肾病病史，否认肝炎、结核等传染病史。28 年前曾行剖宫产手术，26 年前因宫外孕行输卵管切除术。无输血史。否认药物、食物过敏史。

个人史：生于北京，久居北京。退休后出家为尼已 6 年余。否认疫区、疫水接触史，否认毒物、放射性物质接触史。年轻时偶尔吸烟，已戒烟 20 余年。

月经婚育史：初潮 12 岁，G2P1，已绝经。

家族史：其母亲因食管癌去世，父亲因白血病去世。

体格检查：体温 36℃，脉搏 88 次 / 分，呼吸 20 次 / 分，血压 123/78mmHg，身高 150cm，体重 60kg。发育正常，营养中等，全身皮肤黏膜无苍白。全身浅表淋巴结未触及肿大。双肺呼吸音清，心律齐，腹软，无压痛、未触及包块，肠鸣音 4 次 / 分。

初步诊断：溃疡性结肠炎（慢性复发型 广泛结肠型 E3 活动期）。

辅助检查：血常规提示轻度贫血，凝血功能未见明显异常，血生化白蛋白水平轻度降低，其他基本正常。免疫方面 ANA 1 ∶ 320 阳性外，其他自身抗体均阴性，具体结果如病例 22 表 1 所示。

病例 22 表 1　检查项目

常规检验		生化检查		免疫检查		病原检查	
白细胞	6.1×10^9/L	Alb（40 ~ 55g/L）	37.5g/L	HBsAg	阴性	便难辨梭菌 外毒素	阴性
血红蛋白	113g/L	ALT（7 ~ 40U/L）	10U/L	抗 HCV	阴性	粪便球 / 杆比	正常
血小板	400×10^9/L	AST（13 ~ 35U/L）	21U/L	ANA	1：320	便找结核菌	阴性
血沉	23mm/hr	Scr	66.3 μ mol/L	ENA 谱	阴性	便培养	阴性
PT	正常	K^+	3.64mmol/L	抗 AMA-M2	阴性	血 CMV-DNA	阴性
D-Dimer	阴性	HbA1c	6.1%	ANCA	阴性	血 EBV-DNA	阴性
粪便常规	不成形便	hs-CRP	21.39mg/L	IgA IgG IgM	正常	PPD	阴性
粪便潜血	阳性	甲状腺功能	正常	C3	正常	Tspot-TB	阴性

二、诊疗经过

（一）入院后诊疗

入院后针对肠道情况完善检查，腹盆增强 CT：直肠及全结肠肠壁弥漫性增厚，黏膜强化，黏膜下水肿，呈"靶征"改变。结肠袋部分消失，走行僵直，管腔变细。肠管周围可见部分小血管呈"齿梳样"改变，肠系膜可见多发小淋巴结，较大者短径约 0.5cm。符合溃疡性结肠炎，全结肠受累改变。2021 年 10 月肠镜检查发现：升结肠至直肠黏膜充血、糜烂、水肿，部分肠管有自发出血，可见广泛的溃疡形成，各肠段黏膜多点活检。诊断溃疡性结肠炎，广泛结肠型 E3，活动期（MES 3 分），如病例 22 图 1 所示。

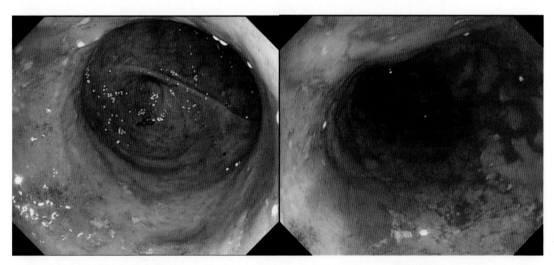

回盲部　　　　　　　　　　　　　横结肠

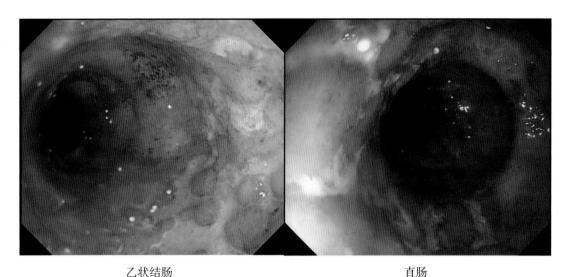

乙状结肠　　　　　　　　　　　　　直肠

病例 22 图 1　2021 年 10 月肠镜检查

病理回报：（回肠末端）小肠黏膜慢性炎，淋巴滤泡形成；（横结肠、降结肠、乙状结肠、直肠）大肠黏膜慢性炎伴活动性炎，可见隐窝炎。（升结肠）大肠黏膜慢性炎伴活动性炎，可见隐窝炎。部分腺上皮轻 – 中度非典型增生，考虑为低级别上皮内瘤变，请结合临床除外更高级别病变。

经多学科 MDT 讨论，患者结肠发生恶变风险高，本次不除外有更高级别瘤变，再次内镜检查明确瘤变程度需首先控制炎症，患者本次临床 truelove 评分为中度，Mayo 评分 7 分，综合分析疾病处于中度活动。美沙拉秦口服加局部用药充分，应进一步升阶梯生物制剂治疗，才能控制炎症。升级治疗等待效果再做内镜评估，如有瘤变或已经存在的恶性疾病进展需要患者充分知情。患者随机黏膜活检有低级别上皮内瘤变，且不除外更高级别瘤变有手术治疗的指征。后续治疗应充分交代病情并尊重患者意愿。

与患者充分交流共同决策，选择手术治疗。2021 年 11 月行腹腔镜全结肠切除，淋巴结清扫及回肠造口术，手术顺利，术后患者恢复良好。术后病理：（部分小肠、全结直肠及肛门切除标本）大体观小肠黏膜皱襞存在；大肠黏膜弥漫性病变，皱襞缺失、糜烂，局部粗糙略隆起；浆膜光滑。镜检：小肠黏膜慢性炎，散在活动性炎，间质淋巴组织增生，淋巴滤泡形成。大肠黏膜显著急、慢性炎，并较多嗜酸性粒细胞浸润，易见隐窝炎及隐窝脓肿，并破坏腺上皮及黏膜肌层，局灶达肠壁浆膜层，部分黏膜糜烂，可见溃疡形成；残存隐窝形态不规则，有分支、扭曲及不规则扩张，伴数量减少及分泌下降，有修复性反应，部分上皮轻度异型增生，未见肉芽肿；黏膜下层间质纤维组织增生，小血管增生、扩张、充血，可见淋巴滤泡。综上并结合临床病史，为炎症性肠病，符合溃疡性结肠炎，伴部分上皮轻度异型。手术小肠断端、肛周皮肤切缘均未见著变。大网膜为纤维脂肪组织未见著变。阑尾呈慢性闭塞性阑尾炎。淋巴结：小肠周 4 枚、回盲周 8 枚、大肠周 86 枚，均呈反应性增生。术后诊断：溃疡性结肠炎（广泛结肠型 E3 慢性复发型），全结肠切除回肠造口术后。

后续随访：术后患者适应造口并护理良好，停用所有药物。至 2023 年患者恢复正常社会交往，体重增长约 5kg，自觉生活质量明显提高。

（二）MDT 诊疗（MDT 会诊意见）

1. 胃肠外科（姜勇，北京大学第一医院）：文献报道炎症性肠病患者中 10% ～ 30% UC 患者和 70% 的 CD 患者一生中至少需接受一次手术治疗。UC 通常为连续性病变，全结直肠切除可获得疾病彻底治愈。UC 外科手术的指征包括内科治疗效果不佳、不耐受药物不良反应、出现严重合并症和不除外癌变等情况。本例患者手术指征包括内科药物治疗效果不佳和不除外癌变两种情况并存。患者在手术前明确表达了以往药物治疗不能完全控制其疾病复发，使用更高级别药物治疗费用难以长期维持，且对于结肠肿瘤的强烈担心促使其完全接受手术治疗。术前介绍手术方式，全结直肠切除回肠造口术和全结直肠切除回肠贮袋肛管吻合术（ileal-pouch anal anastomosis，IPAA）优缺点讲明后，患者坚决选定回肠造口以达到根治 UC，避免今后可能发生的贮袋炎问题。该患者术后病理没有更高级别瘤变发生，疾病得到治愈，患者获得良好的生活质量，这说明在一些特定 UC 患者中，外科手术仍是重要的治疗方式。

2. 病理科（张继新，北京大学第一医院）：IBD 相关肿瘤发生是由于持续的炎症微环境导致，并且 IBD 相关异型增生经常为多灶性，反映了肠黏膜的大量区域由具有非整倍体或有害突变的上皮克隆所占据，并具有扩展或进展的能力。IBD 异型增生根据肠上皮细胞学和结构改变分为低级别和高级别异型增生。IBD 相关炎症 - 异型增生 - 癌序列进展中的致癌基因不同于散发性腺瘤 - 癌序列。TP53 的致癌突变发生在 60% ～ 89% 的 IBD 相关癌症中，它们不是晚期事件，而是经常可能先于组织学上可观察到的异型增生。IBD 相关肿瘤的二代测序显示，与散发性癌症相比，MYC 扩增比例相对较高，KRAS 和 APC 突变率较低。

三、病例讨论

本例患者最突出的问题在于结肠镜黏膜随机病理活检发现了"部分腺上皮轻 - 中度非典型增生，不除外更高级别病变"如何进行临床决策。此时多学科 MDT 诊疗发挥了重要作用。术后病理证实没有发生恶变，但患者手术后生活质量明显提高。说明医患共同决策能给患者带来最适合的治疗方式，取得更好的治疗效果。

从医生角度看，患者 UC 病史 12 年病史全结肠受累，慢性复发几乎每年都有发作，结肠癌风险高。开始的 7 年时间里，患者使用美沙拉秦无效后即应用激素诱导缓解，AZA 联合并维持治疗。结合用药情况和临床症状复发的关系，存在激素依赖的问题，而且 AZA 没能坚持维持治疗导致疾病反复发作。2016 年开始患者足量使用美沙拉秦口服的同时使用美沙拉秦灌肠治疗，维持治疗取得了一定效果，但治疗始终未达标，患者治疗停留在临床缓解的水平。历经 12 年，本次病理随机活检中"不除外更高级别病变"是可以预判到的结果。疾病处于活动期时结肠镜筛查肿瘤是十分不利的，因为受炎症影响，很难观察分辨黏膜细微结构改变，随机活检不但阳性率低，而且炎症反应下病理判定异型增生程度也受影响。虽然没有证据表明生物制剂使用增加结肠肿瘤的发生，但更高级别瘤变没有明确的情况下升级治疗等待数月，肿瘤进展的风险必须为患者接受。按照共识意见，此时应该向患者说明手术治疗是其应该考虑的治疗方式。

从患者角度看，病史长且治疗效果不佳，使其失去社会交往能力和部分工作能力，严重影响生活质量。且患者有父母双方均因恶性肿瘤去世的家族史，使其长期担心肿瘤发生，精神压力过大。退休后患者难以承受升级治疗长期药物维持治疗费用。这些个人因素促成其选择手术治疗，并同意永久造口。

四、病例点评

回顾本例患者治疗经过，从 IBD 专业医生到 IBD 患者，都需要对"治疗达标"充分认识。临床症状消失不能是治疗的终点，当前内镜下黏膜愈合才是治疗的目标。今后更深度的疾病愈合——如肠道屏障功能愈合将是改变 IBD 患者临床结局的治疗方向。这是 IBD 患者结肠肿瘤的 1 级预防。结肠镜随访是 IBD 患者早期发现结肠肿瘤的有力手段，是 IBD 患者结肠肿瘤的 2 级预防，关键点是时机的把握，推荐在 IBD 的缓解期进行。按照共识意见，起病 10 年 UC 患者均应行 1 次结肠镜检查，以确定病变的范围，如广泛结肠型者应隔年行结肠镜复查至起病 20 年每年复查结肠镜；如左半结肠型者起病 15 年开始隔年结肠镜复查即可；如直肠型则无需特殊结肠镜监测。内镜活检时要注意至少在每一个肠段，多部位、多块活检，在可疑病变部位应采用色素内镜、放大内镜、共聚焦内镜等手段提高活检的针对性和准确性。

对于上皮内瘤变的处理，共识意见推荐平坦黏膜上的高度异型增生应行全结肠切除；平坦黏膜上的低度异型增生也可行全结肠切除，或 3 ~ 6 个月后随访，如仍为同样情况应行全结肠切除。而对于隆起病变上发现异型增生可尝试内镜下切除并密切随访，如无法行内镜下处理或处理后发现不完整则应行全结肠切除。对平坦病变随机活检发现的上皮内瘤变积极推荐手术治疗是因为有研究发现，进展期结肠癌患病率在 IBD-CRC 中显著高于散发性 CRC，且 IBD-CRC 患者的肿瘤组织学恶性程度高于散发性 CRC，发生年龄也有年轻化的趋势，可能导致 IBD-CRC 患者预后更差。

（病例提供：张　维　北京大学第一医院）

参考文献

[1]Shah SC，Itzkowitz SH.Colorectal Cancer in Inflammatory Bowel Disease：Mechanisms and Management. Gastroenterology，2022，162（3）:715-730. e3. doi:10.1053/j.gastro.2021.10. 035.Epub，2021 Oct 29.PMID：34757143；PMCID：PMC9003896.

[2]Magro F，Gionchetti P，Eliakim R，et al.Third European Evidence-based Consensus on Diagnosis and Management of Ulcerative Colitis.Part 1：Definitions，Diagnosis，Extra-intestinal Manifestations，Pregnancy，Cancer Surveillance，Surgery，and Ileo-anal Pouch Disorders.J Crohns Colitis，2017，11（6）：649-670. doi：10.1093/ecco-jcc/jjx008.Erratum in：J Crohns Colitis.2022 Aug 16；PMID：28158501.

[3]Birch RJ，Burr N，Subramanian V，et al.Inflammatory Bowel Disease-Associated Colorectal Cancer Epidemiology and Outcomes：An English Population-Based Study.Am J Gastroenterol，2022，117（11）：1858-1870. doi：10.14309/ajg.0000000000001941. Epub 2022 Aug 12.PMID：36327438.

病例 23　术后的少见情况——全小肠炎症

一、病历摘要

患者女性，55 岁，因"腹痛伴腹泻 1 年余，加重 1 个月"于 2022 年 2 月入院。

现病史： 1 余年前无明显诱因出现腹痛，伴黏液血便，外院肠镜示横结肠至直肠各肠段黏膜充血水肿、糜烂，伴溃疡形成，考虑"溃疡性结肠炎"。予口服 5-ASA 部分有效，予足量激素治疗有效，在泼尼松龙减量 15mg 时症状反复，再次加量至足量激素效果不佳，仍每天排便 10 余次，便常规：白细胞 30 个 /HP，红细胞 30 个 /HP，潜血双法阳性；血沉 40mm/h。于我院复查肠镜（2021 年 8 月）（病例 23 图 1）：进镜至乙状结肠，黏膜血管网消失，弥漫性充血、水肿，可见溃疡、自发出血。病理：可见隐窝炎、隐窝脓肿。

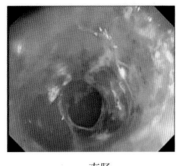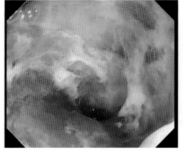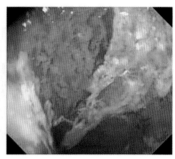

| 直肠 | 直乙交界 | 乙状结肠 |

病例 23 图 1　2021 年 8 月肠镜

予营养支持的基础上静脉应用甲基强松龙 40mg 治疗症状稍好转，于 2021 年 8 月开始给予维得利珠单抗治疗，应用维得利珠单抗 2 次后患者临床症状未见进一步好转，复查肠镜：横结肠至直肠可见黏膜水肿充血，黏膜血管网消失，乙状结肠、直肠可见弥漫分布小溃疡。乙状结肠见 1 枚山田Ⅲ型息肉，分叶状约 0.8cm，表面充血，息肉旁黏膜充血、水肿、小溃疡（病例 23 图 2）。乙状结肠息肉活检病理提示：管状腺瘤Ⅱ级，局灶Ⅲ级。

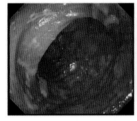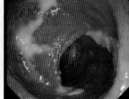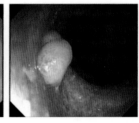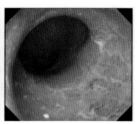

| 肝曲 | 横结肠 | 乙状结肠 | 直肠 |

病例 23 图 2　2021 年 10 月肠镜

患者及家属强烈要求手术治疗，充分医患共同决策后选择手术治疗，逐步减停激素。2021 年 11 月行全结直肠切除术 + 回肠造口术。术后病理回报为溃疡性结肠炎，伴腺上皮低级别异型增生，乙状结肠局灶管状腺瘤Ⅱ级。小肠侧断端、肛周皮肤切缘及肠系膜切缘均未见著变。术后 3 天恢复肠内营养，逐步过渡为经口饮食出院。

2 个月前（2022 年 1 月）患者造瘘口排泄量逐渐增多，化验便常规：潜血阳性，红细胞 ++，白细胞 ++。生化：前白蛋白稍低。CT 平扫：小肠肠壁增厚伴肠系膜渗出。当地医院住院治疗，查血常规：WBC 17×10^9/L，NE% 96%，Hb 正常。每日经口摄入量 700ml，造瘘排泄量 1000ml，后逐步增多，最多时达每日 4000ml。住院期间多次发生阵发性室上性心动过速。1 个月前外院静脉营养予锁骨下中心静脉置管。患者精神差，食欲差，睡眠差，尿量减少，近 2 个月体重下降 12kg。

既往史、个人史及家族史：否认肝炎、结核病史，否认家族遗传病史。

体格查体：体温 36.5℃，脉搏 90 次 / 分，血压 80/64mmHg，呼吸 20 次 / 分，BMI 10.9kg/m²。慢性病容，全身浅表淋巴结未触及肿大；双肺呼吸音清，心律齐。舟状腹，右下腹压痛阳性，无反跳痛，肠鸣音 5 次 / 分。双下肢不肿。

初步诊断：溃疡性结肠炎全结直肠切除术＋回肠造口术后，腹泻原因待查，阵发性室上性心动过速。

二、诊疗过程

（一）入院后诊疗

血常规：WBC 8.3×10⁹/L，Hb 106g/L，PLT 499×10⁹/L，NE% 87.6%。尿常规：尿比重 1.031。生化：Alb 35.3g/L，PA 196mg/L，Cr 198μmol/L（2 个月前术后 Cr 40μmol/L），尿素氮 17mmol/L，钠 113.71mmol/L。血沉 27mm/1h，CRP 1.84mg/L，白细胞介素 –6 6.08pg/ml，降钙素原 0.45ng/ml。凝血功能未见异常。大便常规：白细胞 10 ～ 15/HP，双法潜血阴性。粪便菌群涂片：找出真菌孢子，肠道菌群大致正常。粪便真菌镜检：阴性。艰难梭菌外毒素 A/B 阴性。便培养：未检出沙门菌属和志贺菌。便培养（血培养瓶）：大肠埃希菌。腹盆腔 CT 平扫（2022 年 2 月）（病例 23 图 3）：腹膜增厚，余未见异常；皮下脂肪明显减少。

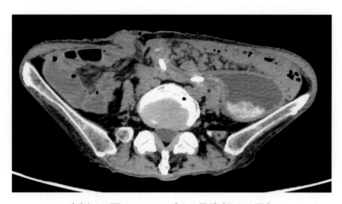

病例 23 图 3　2022 年 2 月腹部 CT 平扫

入院后加强营养治疗，选择静脉静养加空肠管肠内营养治疗，同时纠正水、电解质紊乱。肠内营养应用氨基酸制剂，配制为等渗液体，从 20ml/h 鼻饲开始，逐步上调剂量至 70ml/h，24 小时持续泵点。患者身高 158cm，结合造瘘口排泄量确定入量和热量（1500kcal，蛋白质 53.5g）。针对患者严重低钠血症，查尿钠 17mmol/L，尿渗透压 468mOsm/kg，考虑为消化道丢失过多导致，予肠道加静脉，逐步补充恢复至正常。

患者入院后腹泻严重，每天排泄量可达 5000ml，给予补充益生菌，试用利福昔明，加用生长抑素减少消化道分泌等治疗，效果均不佳，造瘘口排泄量高于肠内补充量，如病例 23 图 4 统计。尝试暂停肠内摄入 1 天，造瘘口排泄量仍为 3530ml。在纠正水电解质酸碱失衡，排除感染性腹泻，充分营养支持下，于 2022 年 3 月给予氢化可的松 200mg qd 试验性治疗，3 天后患者造瘘口排泄量明显减少，每天 800 ～ 1000ml，激素有效后改为泼尼松龙 50mg qd 口服。

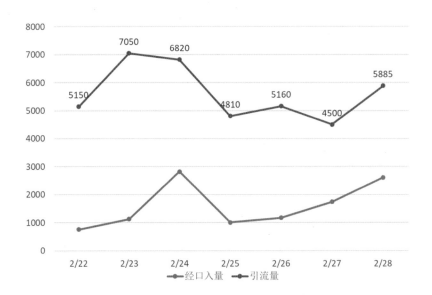

病例 23 图 4 　2022 年 2 月 22 日至 2 月 28 日肠内营养入量和造瘘口排泄量统计图

在改为口服激素后，排泄量再次逐步增多至每天 6000ml。于 2022 年 3 月 29 日首次术后进行肠镜检查（病例 23 图 5）：经造口进镜 20cm，小肠绒毛萎缩，血管网未见。

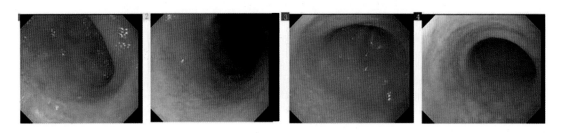

末端回肠

病例 23 图 5 　2022 年 3 月经造瘘口小肠镜

肠镜病理：（回肠）小肠黏膜慢性炎，伴活动性炎，可见隐窝炎，未见隐窝脓肿，绒毛萎缩、变短，隐窝修复性反应，固有层内可见大量淋巴细胞、浆细胞及少许嗜酸性粒细胞浸润，未见肉芽肿。

激素逐步减量并于 2022 年 4 月开始英夫利昔单抗治疗，剂量选择 10mg/kg。在应用英夫利昔单抗 1 周后，排泄量至 2000ml 左右。英夫利昔单抗 2 周后逐步恢复经口饮食，并排成形便。2022年5月13日应用第三次应用英夫利昔单抗后，患者排泄量又逐步增多，距离第三次英夫利昔单抗使用10天后进行血药浓度检测，英夫利昔单抗药物浓度＞20μg/ml，抗英夫利昔单抗抗体＜4ng/ml。再次放置鼻空肠管，进行肠内营养支持并监测血前白蛋白水平，维持其200mg/L以上水平。

考虑英夫利昔单抗失应答，转换环孢素治疗。在环孢素浓度刚达到144ng/ml时，出现肝损伤，ALP升过高超过5倍正常上限，自身免疫性肝病抗体、MRCP均未见异常，考虑为药物性肝损伤，遂停用环孢素。此时患者排泄量下降至每天2000～3000ml。于2022年6月30日复查肠镜（病例23图6）：小肠绒毛有所恢复，血管网欠清晰。病理：小肠黏膜慢性炎伴活动性炎，黏膜糜烂，可见隐窝炎，未见隐窝脓肿，腺体数量减少，部分修复性增生，未见肉芽肿。

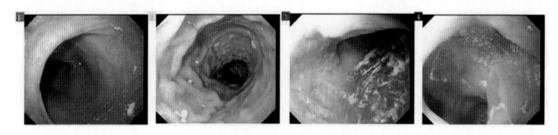

末端回肠

病例23图6　2022年6月经造瘘口小肠镜

考虑小肠炎仍未恢复，停用环孢素后排泄量逐步升高至每天5000～6000ml，在肠内营养支持下，改用乌司奴单抗治疗。治疗21天后造瘘口引流量明显减少，降低至每天2000ml左右。乌司奴单抗用药5个月后体重增加12kg，用药6个月后肝功能恢复正常。在应用乌司奴单抗8个月后（2023年3月）复查肠镜（病例23图7）:小肠黏膜大致正常。

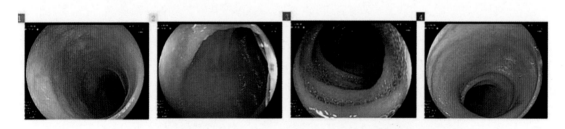

末端回肠

病例23图7　2023年3月经造瘘口小肠镜

目前随访至今，患者造瘘口排出布里斯托分型4型粪便。

（二）MDT诊疗（MDT会诊意见）

1. 病理科（张继新，北京大学第一医院）：该患者手术标本显示全黏膜炎，病理结果明确诊断溃疡性结肠炎，排除了克罗恩病或未定型炎症性肠病。术后回肠及空肠三次活检均显示小肠绒毛萎缩、黏膜糜烂，黏膜层内见淋巴细胞、浆细胞及中性粒细胞浸润，可见隐窝炎及隐窝脓肿，未见上皮样肉芽肿，没有缺血及感染性肠炎改变，符合溃疡性结肠炎术后小肠炎改变。对这例患者术后突出的腹泻症状，病理诊断主要价值是排除了其他病因。

2. 临床护理学（高媛，北京大学第一医院）：回肠造口排量过高会导致患者脱水、电解质失衡等并发症，还可能引起造口底盘渗漏，周围皮肤发红、瘙痒、疼痛等问题，严重者可导致患者社交障碍，睡眠紊乱，产生焦虑、抑郁、自尊受损等不良情绪，需要给予有效护理干预措施。高排量回肠造口的护理管理措施包括，①水电解质管理：回肠造口术后需动态监测实验室指标，遵医嘱针对性补液，其中记录回肠造口排泄量、尿量，统计出入量是了解患者是否脱水的有效方法之一。患者可经口进食后，应正确指导患者控制口服摄入低渗溶液量；②营养管理：结合治疗方案做好肠内外营养治疗效果及并发症的监测及预防相关护理工作。协助患者做好饮食过渡，指导患者少量多餐，缓慢进食，充分咀嚼，用餐时控制摄入水分以避免加速食物转运和酶的稀释。同时结合患者平时饮食习惯，建议摄入高蛋白、高能量、低纤维素饮食；③预防造口并发症：回肠造口易发生造口渗漏，由于排出物中含有肠液、胰液、胆汁和消化酶等，对造口周围皮肤有强烈刺激性，极易导致局部皮肤疼痛、红肿、破溃，发生造口周围皮炎。要及时排空造口袋，以防胀满渗漏。若发生渗漏，应及时使用 0.9% 生理盐水清洗造口周围皮肤，注意待干。采用结构化皮肤护理方案，正确使用造口保护粉、保护膜、防漏贴环或防漏膏，同时联合水胶体敷料保护皮肤，防止渗漏。增加更换造口袋频次，减少排泄物刺激。必要时选用凸面底盘及造口腰带，营造更好的密闭环境（病例 23 图 8）。

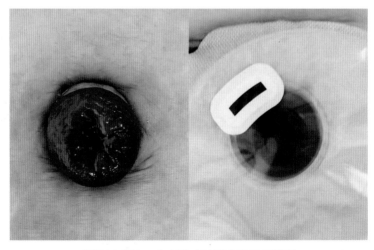

病例 23 图 8　患者治疗过程中造瘘口护理

三、病例讨论

本例患者腹泻症状突出，从腹泻的鉴别诊断进行分析：回肠造瘘排泄量增多，为水样泻，禁食水情况下可达 3400ml；便常规可见白细胞，小肠镜见回肠黏膜水肿充血绒毛扁平，血管网消失。病理可见急慢性炎，全身炎症指标无明显升高，排除了诸多病因后临床考虑为溃疡性结肠炎术后小肠炎的诊断。分析患者慢性腹泻机制为炎性渗出性腹泻及小肠吸收不良的渗透性腹泻共同因素导致。此时仍坚持了肠内营养治疗，并选择了恰当的肠内营养制剂。入院当天床旁放置鼻空肠管，肠内营养初步方案为氨基酸制剂等渗营养液，初速度为 20ml/h，逐步上调。在小肠炎情况下，肠内营养支持是否有效的判定标准是前白蛋白水平。前白蛋白半衰期仅约 1.9 天，测定其在血浆中的浓度可以反应近 1 ~ 2 天营养状态，具有较高的敏感性。患者前白蛋白能够维持在 200mg/L 以上说明肠内营养可被患者小肠吸收，肠内营养是有效的。在肠内营养时还需维持白蛋白水平在 30g/L 以上，减少肠道水肿，增加肠道吸收功能。此时需要根据病情予肠外肠内联合营养治疗的模式。

本例最后临床诊断为溃疡性结肠炎术后全小肠炎，这一诊断可以解释其术后病程中的各项表现，属于罕见的情况，同时临床各种治疗因素混杂其中也影响了患者的症状。文献报告各种治疗炎症性肠病的药物对术后全小肠炎均有效，同时也存在药物失应答的情况。由于案例过少，无法给出优先级的推荐，需要个体化选择。但面对恶病质、急性肾功能不全、电解质酸碱严重失衡的小肠炎患者，治疗关键是调整内环境和支持治疗，其中肠内营养十分重要。对于营养状态极差的恶病质病人，使用免疫抑制剂引发的感染常常是致命的。循证医学证据已经证明肠内营养不但可以改善营养状态，而且可以促进肠道屏障功能的恢复，从而明显降低院内感染的发生。本例正是恰当的营养支持治疗给免疫制剂治疗发挥作用争取了时间窗。

四、病例点评

在传统认知中，溃疡性结肠炎仅累及结肠，然而越来越多的手术病例提示在溃疡性结肠炎全结肠切除后，小肠可能取代结肠成为靶器官。这一情况提示我们溃疡性结肠炎是一种异质性疾病，需要不断探究其病因。文献报告溃疡性结肠炎术后全小肠炎的严重度不一，从腹泻到黏液血便，部分病情凶险导致死亡。起病时间不一，从数周到数月。需要临床医生早期识别、早期干预。治疗方案常需个体化，包括激素、免疫制剂、生物制剂，恰当选择均能取得较好的治疗效果。长期随访来看，大部分病例逐步好转并可停用生物制剂，复发性病例非常罕见。

随着生物制剂的普及，这类复杂、重症患者的治疗迎来了曙光。作为炎症性肠病诊疗中心，关键要把握好用药时机和治疗方案组合。这例术后小肠炎的诊疗经过提示我们无论面对多么复杂凶险的 IBD 患者，充分发挥营养支持的基础作用，规范恰当的免疫调节治疗，医患共同决策，终能见到胜利的曙光。

（病例提供：贺胜铎　北京大学第一医院）

参考文献

[1]Kohyama A，Watanabe K，Sugita A，et al.Ulcerative colitis-related severe enteritis：an infrequent but serious complication after colectomy.J Gastroenterol，2021，56（3）：240-249.

[2]Shimoda F，Kuroha M，Chiba H，et al.Ulcerative colitis-related postoperative enteritis treated with anti-tumor necrosis factor therapy：two case reports and a literature review.Clin J Gastroenterol，2021，14（5）：1396-403.

病例 24　溃疡性结肠炎癌变——内镜下治疗

一、病历摘要

患者男性，60 岁，因"反复黏液血便 30 余年"于 2023 年 4 月入院。

现病史：30 余年前无明显诱因出现黏液血便，伴里急后重、肛门下坠感，无腹痛、腹胀，大便 3 次 / 天，于外院肠镜检查示结肠炎，服用固本益肠片，症状缓解。后症状反复发作，曾使用柳氮磺胺吡啶、美沙拉秦颗粒治疗，症状好转后停药，每年复查至少 1 次。

8 年前（2015 年）患者受凉后症状加重，就诊我院行肠镜检查（病例 24 图 1）：直乙结肠黏膜充血，乙状结肠为著；降结肠近脾曲可见黏膜瘢痕形成，结肠肝曲黏膜瘢痕形成，致憩室样改变，回盲部变形。病理：大肠黏膜急慢性炎。继续美沙拉秦颗粒 1g tid，美莎拉秦栓 1g qn 治疗，大便 1 ~ 2 次 / 天，为黄色糊状软便。嘱患者坚持用药。

7 年前（2016 年）因受凉病情再次加重，复查肠镜（病例 24 图 2）：直乙溃疡较前无明显好转，将美沙拉秦颗粒加量至 1g qid，将栓剂改为灌肠液，症状好转后患者即自行停药。

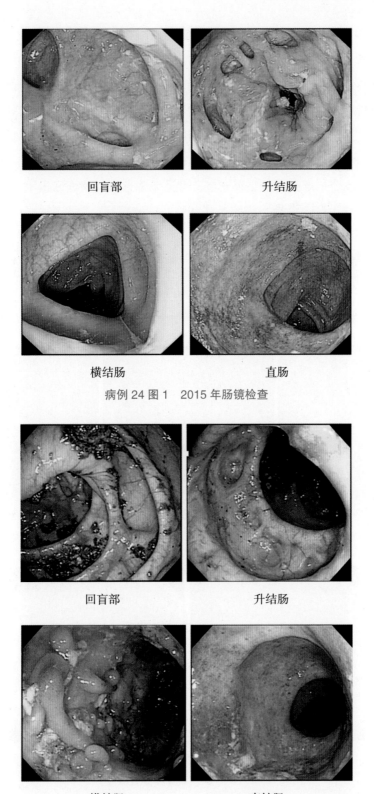

回盲部　　　　　　　　　　升结肠

横结肠　　　　　　　　　　直肠

病例 24 图 1　2015 年肠镜检查

回盲部　　　　　　　　　　升结肠

横结肠　　　　　　　　　　直结肠

病例 24 图 2　2016 年肠镜检查

6年前（2018年）患者外出旅游进食不洁饮食后再次出现黏液血便，每天20次，伴下腹部绞痛，便常规：潜血双法阳性，WBC 70 ~ 80/HP，RBC 20 ~ 30/HP。复查肠镜（病例24图3）：盲肠黏膜血管网清晰；升结肠可见瘢痕，部分呈黏膜桥改变；横结肠近脾曲可见多发指样增生样息肉改变，可见近环半周黏膜增生伴溃疡，接触出血；降结肠至乙状结肠黏膜明显充血水肿，并糜烂，结肠袋消失，散在无蒂增生样息肉样改变；乙状结肠距肛门18 ~ 30cm可见多发浅溃疡，部分融合；直肠可见黏膜瘢痕形成，部分黏膜下血管增生样改变；近肛门口黏膜充血，可见无蒂息肉。病理回报示：（横）大肠黏膜急慢性炎，固有层大量急慢性炎细胞及嗜酸性粒细胞浸润，黏膜糜烂，可见孤立淋巴滤泡；（乙状）大肠黏膜重度急慢性炎，黏膜糜烂，可见隐窝炎和隐窝脓肿，腺体密度减少。考虑感染加重可能，口服甲硝唑效果不佳，粪便艰难梭菌外毒素A/B阳性，予万古霉素125mg qid治疗，腹泻次数减少至5次/天，为黄色糊状便，且继续予沙拉秦1g qid口服、美沙拉秦灌肠液（莎尔福）1支qn灌肠。

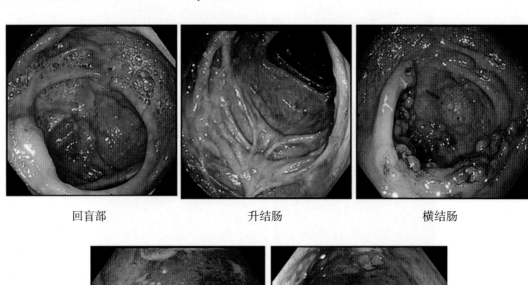

回盲部　　　　　　　　　升结肠　　　　　　　　　横结肠

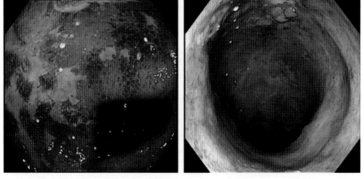

乙状结肠　　　　　　　　　　直肠

病例24图3　2018年肠镜检查

　　6个月前（2022年10月）因症状反复再次就诊我院门诊复查肠镜（病例24图4）：全结肠结肠袋消失、短缩；回盲部、升结肠、横结肠可见多发糜烂，黏膜呈瘢痕样改变；距肛门23～30cm可见黏膜多发糜烂及溃疡及息肉形成；距肛门40～50cm黏膜糜烂及溃疡，多发息肉样改变，部分息肉呈分叶状；直肠黏膜光滑，散在息肉样改变。病理：（降结肠）管状腺瘤Ⅰ级。

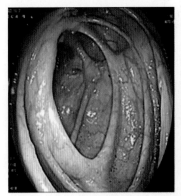 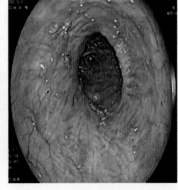 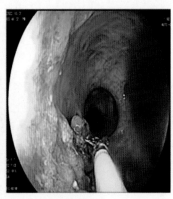

回盲部　　　　　　　　　　升结肠　　　　　　　　　　横结肠

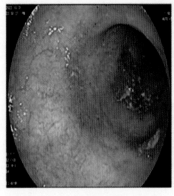 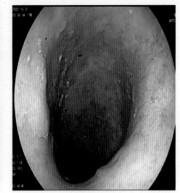

乙状结肠　　　　　　　　　　直肠

病例24图4　2022年10月肠镜检查

　　为进一步诊治入院。患者自发病来，精神、饮食、睡眠可，小便如常，大便呈不成形稀便，2～3次/天，偶呈黏液血便，近3个月体重较前无明显改变。

　　既往史、个人史及家族史：高脂血症8年。否认家族遗传病。

　　体格查体：体温36.5℃，脉搏78次/分，血压121/56mmHg，呼吸18次/分，BMI 25.9Kg/m²。全身浅表淋巴结未触及肿大；双肺呼吸音清，心律齐，腹软，右下腹压痛、无反跳痛，肠鸣音4次/分。锁骨下动脉、肾动脉、髂动脉未闻及血管杂音。双下肢不肿。

　　初步诊断：溃疡性结肠炎，慢性复发型，广泛结肠型E3，中度活动。

二、诊疗过程

（一）入院后诊疗

血常规：WBC 7.8×10^9/L，Hb 126g/L，PLT 268×10^9/L。尿便常规未见异常。生化：Alb 37.3g/L，Cr 102 μmol/L。血沉、CRP 均正常范围。凝血功能未见异常。复查肠镜（病例 24 图 5）：横结肠、降结肠多发息肉样改变，肠黏膜水肿、糜烂。

胸腹盆腔增强 CT：结肠多发肠壁增厚伴强化，结肠袋消失，伴周围系膜血管增多，符合溃疡性结肠炎改变。

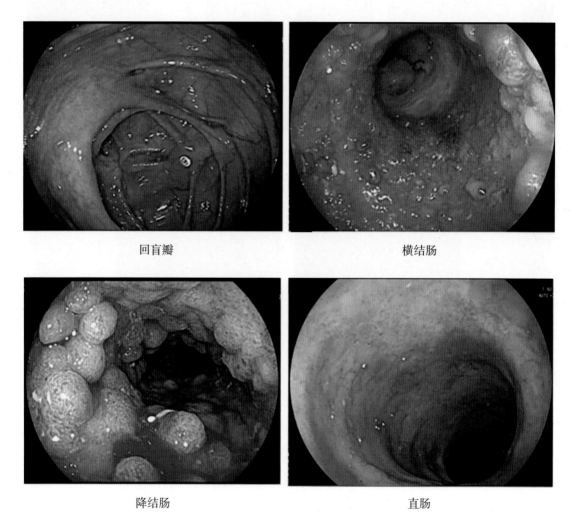

回盲瓣　　　　　　　　　　　　　　横结肠

降结肠　　　　　　　　　　　　　　直肠

病例 24 图 5　2023 年 4 肠镜

横结肠随机活检：未见管状腺瘤。

胃肠外科会诊建议加强内科治疗，如反应差，可考虑全结肠切除术。

与患者共同进行决策，解释升级治疗的必要性以及风险，最终选择维得利珠单抗治疗，诱导结束后粪便钙卫蛋白 53μg/g（＜50）。复查肠镜（2023 年 7 月）（病例 24 图 6）：炎性息肉较前明显减少，直肠可见 1.0cm×1.5cm 扁平息肉。病理：绒毛管状腺瘤Ⅱ级，少部分呈高级别上皮内瘤变。

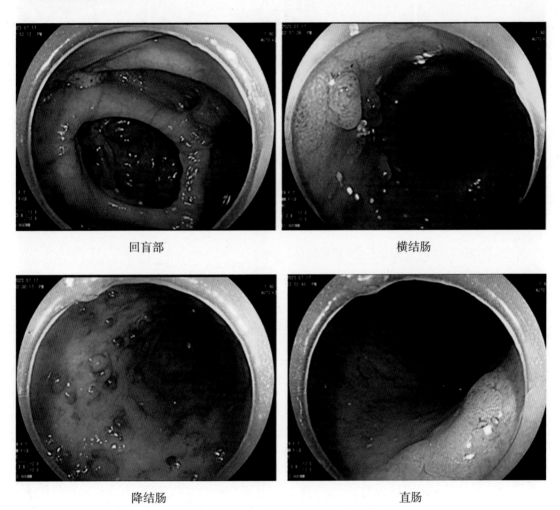

回盲部　　　　　　　　　　　　　　　横结肠

降结肠　　　　　　　　　　　　　　　直肠

病例 24 图 6　2023 年 7 月复查肠镜

考虑直肠病灶为单发腺瘤性病变，周围黏膜血管网尚清晰，与患者再次进行共同决策后行全结肠染色，通过染色＋放大精查未见其他病灶，决定对直肠病灶行 ESD 治疗（病例 24 图 7）。

术后病理：管状腺瘤，低级别伴高级别上皮内瘤变，未见脉管浸润，水平切缘处见低级别上皮内瘤变，垂直切缘阴性，病变距最近垂直切缘 0.25mm。

与患者沟通病情后，选择继续使用维得利珠单抗治疗，定期复查肠镜。

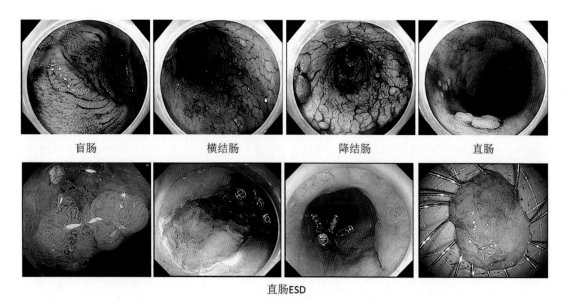

| 盲肠 | 横结肠 | 降结肠 | 直肠 |

直肠ESD

病例 24 图 7　直肠 ESD

（二）MDT 诊疗（MDT 会诊意见）

1. 病理科（张继新，北京大学第一医院）：IBD 相关异型增生是一种明确的肠上皮肿瘤性改变，最常见的形态学改变包括肠型（腺瘤样）和锯齿状亚型。无论组织学类型，异型增生应该根据肠上皮细胞学和结构改变进行分级。低级别异型增生的隐窝可以是管状和（或）绒毛状或锯齿状，隐窝轻度拥挤或分支，细胞表现为核增大、拉长，核浆比增高，染色质深染，复层化局限于细胞质的 1/2。高级别异型增生结构异常表现为腺体排列拥挤，筛状结构，明显的出芽和分支，可以看到腔内坏死。细胞显著增大，呈现多形性，核深染，细胞极向紊乱，复层化占据细胞质全层，易见核分裂象。高级别异型增生应该归类为原位癌。

2. 肿瘤化疗科（金璐，北京大学第一医院）：对于溃疡性结肠炎或克罗恩病患者，结直肠癌的发病风险高于一般人群，并且 IBD 相关结直肠癌的预后较散发结直肠癌患者要差。因此，在 IBD 患者的全程管理中内镜随访尤为重要。在溃疡性结肠炎和克罗恩病中，癌主要是通过异型增生发展而来。病理学评估发现上皮异常增生是 IBD 患者恶性肿瘤风险增加的最重要标志。因此在监测期间，病理诊断是指导患者管理的核心依据。IBD 患者早癌或癌前病变筛查和治疗是研究的一个热点方向。目前这类患者内镜下手术的适应证和治愈性切除的标准仍然参照腺瘤性上皮内瘤变的标准，需要更多的临床数据去总结其特点。由于炎症背景存在，内镜下切除范围较难确定；炎症导致黏膜下层纤维化等会给内镜治疗增加出血、穿孔等并发症风险，所以 IBD 早期癌的内镜治疗难度较大。

三、病例讨论

在溃疡性结肠炎患者长期管理中，需要高度重视结肠癌变的预防和筛查。这例患者广泛结肠型 E3，疾病反复发作，病史长达 30 年，这些因素都强烈提示其发生结肠癌的风险升高。溃疡性结肠炎发生癌变有两种情况：第一种为息肉癌变，第二种为结肠炎相关癌变。文献报告 15 年以上的 IBD 病史，广泛结肠受累，合并 PSC（原发性硬化性胆管炎），结肠癌家族史，慢性持续的结肠炎症等都是 IBD 相关结肠癌的风险因素。对于这类患者更应注意内镜随访。

IBD 相关结肠癌的内镜随访前一定要对炎症进行良好的控制，正如本例患者在长达 30 年的病史中，肠道炎症控制不满意，即便是发现直肠隆起型肿物之后。在肠道炎症控制不满意时会严重影响内镜观察。这个角度上看，治疗达标即黏膜愈合是尽早发现异性增生的必要条件。生物制剂应用于临床之前，对炎症的控制仅限于 5-ASA、免疫制剂等。本例患者使用了维得利珠单抗后，黏膜炎症得到有效控制，才有机会使高级别瘤变确诊。因此，筛查溃疡性结肠炎癌变的第一步是尽可能控制炎症，尽量在疾病缓解期进行结肠镜检查。

对于结肠炎相关癌变，既往手术研究发现癌变病灶往往多发，因此炎症区域内镜下肉眼不可见的癌变建议行全结肠手术切除。然而，随着内镜技术发展，对于部分癌变病灶也可选择内镜下治疗。首先需要染色及靶向活检明确病灶的数量，其次详细描述病灶部位、大小、形状、表面和周围环境。该例患者在充分控制炎症后仅直肠一处病变，大小 < 2cm，周围黏膜血管网部分可见，无明显糜烂、溃疡，存在黏膜下剥离的条件。

黏膜下剥离后的病理提示边缘仍有低级别上皮内瘤变，目前未见其他部位存在低级别上皮内瘤变，无需追加手术；后续治疗主要为控制炎症，争取达到黏膜愈合。随着炎症进一步消退，在规律染色内镜以及靶向活检筛查下，尽可能保留器官功能是我们长期的目标。

四、病例点评

重视 IBD 患者结肠癌的发生应从 I 级预防，即预防 IBD 患者的化学预防结肠癌发生入手。已知 5- 氨基酸水杨酸可以减少 IBD 相关结肠癌的发生，抗炎特性可能是化学预防的关键因素。一项评估美沙拉秦治疗对 IBD 患者 CRC 风险影响的 Meta 分析显示，5-ASA 对 IBD 患者的 CRC 具有显著化学预防作用（OR = 0.58，95% CI 0.45 ~ 0.75）。另一项纳入 26 项观察性研究，包括 15 460 例受试者的 Meta 分析得出，> 1.2g/d 较 < 1.2g/d 剂量的美沙拉秦可显著降低 IBD 相关 CRC 风险（OR = 0.5，95% CI：0.3 ~ 0.9）。还有一

项回顾性病例对照研究，纳入 1970 年 1 月至 2015 年 12 月 1594 例 IBD 患者，其中 18 例 CRC 患者匹配 30 例未患 CRC 的 IBD 患者作为对照组，得出累积接受剂量 ≥ 4500g 的 5-ASA 可显著降低 IBD 相关 CRC 风险的结论。

重视 IBD 患者结肠癌的发生也应从 Ⅱ 级预防入手，即规范 IBD 患者的内镜下监测，争取在恶变发生早期及时处理。一项回顾性研究，纳入接受内镜治疗的 67 例 IBD 患者，评价内镜治疗对 IBD 患者可见癌前病变处理的有效性和安全性，在行 ESD、hESD（混合 ESD）和 EMR 患者中 86%、75% 和 55% 病灶实现 R0 切除。另一项在评估因异型增生或早期 CRC 而接受 ESD 治疗的回顾性研究，对 31 例 IBD 患者进行了 ESD 术后随访（平均随访期 45.9 个月），异型增生局部复发 3 例（9.6%），异时性复发 7 例（22.6%），提示 ESD 治疗伴异型增生的 UC 疗效可靠，但术后仍需监测其复发。还有一项回顾性研究，在多因素分析中发现坚持年度结肠镜检查的患者与未进行年度结肠镜检查的患者相比，发现异常增生的概率低 78%（OR = 0.153，P = 0.0379）。解释这一情况的发生原因是，在坚持进行年度监测结肠镜检查的患者中，使用生物制剂的患者比例是不坚持进行年度检查患者的两倍（34% vs.17%）。由此可见控制炎症，治疗达标是减少 IBD 相关结肠癌的根本策略。

（病例提供：滕贵根　北京大学第一医院）

参考文献

[1]Gordon H，Biancone L，Fiorino G，et al.ECCO Guidelines on Inflammatory Bowel Disease and Malignancies. J Crohns Colitis，2023，17（6）：827-854. doi：10.1093/ecco-jcc/jjac187. PMID：36528797.

[2] 中国医药教育协会炎症性肠病专业委员会. 中国炎症性肠病消化内镜诊疗共识. 现代消化及介入诊疗. 2020；25（10）：1410-6.

[3]O'Connor A，Packey CD，Akbari M，et al.Mesalamine，but Not Sulfasalazine，Reduces the Risk of Colorectal Neoplasia in Patients with Inflammatory Bowel Disease：An Agent-specific Systematic Review and Meta-analysis.Inflamm Bowel Dis，2015，21（11）：2562-2569. doi：10.1097/MIB.0000000000000540. PMID：26296062.

病例 25　进展的结肠膀胱瘘——医患共决策

一、病历摘要

患者男性，48岁，因"间断腹痛、腹泻1年余，加重伴肛周疼痛2个月"于2021年11月入院。

现病史：1年余前（2020年1月）患者因"右下腹痛2天"就诊外院急诊。血常规：WBC 27.5×10^9/L，NE% 85.7%，Hb 157g/L，PLT 235×10^9/L，诊断"阑尾炎"，行阑尾切除术，术后出现下腹痛，不伴放射痛，与进餐、排便无关，伴腹泻，5～6次/天，为稀水样便。肠镜检查（2020年3月）：所见结肠未见异常，直肠多发白色扁平息肉，直径0.2～0.3cm。症状无好转。外院行增强CT检查（2020年6月），见病例25图1：乙状结肠与直肠交界处肠腔内壁见一环形混杂密度影结节，向肠腔内突出，边缘清楚，大小约0.7cm×1.4cm，壁见环形钙化，增强后无异常强化，管壁无增厚。

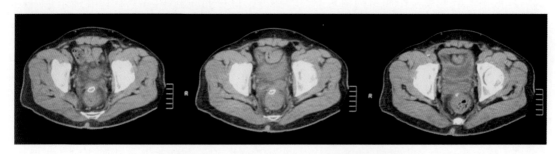

病例25图1　增强CT：直-乙交界处环形钙化

患者症状仍无好转，2020年11月再次外院复查肠镜发现直肠距肛周10cm处可见半环周不规则隆起，充血水肿，质地稍硬。病理：肠黏膜组织，慢性炎细胞浸润，个别腺体伴轻度异型。复查增强CT（病例25图2）：直肠中上段肠壁不均匀增厚，最厚处1.8cm，外膜模糊，周围可见条索影，增强后不均匀强化，直肠上壁前方可见一结节伴粗大钙化，1cm×1.7cm，与直肠壁分界欠清晰，直肠系膜、骶前区、双侧髂血管旁见多发淋巴结，大者短径0.8cm。

外院诊断为溃疡性结肠炎，予美沙拉秦肠溶片1g tid、美沙拉秦栓剂0.5g bid，症状稍有好转。

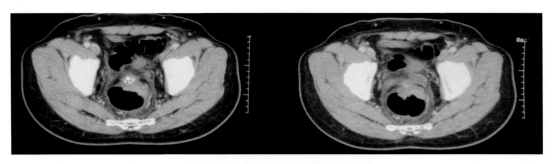

病例 25 图 2　增强 CT：直肠中上段增厚

2020 年 11 月底，患者外院复查肠镜：距肛门 7 ~ 11cm，可见一不规则隆起，表面黏膜发红，覆大量白色黏液，冲洗不易脱落，肠腔狭窄，内镜尚可通过。病理：肠黏膜组织慢性炎，局灶腺体伴轻度不典型增生。超声内镜：直肠不规则隆起型肿物，隆起处肠壁外可见低回声区域，局部可见高回声影。

2020 年 12 月初，患者其他医院就诊再次复查肠镜：距肛门口 6 ~ 11cm 直肠可见欠规则结节状隆起，伴糜烂，侵及 1/2 周管腔，质较韧，活检。活检提示：黏膜急慢性炎，局灶伴糜烂，腺体修复性增生，未见肿瘤。

2021 年 6 月患者再次更换医院复查肠镜：距肛门约 5cm 可见肠管狭窄，管腔呈铺路石样改变，病变累及全周，内镜可通过，病变节段分布长约 10cm。活检病理示：（直）肠黏膜活检组织呈慢性炎伴局灶淋巴细胞聚集，活动性炎，可见隐窝炎和局灶糜烂。给予中药治疗，效果不佳。

2021 年 8 月患者大便每天 10 次，为黄色稀便，伴黏液，不伴便血，于外院住院治疗，住院期间出现尿频尿急，排尿后段疼痛并有气体排出。实验室检查，血常规：WBC 17.86×10^9/L，Hb 139g/L，NE% 83.7%，PLT 465×10^9/L。ESR 69mm/h。尿常规：红细胞 73/ml，白细胞 648/ml，细菌 370/ml，未分类结晶 150/ml，亚硝酸盐 +。便常规：黄褐色成形便，潜血阳性，镜下 RBC 6/HP，镜下 WBC 7/HP。便培养阴性。便球杆比未见明显异常。血生化：Alb 42.6g/L，PA 145.70mg/L，肝肾功能、电解质未见明显异。免疫方面：IgG 973.0mg/dl，IgA 158.0mg/dl，IgM 3.7mg/dl，补体 C3 140.00mg/dl，C4 51.20mg/dl；自身抗体谱：ANA 1 ：80，ENA 谱、ANCA、抗 CCP 抗体未见异常，HLA-B27 阴性，淋巴细胞亚群未见异常。

感染方面：CMV-DNA、EBV-DNA、血 G/GM 试验、PCT、呼吸道九联检、T-spot.TB、便找寄生虫卵、粪便液基寄生虫检测、粪便艰难梭菌外毒素 A/B 均阴性。

增强 CT：直肠和部分乙状结肠肠壁增厚，考虑恶性，系膜筋膜多发淋巴结转移，病变局部与膀胱分界不清，受累不除外；腹盆腔多发淋巴结肿大，转移可能性大。

PET-CT：直肠及直-乙交界区肠壁弥漫性不均匀明显增厚并代谢异常增高；肠系膜区高代谢软组织影；盆腔直肠及乙状结肠系膜区、双侧髂血管旁、骶前多发高代谢增大淋巴结；考虑为结直炎性病变伴肠瘘形成、多发淋巴结炎性反应性增生可能大，局部恶变不除外。直肠上段钙化灶。

肠镜：距肛门5～20cm直肠及直-乙交界黏膜充血水肿明显，呈铺路石样改变，直肠可见多发溃疡，表面覆白苔，触之易出血，管腔狭窄，略显僵硬，普通肠镜通过困难，更换细镜可顺利通过。考虑结肠溃疡性病变，炎性肠病？（病例25图3）。

肠镜病理：（升结肠、横结肠、降结肠、回盲瓣、乙状结肠、直-乙交界）大肠黏膜慢性炎，间质水肿；（直肠1）大肠黏膜急慢性炎，黏膜糜烂，炎性肉芽组织形成，黏膜固有层内见非坏死性肉芽肿。该组织形态需重点鉴别结核等特殊病原体感染和克罗恩病，请结合临床综合分析。（直肠2）大肠黏膜慢性炎，间质纤维化。

胃镜检查：慢性非萎缩性胃炎。

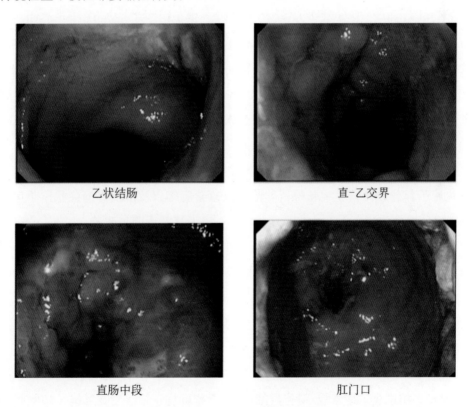

乙状结肠　　　　　　　　　　　直-乙交界

直肠中段　　　　　　　　　　　肛门口

病例25图3　外院住院期间的肠镜

外院给予治疗如下：哌拉西林他唑巴坦抗感染；口服肠内营养，建议患者行手术治疗明确诊断，患者拒绝手术治疗转往我院进一步就诊。患者自起病以来，精神可，食欲下降，睡眠受影响，二便如上述，近3个月体重下降10kg。

既往史、个人史及家族史：湿疹 4 年余。否认毒物、药物接触史，否认阿米巴等疫水疫区接触史。家族史无殊。

体格查体：体温 36.5℃，脉搏 78 次 / 分，血压 132/82mmHg，呼吸 18 次 / 分。全身浅表淋巴结未触及肿大，四肢及躯干可见多发暗红色及褐色皮疹。双肺呼吸音清，心律齐，腹软，左下腹压痛、无反跳痛，肝脾肋下未触及，肠鸣音 3 次 / 分，双下肢不肿。

初步诊断：结肠膀胱瘘原因待查，克罗恩病可能性大，湿疹。

二、诊疗过程

（一）入院后诊疗

入院后症状：肛周疼痛明显，坐位时需要双手支撑床面减轻疼痛；腹泻 10 余次，每次量 5 ～ 10ml。

血常规：WBC 12.9×10^9/L，Hb 120g/L（正细胞正色素），PLT 576×10^9/L。贫血五项：血清铁＜ 5.00μmol/L，总铁结合力 31.40μmol/L，铁蛋白 354.4ng/ml；生化：Alb 39.8g/L，PA 156.6mg/L。ESR 79mm/h；hsCRP 61.67mg/L；PCT 0.04ng/ml；凝血未见异常。尿常规：蛋白质 微量，隐血 阴性，白细胞 阴性，红细胞 3 ～ 6/HP，白细胞 1 ～ 2/HP；便常规：黄色稀便，WBC 25 ～ 30/HP，RBC 1 ～ 2/HP，双法 OB（＋）；肿瘤标志物：总前列腺特异抗原 5.180ng/ml，f-PSA/t-PSA 0.06，余未见异常；血尿免疫固定电泳，未见单克隆条带。

感染、免疫方面检查结果基本同前，未见显著异常。

入院后予部分肠内营养＋肠外营养治疗以改善肠瘘以及肛周疼痛症状；予美罗培南联合甲硝唑抗感染治疗；予美沙拉秦颗粒抗炎。患者症状无明显改善。

再次与患者沟通手术治疗的必要性（治疗并发症和明确诊断）与生物制剂可能的收益与风险（感染加重或延误诊断），患者拒绝手术希望试用生物制剂治疗。在加强营养支持，抗菌素和丙种球蛋白保驾下试用乌司奴单抗治疗。

首次静脉 390mg 乌司奴使用后 3 天，患者肛周疼痛明显缓解，无需双手支撑床面，同时炎症指标好转。

规律使用乌司奴单抗维持治疗，随访至 2023 年 1 月，患者每天排便 2 ～ 3 次，成型便；排尿时排气感消失，尿常规：可见红细胞；炎症指标均正常。复查肠镜（病例 25 图 4）：距肛门约 15cm 以远黏膜水肿，欠光滑，结节样增生改变。直肠距肛门约 6cm 肠腔轻度狭窄，多发息肉形成。直 - 乙交界、直肠近端和远段分别活检，病理提示：大肠黏膜慢性炎，未见隐窝炎、隐窝脓肿。

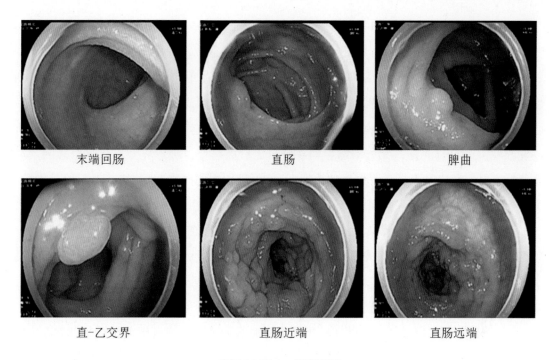

| 末端回肠 | 直肠 | 脾曲 |

| 直-乙交界 | 直肠近端 | 直肠远端 |

病例 25 图 4　复查肠镜

（二）MDT 诊疗（MDT 会诊意见）

1. 影像科（刘婧，北京大学第一医院）：直肠出现高密度的改变通常见于以下疾病：

（1）憩室：表现为外凸为主，以环形高密度或弥漫高密度改变，病变可以多发；高密度的改变通常为长期粪便样物质的沉积所致。

（2）多发海绵状血管瘤：表现为肠壁弥漫增厚，其内多发条形或结节状高密度灶，其病理改变通常为静脉石。

（3）炎症后遗的改变：如本病例，由于长期的慢性炎症包裹形成所致。

（4）腹腔游离体：通常由于肠脂垂的脱落所致，覆盖于肠壁表面，部分病例可随着体位的变化而发生位置的改变。

2. 胃肠外科（姜勇，北京大学第一医院）：结肠膀胱瘘的临床症状主要取决于瘘口的大小。瘘口较大者由于多量粪便进入膀胱导致患者尿路刺激症状通常较重，表现为尿液呈粪水样改变、尿频、尿急、尿痛等膀胱急性感染症状，严重者可出现全身感染表现。瘘口较小者可仅表现为排尿伴气体排出。该例患者泌尿系症状相对较轻，由此推断结肠膀胱瘘瘘口较小。对于明确的结肠膀胱瘘，通常的方案是手术治疗：①手术探查切除病变肠管，膀胱内瘘修补，此术式优点在于可明确疾病的组织病理诊断；②病变难以切除者可行瘘口近端肠管造瘘，转流粪便，根据后续治疗效果择期还纳的方式。

三、病例讨论

1. 诊断方面　该患者诊断非常困难，因为炎症性肠病的诊断没有金标准，属于除外性诊断，很多疾病仅依靠内镜活检样本很难完全排除，需要较长的随访时间才能得出最后的诊断。根据克罗恩病的诊断标准，该患者有全壁性炎性反应改变，存在瘘管，无节段性改变，无纵行溃疡，无非干酪性肉芽肿，无肛周病变，疑诊克罗恩病是合理的。至于急性阑尾炎病史是否是克罗恩病的支持点，在仔细回顾阑尾炎起病时的症状、检验指标、手术标本等，最终考虑急性阑尾炎诊断明确，共患病可能性更大。

克罗恩病的鉴别，①感染方面：因为是慢性病程，肠道急性感染通过病程即可排除。肠道慢性感染方面：没有结核感染证据，同时在两家三甲医院均进行了充分的检查，基本可以排除；②肿瘤方面：该患者起病过程中反复行肠镜检查，多次取病理未见肿瘤证据；③系统性免疫病：无其他系统受累迹象，综合分析倾向克罗恩病的诊断。

2. 治疗方面　通过长时间随访，可使克罗恩病的诊断更加有把握。但此时患者病情不允许等待太久。对于明确的结肠膀胱瘘，通常的方案是手术治疗，如果通过手术可以解决内瘘，那么在手术探查或切除的肠管组织病理上可能得到更明确的诊断，可谓一举两得。但是因诊断不明确，手术方案也可能选择瘘口近端肠管造瘘，转流粪便，今后根据后续治疗效果择期还纳的方式。本例患者认为如果造瘘，其生活质量明显降低，难以接受。患者希望立即解决最困扰他的直肠肛门疼痛问题。在充分的医患共同决策后，选择了先行药物治疗。这样的临床决策具有一定的风险，一方面结肠膀胱瘘可能不愈合，仍要手术；另一方面如果诊断有误，生物制剂可能对感染、肿瘤有加重风险。

决定行药物治疗，还存在选用哪种生物制剂更适合的问题。考虑存在穿透性病变，首选英夫利昔单抗，但风险是可能加重感染。新型生物制剂乌司奴单抗可以治疗瘘管型克罗恩病，且感染风险相对较小。最终在支持治疗的前提下，启动乌司奴单抗治疗。让人满意的是，药物起效非常快，首先表现为肛周疼痛减轻，随后肠道狭窄、炎症好转，最后结肠膀胱瘘逐步愈合，从治疗效果来看支持克罗恩病的诊断。尽管到目前为止，本例仍没有满足克罗恩病的诊断标准，但治疗最大限度地提高了患者的生活质量，最终使其完全恢复了患病前的社会交往能力。

四、病例点评

炎症性肠病的成功治疗离不开"医患共决策"模式的加持。炎症性肠病作为一种自身免疫性疾病，与感染、肿瘤类疾病最大的区别就是没有金标准，在疾病不典型时，诊断非常困难，尤其是面对快速进展的患者，需要"冒险"进行试验性治疗。临床决策时需要平衡风险兼顾患者诉求，医生主导的单向决策已经不适合炎症性肠病的诊疗，取而代之的正是"医患共决策"。医患共决策能给患者带来更多获益。大量研究证明了医患共决策的价值。需要注意的是，医患共决策的治疗方案要比医生单方面决策更加"保守"。与本病例类似，患者对手术风险、永久性造瘘负面影响的顾虑，促进了生物制剂试验性治疗。

医患共决策的关键是沟通和信任。沟通分为三个步骤：第一步是全面的病情介绍；第二步是针对治疗方案利弊的介绍；第三步是判断患者以及家属对前两个沟通环节的认知情况决定再沟通方案。整个过程中，沟通—判断沟通效果—再沟通反复进行，最终实现没有"误会"的有效沟通。沟通过程中，医患建立充分的信任，此时方可启动医患共决策的治疗方案，这个治疗方案一定是个体化的，也是对患者最有利的。

（病例提供：贺胜铎 北京大学第一医院）

参考文献

[1]Elwyn G，Frosch D，Thomson R，et al.Shared decision making：a model for clinical practice.J Gen Intern Med，2012，27（10）：1361-1367.

第七章

儿童期 IBD 与 IBD 的社会心理问题

极早发病的 IBD 和儿童期 IBD 近年来有逐渐增加的趋势，这类患儿通常起病较急，症状较重，诊断存在一定难度，治疗中还需要格外注意患儿的生长发育问题。IBD 的遗传因素在儿童期更为突出，随着基因检测技术日臻完善，陆续发现了一些单基因缺陷所致的 IBD，为这些发病很早的患儿的治疗带来了希望。炎症性肠病通常在青少年至青壮年发病，患者一旦患病，不但造成身体上的各种症状，还会严重影响日常生活和各种社会活动，包括工作、旅行、社交、家庭生活和性生活等。传统认知对 IBD 解读为"不死的癌症"更是给患者造成严重的心理负担，不愿与人交往，对生活失去信心等负面情绪的积累造成患者以抑郁为主的心理障碍。近年来在我国关注 IBD 患者的行动逐渐在全社会展开，每年的国际炎症性肠病日（5 月 19 日）都有社会各界人士参与，共同关心、关爱 IBD 患者，相信未来一定能够战胜疾病！

病例 26　极早发炎症性肠病——警惕遗传性炎症性肠病

一、病历摘要

患儿男，14 天日龄，因"间断发热伴腹泻 4 小时"于 2014 年 8 月入院。

现病史：患儿 4 小时前出现发热，体温最高 38.7℃，物理降温效果欠佳。同时出现腹泻，大便 8 ~ 10 次 / 天，为绿稀糊状便，未见明显黏液血丝。呕吐胃内容物 2 次，非喷射性。病程中无嗜睡、反应差、易激惹、抽搐、排尿哭闹、皮疹等表现，为进一步诊治收入我院。患儿精神反应可，大便见前述，尿量正常，出生体重 2360g，现在体重 2450g。

既往史：患儿为第 5 胎第 4 产，胎龄 36^{+4} 周，因其母"先兆子痫"剖宫产娩出，出生体重 2360g，宫内无窘迫，生后无窒息。生后因"孕母 4 次不良产史，胎龄 36^{+4} 周，生后 25 分钟"于我院治疗 10 天，期间病情平稳。出院诊断：①早产儿，低出生体重儿，适于胎龄儿；②代谢性酸中毒，轻度；③新生儿黄疸，生理性。

家族史，G1P1：女，足月顺产，生后 1 周发热，皮肤有出血点，伴口腔溃疡、腹胀、喂养困难、多脏器功能衰竭，生后 22 天夭折；G2P2：女，足月顺产，出生体重 3750g，生后第 3 天合并头部脓疱疮，伴发热、腹泻、腹胀、口腔溃疡，当地医院考虑"败血症"，生后 60 天夭折；G3P3：男，足月顺产，出生体重 3400g，生后第 7 天出现异常哭闹、嗜睡，伴发热、腹胀，生后 18 天夭折；G4P3：孕 23 周胎停育，人工流产。家系系谱图如病例 26 图 1 所示。

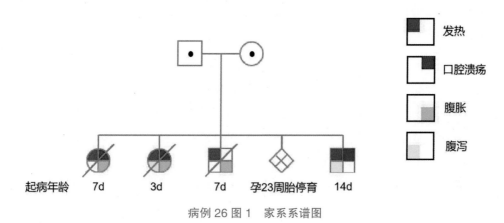

病例 26 图 1　家系系谱图

母孕期病史：其母 39 岁，因既往不良产史，孕 20 周行羊水穿刺，染色体核型分析未见异常。

初步诊断：新生儿肠炎。

体格查体：体重 2450g，体温 38.7℃，心率 133 次 / 分，血压 65/35mmHg。精神反应可，面色红润，全身皮肤未见皮疹、出血点、瘀斑，全身浅表淋巴结未触及，前囟 1cm×1cm，触诊平软，张力不高。口腔内可见溃疡。心音有力，律齐，双肺听诊呼吸音稍粗，未闻及啰音。腹部平软，未及包块，按压后无哭闹加剧，肠鸣音正常，肝脏肋下 1cm，质软边锐，脾肋下未及。肛周未见红肿及破溃。神经系统查体无异常。

辅助检查，血常规：白细胞计数、血小板计数、CRP 均正常范围，中性粒细胞比例升高。多次粪便常规检查，显微镜检可见红、白细胞；粪便涂片未发现真菌或结核杆菌，尿 CMV-DNA 阴性；TORCH-IgM 未见异常，粪便艰难梭菌毒素 A/B 阴性。免疫球蛋白和淋巴细胞亚群未见异常；乙肝、丙肝和其他感染疾病筛查均阴性；血生化肝肾功正常。自身抗体检测均阴性。

二、诊疗过程

（一）入院后诊疗

入院后患儿体温有波动，最高 38.6℃，伴大便次数偏多，最多 13 次 / 天，伴有黏液及血丝。予氨基酸配方奶喂养，头孢哌酮舒巴坦及甲硝唑抗感染，益生菌调节肠道菌群后，患儿仍有低热，体温 37.5 ~ 38℃，排便仍稀，未再见到血丝，口腔溃疡好转。期间完善腹部 B 超未见异常。生后 25 天完善结肠镜检查提示升结肠、横结肠、乙状结肠黏膜糜烂、出血、水肿、小溃疡，开始加用美沙拉秦口服治疗［30mg/（kg·d）］。体温降至正常，大便次数减少，2 ~ 3 次 / 天，仍为黄绿稀便，偶见黏液，未见血丝，出院时体重 3.1kg，奶量 80ml，q3h。住院期间完善基因检查提示 IL-10RA 基因 c.537G＞A 纯合突变，该位点为 mRNA 剪接位点，其父母各携带 1 个致病等位基因，ACMG 评级为致病性变异。该基因在 2009 年首次被报道与遗传性炎症性肠病相关。故出院诊断为 IL-10Ra 相关炎症性肠病。

后续病情变化：患儿出院后仍反复出现病情波动，主要表现为黏液血便及腹泻，大便每日最多 20 余次，随病情进展出现肛裂、肛周赘生物；肠外症状主要表现为发热、贫血、低白蛋白血症、反复湿疹样皮疹、口腔溃疡、重度营养不良。因病情反复予口服泼尼松治疗 2 疗程（4 月龄、7 月龄），起始剂量为 2mg/（kg·d），总疗程 6 周。激素治疗期间患儿虽间断有口腔溃疡，但体温正常，大便性状及次数明显好转，但停用激素后病情反复，间断有发热、腹泻、黏液脓血便及体重增长欠佳。

患儿 1 岁时建议行骨髓移植治疗，家长拒绝。1 岁 5 个月龄（10kg，79cm）给予英夫利昔单抗治疗，前两剂用药结束后，患儿大便次数减少为 1 ~ 3 次 / 天，黏液及血丝均明显减少。第 3 剂应用后病情再次出现反复。1 岁 7 个月结肠镜提示全结肠黏膜可见多发溃疡、糜烂。结肠黏膜病理：小肠膜慢性炎症，局灶固有层多量淋巴细胞浸润，间质水肿。（横结肠、回盲部）大肠黏膜慢性炎，局灶急性炎，（横结肠）间质中可见小灶上皮样肉芽肿，（回盲）可见中性粒细胞浸润腺体上。再次给予口服足量激素治疗。但治疗效果不佳，患儿仍有黏液血便、发热、体重下降（2 岁，9kg，80cm）。调整为静脉输注甲泼尼龙［2mg/（kg·d）］1 周，后改为口服泼尼松并逐渐减量，总疗程 1 个月。患儿在静脉应用激素期间大便性状及次数均有好转，黄色稀糊样便，每日 1 ~ 3 次。但改为口服激素后每日大便次数即增加至 10 余次，并且伴有频繁发热及体重下降（2 岁 2 个月，8.4kg）。因病情反复，加用沙利度胺治疗，患儿稍有好转，但病情仍不稳定。

3 岁 9 个月结肠镜检查提示全结肠多发阶段样溃疡，可见铺路石样改变。腹部超声提示肠壁可见广泛均匀性增厚，最大厚度约 5cm，黏膜回声增强，提示全结肠肠壁广泛增厚性病变，再次给予静脉甲基强的松龙［2mg/（kg·d）］治疗，一周后患儿体温正常，排便明显好转，每日 3 ~ 4 次成形便，少许黏液，无血丝，考虑患儿前期治疗存在激素依赖，应用英夫利昔单抗出现耐药，此次激素减量过程中加用阿达木单抗皮下注射，大便 3 ~ 10 次 / 天，偶有黏液血便，炎症指标基本正常，体重增长至 12.5kg。

患儿 4.5 岁时行骨髓移植，6 岁时复查内镜，结肠病变较前明显好转。目前患儿已 9 岁，体重20kg，身高120cm。

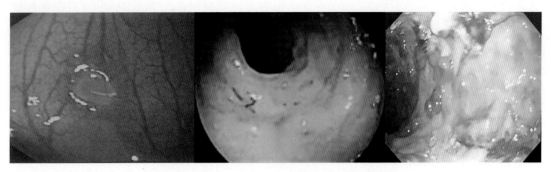

病例26图2　患儿不同年龄段时期结肠镜表现

注：A. 生后25天，升结肠、横结肠、乙状结肠黏膜糜烂、出血、水肿，小溃疡形成；B. 1岁7个月，全结肠黏膜可见多发溃疡、糜烂；C. 3岁9个月，结肠镜检查提示全结肠多发阶段样溃疡，可见铺路石样改变。

（二）MDT诊疗（MDT会诊意见）

1. 消化科（王化虹，北京大学第一医院）：该患儿临床特点中最值得关注的是起病极早以及其母亲此前的4次不良生产病史。家族史要高度警惕遗传性疾病。本例通过基因分析最终诊断为IL-10Ra相关炎症性肠病，异基因造血干细胞移植取得满意效果。

本例的内镜表现有一定特点，患儿极早期肠镜下可见圆形边界清晰的溃疡，并非克罗恩病典型的内镜下表现；后期病变逐渐加重，出现铺路石样改变，同时出现肛裂等肛周病变，经过3年时间，克罗恩病典型病变才显现出来，说明炎症性肠病有一个发展的过程。笔者认为，最初的内镜表现称为"早期克罗恩病样改变"可能更合适。对于成年起病的炎症性肠病而言，遗传因素在发病机制中的作用随年龄增加而减弱，通常无需进行全基因组测序。虽然有研究发现NOD2/CARD15等基因突变对疾病病程预测具有价值，但目前临床工作中不作为常规检测。随着大数据时代的到来，基因检测在儿童期炎症性肠病患者的诊断治疗中将发挥更加重要的作用。

2. 血液科（董玉君，北京大学第一医院）：本例患者单倍型造血干细胞移植（Haplo-HSCT）成功后，内镜检查确认结肠病变较前明显好转，患者腹泻症状基本消失，营养、发育也相应得到改善。提示Haplo-HSCT和脐血移植一样，对IL-10R基因突变导致的VEO-IBD有良好效果。其机制可能为来源于健康供者造血干细胞的免疫细胞（包括T、B、NK、巨噬细胞和树突状细胞等）IL-10R功能正常，这些细胞中IL-10通路恢复有助于肠道炎症的控制。

需要注意的是，已发现的VEO-IBD相关基因突变超过60种，并不是所有的患者都可以通过异基因HSCT治疗。曾有报道TTC7A突变的IBD患儿移植后肠道症状复发而最终死亡。如果突变基因在造血和免疫系统不表达，则异基因移植可能无法纠正这种突变导致的临床改变。因此，VEO-IBD 患儿是否需要以及何时进行异基因 HSCT，需要包括儿科、消化、血液和遗传咨询等多专业医生组成的 MDT 团队共同讨论后决定。

三、病例讨论

1. 本例患儿为新生儿期起病的炎症性肠病，主要表现为腹泻、黏液血便、发热、口腔溃疡等，结合患儿发病年龄早、阳性家族史，考虑遗传性疾病可能性大，进一步完善家系基因全外显子组检测，提示 IL-10RA 基因纯合变异。按照人类遗传学与基因组学学会（ACMG）用于判断基因变异致病性标准，IL-10RA 已被证明与 IBD 发生发展有强相关性，判定为致病性变异。IL-10RA 为重要的抗炎因子 IL-10 受体，其蛋白功能障碍严重影响抗炎细胞因子通路。与成人期 IBD 不同的是，IL-10RA 基因突变所致 IBD 多数病情进展快，早期易误诊为新生儿坏死性小肠结肠炎、过敏性肠炎等，若未能及时发现诊断，可能因败血症、肠坏死穿孔、严重营养不良等死亡。通常情况下可逐渐出现全消化道受累，如口腔溃疡、胃部及小肠病变、肛周病变等，同时合并肠外表现，如湿疹、贫血、关节炎等。病情初期，患儿仅表现为黏液血便、腹泻等常见症状，但反复发热、口腔溃疡、肛周病变等症状在婴幼儿中并不常见，通常提示可能存在潜在免疫性疾病，尽早进行免疫缺陷初筛检查（淋巴细胞亚群、免疫球蛋白检测等）及基因检测，有助于早期诊断、及时开展治疗，对于管理病情至关重要。

2. 在本患儿家系中，有 3 名患儿 3 个月龄内夭折，到本患儿生后 14 天发现血便后，家长立即就诊，即使早期诊断、积极治疗，病情仍反复、难以控制，最终需要骨髓移植完全治愈。在 IL-10Ra 相关 IBD 治疗中，同成人治疗一样，分为诱导缓解、维持治疗。本患儿病情初期使用肠内营养、激素、5- 氨基水杨酸等治疗。激素可快速缓解症状，并可维持一段时间症状缓解，在患儿 1 岁时，消化道症状控制及营养状态均良好，建议尽早骨髓移植治疗为宜。家长因担心相关风险而拒绝骨髓移植后，患儿在 1～2 岁时症状逐渐加重，激素只能短期缓解，营养状态每况愈下，内镜表现逐渐加重，给予生物制剂、沙利度胺等治疗后，仍难以逆转病情。最终在 4.5 岁时行骨髓移植，在 6 岁随访复查内镜结肠病变已完全好转。说明 IL-10RA 相关 IBD 对上述传统治疗反应不佳。目前对于 IL-10RA 相关 IBD 骨髓移植时机尚存争议，决定进行移植的时机应是一个多学科团队共同讨论和决定的结果，需要综合考虑患儿的病情，尤其是患儿的营养情况，骨髓移植作为最后的治疗选择时，往往患儿状况欠佳，在明确基因突变可以行骨髓移植治疗后，应尽早咨询血液骨髓移植专业医生。

四、病例点评

本例患者为新生儿期起病的炎症性肠病，其中发病年龄在6岁以内称为极早发炎症性肠病（very early onset inflammatory bowel disease，VEO-IBD），占儿童IBD的4%～10%，VEO-IBD发病早，可有阳性家族史，通常与遗传因素相关，多涉及单基因缺陷所致，目前已发现50余种致病基因，涉及机制包括肠上皮细胞屏障功能、免疫调节功能缺陷、自身炎症性疾病、细胞/体液免疫缺陷、吞噬细胞功能缺陷等。关于VEO-IBD诊断策略，①有相符的临床症状：如慢性炎性腹泻、黏液血便、反复口腔溃疡、肛周病变等；②需要重点关注家族类似疾病史；③实验室检查：血常规、血沉、大便钙卫蛋白检查、免疫球蛋白检测、淋巴细胞亚群检测、ANCA等；④内镜检查：对于可疑患儿，尤其是黏液血便、炎性腹泻的患儿，不能用感染或者过敏因素解释时，建议行内镜检查；⑤基因检测：对于高度怀疑IBD患儿，可行基因检测辅助诊断。尤其是与原发免疫缺陷病相鉴别。

VEO-IBD治疗通常包括使用抗炎药物（如5-氨基水杨酸、类固醇激素）、免疫抑制剂（如硫唑嘌呤、甲氨蝶呤）和生物制剂（如英夫利昔单抗等）来控制疾病进展。此外，营养支持和饮食调整也非常重要，有助于改善患儿营养状况。VEO-IBD患儿对于传统药物治疗反应差，同时肠道炎症严重且持续，故选择部分结肠或结肠次全切除、回肠造瘘术以暂时控制疾病发展。VEO-IBD常有全消化道累及，伴全身表现，如反复发热、感染，故上述患儿行手术治疗后，仅暂时控制肠道局部炎症反应。目前如果IBD的致病基因定位于造血系统，如IL-10、FOXP3、WAS等基因，可考虑行骨髓移植治疗。

尽管极早发炎症性肠病是一种复杂且难以治愈的疾病，但随着医学科技的进步，对于这种疾病的理解和治疗手段也在不断发展。比如目前尚处在研究阶段的基因修饰疗法、干细胞治疗等，有望通过早期筛查诊断和新的治疗手段，使患者病情得到有效控制。

（病例提供：李　礼　北京大学第一医院）

参考文献

[1]Ouahed J，Spencer E，Kotlarz D，et al.Very early onset inflammatory bowel disease：a clinical approach with a focus on the role of genetics and underlying immune deficiencies.Inflamm Bowel Dis，2020，26：820-842.

[2]Uhlig HH，Koletzko S，Shah N，et al.The diagnostic approach to monogenic very early onset

inflammatory Bowel Disease.Gastroenterology，2014，147：990-1007. e3.

[3] Benchimol EI，Fortinsky KJ，Gozdyra P，et al.Epidemiology of pediatric inflammatory bowel disease：a systematic review of international trends.Inflamm Bowel Dis，2011，17：423-439.

[4]Nameirakpam J，Rikhi R，Rawat SS，et al.Genetics on early onset inflammatory bowel disease：An update.Genes Dis，2019，7：93-106.

[5]Glocker EO，Kotlarz D，Boztug K，et al.Inflammatory bowel disease and mutations affecting the interleukin-10 receptor.N Engl J Med，2009，361：2033-2045.

[6]Conrad MA，Carreon CK，Dawany N，et al.Distinct histopathological features at diagnosis of very early onset inflammatory Bowel Disease.J Crohns Colitis，2019，13：615-625.

[7]刘黎黎，汤泽中，周丛乐，等.新生儿炎症性肠病三例报道及文献复习.中华围产医学杂志，2015，18（2）94-100.

[8]Zheng Cuifang，Huang Ying，Hu Wenhui，et al.Phenotypic Characterization of Very Early-Onset Inflammatory Bowel Disease with Interleukin-10 Signaling Deficiency：Based on a Large Cohort Study.Inflamm Bowel Dis，2019，25：756-766.

病例 27　儿童期炎症性肠病——重视营养评估及生长发育

一、病历摘要

患儿男，8岁，因"间断腹痛、血便8个月余，加重7天"于2022年5月入院。

现病史：入院8个月余前，患儿不洁饮食后出现腹痛、黏液血便，至外院诊治（2021年9月24日至2021年10月20日），腹部超声提示回盲部、全结肠壁肿胀，结肠镜示回盲部、升结肠、横结肠、降结肠、乙状结肠及直肠黏膜弥漫充血水肿，呈细颗粒样改变，可见散在浅溃疡，血管网消失，结肠镜病理示固有层见较多浆细胞，散在淋巴细胞、中性粒细胞浸润，可见隐窝炎及隐窝脓肿形成，粪便ASCA抗体阳性，粪便钙卫蛋白显著升高（＞1800μg/g，正常值＜200μg/g），粪便真菌、寄生虫检查均阴性，粪便搜索培养阴性，自身抗体、肿瘤标志物等检查未见异常。外院诊断"溃疡性结肠炎，全结肠型，中度活动"。给予甲泼尼龙30mg［1mg/（kg·d），2021年10月9日至2022年1月27日逐渐减停］，补充益生菌，甲氨蝶呤20mg肌内注射，每周一次（2021年10月18日至入院前）。

同时查血淀粉酶、脂肪酶升高大于正常范围 3 倍以上，上腹部核磁示胰腺尾部及体后部增大，伴周围渗出，腹部超声示胰腺体积大、回声稍增粗，胰管迂曲不规则，体部胰管稍宽，符合慢性胰腺炎超声改变，诊断慢性胰腺炎急性发作。开始给予禁食水肠外营养支持，抗感染治疗，后逐渐改为半流食。同时乌司他丁、奥曲肽等对症支持治疗。患儿无腹痛、半流食耐受可、无黏液血便后出院。胰腺基因检测回报 CFTR 基因杂合变异，CHR7：117232263，转录外显子 NM_000492.exon14，c.2042A ＞ T（p.E68IV），变异来源父亲，考虑遗传性胰腺炎可能性大。

入院 4 个月余前（2022 年 1 月 10 日），患儿复查胰酶显著升高，外院予口服胰酶胶囊 20 余天，复查胰酶降低后停药。3 月余前，患儿复查胰酶再次升高，伴间断腹痛，排稀糊便，混有鲜血，再次至外院就诊（2022 年 2 月 9 日至 2022 年 3 月 4 日），复查结肠镜提示溃疡性结肠炎较前加重，加用英夫利昔单抗 200mg（8mg/kg，按照 0 周、2 周、6 周给药，2022 年 2 月 14 日起至入院前共 3 次）。他克莫司 0.5mg tid［0.06mg/（kg·d）］及继续甲氨蝶呤治疗。同时抗感染、抑制胰腺分泌，禁食水并逐渐过渡至半流食等对症治疗，患儿一般情况好转出院。

入院 1 个月余前（2022 年 4 月 3 日），患儿无明显诱因出现腹泻，每日 6 ～ 15 次不等。粪便呈黄绿色稀水样，偶有少量血丝，期间发热 3 天，体温最高 39.0℃，热峰 2 ～ 3 次 / 天，病程无呕吐、腹胀、腹痛等不适。外院就诊，查艰难梭菌毒素 B 基因检测阳性。腹部超声示全结肠肠壁增厚肿胀，阑尾受累，较前有所进展。考虑"艰难梭菌感染"，予万古霉素口服 10 天，期间查血淀粉酶、脂肪酶正常，粪便钙卫蛋白 1199μg/g。经治疗后患儿粪便性状逐渐好转，复查艰难梭菌毒素 A/B 阴性，毒素 B 基因检测转阴。

1 个月前患儿诉餐后腹部不适，脐周为主，呈持续性，时轻时重，偶有腹痛，3 周前患儿腹部不适较前明显加重，伴里急后重，夜间不能安睡。外院查便常规示：黄绿色稀便，白细胞 10 ～ 20/HP，红细胞 5 ～ 10/HP，潜血阳性。血常规：WBC 16.6×10^9/L，CRP 0.5mg/L，血沉 28mm/h，艰难梭菌毒素均阴性。血生化示淀粉酶 538U/L，脂肪酶 1462.7U/L，再次住院给予禁食、抗感染、胃肠减压等治疗，腹痛好转，胰酶较前下降后出院，出院后继续口服胰酶，半流食喂养。7 天前再次出现黏液血便，腹痛加重入院。起病以来，患儿进食粥类、短肽类肠内营养粉，起病以后体重下降约 10kg。

既往史：既往体健。

家族史：否认炎症性肠病、慢性腹泻或其他类似疾病家族史。

初步诊断：①溃疡性结肠炎，广泛结肠型（E3）重度活动，慢性复发型；②慢性胰腺炎，遗传性 CFTR- 相关疾病？③中度营养不良。

体格检查：生命体征平稳，身高 139cm（Z 评分 0.9），体重 25.9kg（Z 评分 –0.6），BMI 13.4kg/m²（Z 评分 –2.2），自主体位，步态正常。神志清楚，全身皮肤黏膜苍白，无黄染，无水肿，皮肤苍白、干燥，有明显皮褶，皮下脂肪较少，皮肤弹性差。心肺查体无特殊。腹部平坦、略凹陷，未见胃、肠型及蠕动波，未见腹壁静脉曲张，腹软，无压痛、未触及包块，Murphy 征阴性，肝脾肋下未及。肝区肾区无叩痛，腹部叩诊鼓音，移动性浊音（ – ）。肠鸣音 5 次 / 分。脊柱活动度可，关节无红肿及压痛，主动活动正常，双下肢无水肿。神经系统查体四肢肌容积减少，肌力Ⅳ级，余未见异常。

辅助检查：血常规 白细胞及血小板计数升高，血红蛋白提示轻度贫血。多次粪便常规检查，黄色不成形粪便，显微镜检可见红、白细胞；粪便涂片未发现真菌或结核杆菌，粪便艰难梭菌外毒素 A/B 阴性。血生化中肝酶正常，TP 和 Alb 轻度降低，血淀粉酶轻度升高，脂肪酶仍有 3 倍正常值以上升高。病原学均阴性。具体检查结果，见病例 27 表 1。

病例 27 表 1　入院后主要实验室检查结果

常规检验		生化检查		病原检查	
白细胞	15.8 × 10⁹/L	ALT（7 ~ 40U/L）	30U/L	便难辨梭菌外毒素	阴性
血红蛋白	109g/L	AST（13 ~ 35U/L）	37U/L	粪便球 / 杆比	大致正常
血小板	724 × 10⁹/L	ALP（50 ~ 135U/L）	197U/L	便找 TB 菌	阴性
血沉	47mm/hr	TP（65 ~ 85g/L）	58g/L	便找真菌	阴性
CRP	3mg/L	Alb（40 ~ 55g/L）	26g/L	便培养	阴性
粪便潜血	阳性	TG（0.4 ~ 1.7mmol/L）	0.97mmol/L	血 CMV–DNA	阴性
粪便 RBC	10 ~ 15/HP	淀粉酶（0 ~ 125U/L）	158U/L	血 EBV–DNA	阴性
粪便 WBC	40 ~ 50/HP	脂肪酶（0 ~ 39U/L）	267U/L		

二、诊疗过程

（一）入院后诊疗

入院当天晚间出现高热，体温 39.5℃，复查血常规提示 WBC 17.6 × 10⁹/L，CRP 20mg/L，PCT 0.51ng/ml，给予美罗培南联合万古霉素治疗。立位腹平片：回肠末端轻度扩张（直径约 2.8cm），结肠内气体较多。后患儿出现血压下降、末梢凉等休克体征，给予甲基强的松龙 40mg 后，体温降至正常，炎症指标下降。小肠增强 MRI 示：小肠、结肠 MRI 未见明确病变。腹泻、血便症状持续，结肠镜提示全结肠受累，可见多发浅溃疡、糜烂病灶。MRCP 未见显著胰胆管结果异常。

入院后进一步询问病史，外院给予英夫利昔单抗（IFX）治疗后，患儿腹泻、血便症状有所好转，有临床应答。完善英夫利昔单抗血药谷浓度提示 1.2μg/ml，经多学科会诊建议优化英夫利昔单抗治疗，剂量增大并缩短给药间隔。同时选用氨基酸配方奶迅速改善患儿营养状态。

后续随访：患儿在接受全氨基酸奶喂养的第 2 天，腹泻次数逐渐减少，应用 1 周后便常规潜血转阴，在 IFX 10mg/kg、间隔 2 ~ 4 周应用 1 次的情况下，临床症状好转并维持缓解，血沉可降至 20 ~ 30mm/h，粪便钙卫蛋白维持在 500 ~ 1000 μ g/g。监测胰酶逐渐降至正常范围。因患儿携带 CFTR 一个等位基因变异，有文献报道单拷贝 CFTR 仍有致病报道，本患儿行汗液试验检查为阴性，在基本除外 CFTR 导致慢性胰腺炎情况下，加用美沙拉秦口服治疗，并持续维持缓解状态。

出院半年后，患儿体重增长 10kg，身高增长 3cm。

（二）MDT 诊疗（MDT 会诊意见）

1. 消化内科（王化虹，北京大学第一医院）：该患儿入院后 UC 症状突出，营养不良较为严重，胰腺炎症状相对稳定，应首先治疗 UC 并积极改善营养状况。优化生物制剂治疗方案对儿童期重度活动 IBD 尤为推荐，IFX 剂量调整至 10mg/kg，缩短治疗间隔至 2 ~ 4 周 1 次，以维持较高药物浓度促进迅速达到临床缓解。后续进入维持治疗期再依据血药浓度逐渐延长用药间隔。患儿生长发育阶段应使用生物制剂长期维持治疗，稳定血药浓度。联合应用免疫抑制剂的治疗方案对患儿生长发育等多方面存在一定影响，今后如抗药抗体产生也可考虑其他生物制剂维持治疗。此患儿存在中度营养不良，影响儿童生长发育，需加强营养支持及密切体格发育评估。氨基酸配方奶吸收迅速，改善营养状态的同时有助于 IBD 患儿黏膜愈合，加速病情缓解。

2. 临床营养科（迟雁，北京大学第一医院）：营养不良是 IBD 重要合并症，其原因涉及因胃肠症状摄入不足、胃肠营养物质丢失及炎症反应引起高分解代谢等。营养不良导致的后果在儿童 IBD 表现尤为突出，特别是儿童 CD 患者。尽管本例患儿初诊为 UC，但反复控制不佳的肠道疾病，以及胰腺炎导致的吸收障碍，使营养不良及其伴发的感染成为患儿诊治过程中的重点问题。在 IBD 治疗，尤其是 CD 治疗中，肠内营养支持除了可以改善患者营养状况、降低感染率外，还可以通过改善局部微生态环境减少炎症反应，从而达到诱导缓解的作用。研究表明，肠内营养与激素疗效相近而无激素的不良反应。因此，目前全肠内营养治疗已经成为儿童 CD 的一线诱导治疗方案。在 UC 治疗中，尽管全肠内营养不能单独作为诱导方案使用，其与生物制剂联合应用的效果在营养不良的患者中明显优于单独应用生物制剂。在肠内营养制剂的选择上，研究显示要素膳和整蛋白制剂在疗效上没有明显差异。本例患者由于合并胰腺相关疾病，选择要素膳更符合患儿营养吸收特点，持续灌注方式使患儿胃肠更易于耐受从而从营养治疗中得到最大获益。

三、病例讨论

本例患儿为 6 岁以后起病的炎症性肠病，主要表现为腹泻、黏液血便等，病初诊断溃疡性结肠炎，广泛结肠型（E3）。特殊之处在于合并慢性胰腺炎，遗传性因素不除外。所以在外院 IBD 治疗之初，规避了可能造成胰腺炎药物，如美沙拉秦、硫唑嘌呤等。在应用激素诱导缓解后，先后加用了甲氨蝶呤、英夫利昔单抗、他克莫司治疗。临床症状易反复，维持缓解效果欠佳。同时溃疡性结肠炎、慢性胰腺炎急性发作常相伴随，形成炎症反复、恶性循环。此次入院时，患儿营养状况较差，腹泻症状突出。入院评估后发现胰酶水平下降，无上腹疼痛等急性胰腺炎症状。评估胰腺炎相对稳定，而溃疡性结肠炎症状突出。除重新应用生物制剂调整诱导缓解方案以外，还需改善患儿营养状态。

慢性营养不良考虑与反复胰腺炎急性发作间断禁食，肠道持续炎症状态，摄入营养物质不足等因素相关。长期营养不良可能造成小肠绒毛短缩，合并吸收不良，在不能除外胰腺外分泌功能不全等情况下，选用氨基酸配方（100% 氨基酸、富含中链脂肪酸）联合肠溶胰酶胶囊可便于小肠吸收氨基酸、脂肪营养物质，此方法安全有效，对儿童不良反应最小，最终取得良好临床疗效。

四、病例点评

儿童炎症性肠病（pediatric inflammatory bowel disease，PIBD）指在儿童或青少年时期起病的 IBD，且近年其发病率逐渐升高。PIBD 分为两种类型，即克罗恩病和溃疡性结肠炎。儿童症状表现与成人不尽相同，表现为儿童常合并生长发育受限、贫血、骨质疏松等肠外表现，此外 PIBD 炎症通常发生在结肠和回肠末段。目前临床分型使用的是在蒙特利尔分型基础上制定的巴黎分型，主要依据起病年龄和受累部位进行。PIBD 一般比成人 IBD 病情更为复杂严重，容易出现生长发育方面的并发症，如营养不良、青春期延迟等。目前依据症状和实验室检查，临床上使用儿童克罗恩病活动指数（pediatric Crohn's disease activity index，PCDAI）和儿童溃疡性结肠炎疾病活动指数（pediatric ulcerative colitis activity index，PUCAI）来评估疾病活动严重程度以及进行疗效评价。总体而言，儿童炎症性肠病和成人炎症性肠病在病情严重度、症状表现和发病年龄方面均有一些不同。因此，在治疗时需要考虑到儿童的各年龄段个体差异和特殊需求。

对于 PIBD，最突出的特点是慢性肠道炎症对生长发育的潜在影响，可能与炎症对生长激素 /IGF-1 轴抑制作用、细胞因子诱导的生长激素抵抗、营养物质吸收不良、摄入减少、代谢需求增加、糖皮质激素 / 免疫抑制剂使用等相关。约 40% CD 和 10% UC 患儿有生长障碍。12% 的 CD 儿童成人身高比预期矮 8cm。在 PIBD 治疗及随访过程中，需重视生长发育、营养状况的评估，包括身高、体重、头围、上臂围等体格发育指标是否按生长曲线增长，以及偏离标准曲线程度（通常使用 WHO 制定的 Z 评分系统）。诊疗决策需考虑长期获益风险和潜在风险。近年来营养治疗、生物制剂及其他新型药物有效提高了无激素缓解率并减少了免疫抑制药物应用，很大程度上改善了相应药物不良反应，诸如身材矮小、骨髓抑制等。促进生长发育最重要的是控制疾病活动度，诱导黏膜愈合和实现青春期正常发育。其中营养支持尤为重要，完全肠内营养（exclusive enteral nutrition，EEN）用于活动性 CD 的诱导缓解且疗效显著，尤其是儿童 CD。对于长期慢性营养不良患儿，其可能出现小肠绒毛扁平萎缩，进而出现小肠吸收不良，而选择适合肠道吸收的肠内营养剂型有助于改善营养状态。

（病例提供：李　礼　北京大学第一医院）

参考文献

[1]Bareil C，Bergougnoux A.CFTR gene variants，epidemiology and molecular pathology.Arch Pediatr，2020，eS8-eS12.

[2]Correia JP，Ponte AI，Silva JC，et al.Mesalazine-induced acute pancreatitis：a rare adverse reaction but with important therapeutic implications in ulcerative colitis.Eur J Gastroenterol Hepatol，2021，33：595.

[3]Kuenzig ME，Fung SG，Marderfeld L，et al.Twenty-first Century Trends in the Global Epidemiology of Pediatric-Onset Inflammatory Bowel Disease：Systematic Review. Gastroenterology，2022，162：1147-1159.e4.

[4]Turner D，Ruemmele FM，Orlanski ME，et al.Management of Paediatric Ulcerative Colitis， Part 1：Ambulatory Care-An Evidence-based Guideline From European Crohn's and Colitis Organization and European Society of Paediatric Gastroenterology，Hepatology and Nutrition.J Pediatr Gastroenterol Nutr，2018，67：257-291.

[5]Levine A，Griffiths A，Markowitz J，et al.Pediatric modification of the Montreal classification for inflammatory bowel disease：the Paris classification.Inflamm Bowel Dis，2011，17：1314-21.

[6]Massironi Sara，Vigan ò Chiara，Palermo Andrea，et al.Inflammation and malnutrition in inflammatory bowel disease.Lancet Gastroenterol Hepatol，2023，8：579-590.

[7]Martin NG，Roberts AJ，Evans HM，et al.Adherence to the New Zealand Pediatric Guideline for the Assessment and Diagnosis of Inflammatory Bowel Disease.JPGN Rep，2022，3：e266.

[8]Ruemmele FM，Veres G，Kolho KL，et al.Consensus guidelines of ECCO/ESPGHAN on the medical management of pediatric Crohn's disease.J Crohn's Colitis，2014，8：1179-1207.

病例 28　炎症性肠病与心理——关注精神心理问题

一、病历摘要

患者女性，26 岁，主因"间断黏液血便伴腹痛 5 年余，皮疹 2 个月余"入院。

现病史：患者 5 年前无明显诱因出现黏液血便，每日 3 ~ 5 次，量约 400ml，伴有里急后重。当地医院结肠镜及病理提示：结肠黏膜表面糜烂，重度炎症伴活动性炎症，可见隐窝脓肿形成，诊断为"溃疡性结肠炎"，予柳氮磺胺吡啶治疗后症状好转。出院后未坚持用药，仍间断排黏液血便。

4 年前因症状加重再次就诊外院，肠镜提示（病例 28 图 1）：结肠黏膜糜烂性水肿，多发片状不规则溃疡，周围黏膜水肿，可见增生性息肉改变，考虑为"溃疡性结肠炎，重度活动"，予 5-ASA 口服治疗无效，升级为激素治疗后缓解。激素减停过程中症状复发。

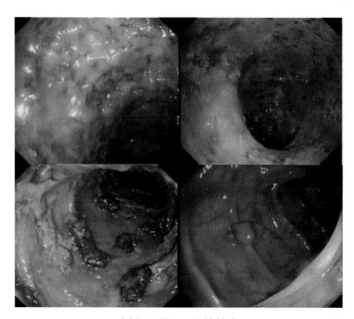

病例 28 图 1　肠镜检查

复查肠镜提示：直肠、乙状结肠、降结肠黏膜充血水肿，可见自发性出血，部分溃疡较深。

病理提示：送检少许大肠黏膜组织急慢性炎，局部上皮糜烂，炎性渗出并有肉芽组织形成，腺体排列稍紊乱，形态欠规则，可见隐窝脓肿及隐窝炎，并可见淋巴滤泡（病例28图2）。

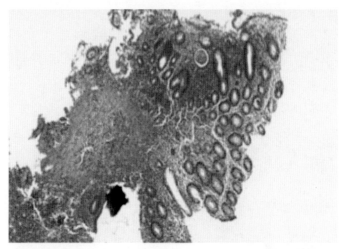

大肠重度慢性炎症，隐窝炎、隐窝脓肿形成；局部腺体扭曲、分支并增生；黏膜糜烂伴炎性纤维素性渗出，黏膜下层大量淋巴细胞、浆细胞浸润并淋巴细胞聚集，符合炎症性肠病表现。

病例28图2 病理检查

考虑患者存在激素依赖且病情重度活动，予英夫利昔单抗（IFX）诱导治疗共6次注射后，继续硫唑嘌呤（AZA）维持治疗。AZA维持治疗期间患者排便次数恢复正常，无明显肉眼血便，保持临床缓解。

4个月前因情感原因，自行停用AZA，再次出现黏液血便。1个月前无明显诱因出现颜面部多发小"脓疱"样皮疹，直径0.5 ~ 1.5cm，部分出现溃烂，可见黄色脓性分泌物渗出，不易愈合，我院皮肤科考虑为"坏疽性脓皮病"（病例28图3）。

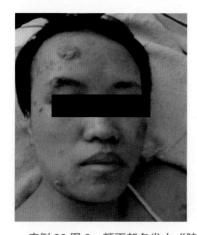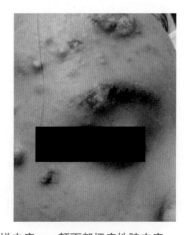

病例28图3 颜面部多发小"脓疱"样皮疹——颜面部坏疽性脓皮病

重新开始 IFX 300mg 输注诱导缓解治疗，皮肤加强局部护理等治疗后患者腹泻、腹痛、黏液血便及颜面部皮疹明显好转后出院。

5 天前患者再次因情感问题精神受到打击后，出现前胸、阴阜皮肤散在"脓疱"样皮疹，同时黏液血便加重，20 余次 / 天，伴发热，最高体温 39℃，为进一步就诊入院。

既往史：否认外伤、手术病史，否认输血史，否认食物、药物过敏史。

初步诊断：溃疡性结肠炎，左半结肠型（E2）重度活动，坏疽性脓皮病。

体格检查：体温 36.3 ℃，脉搏 80bpm，呼吸 22 次 / 分，血压 120/70mmHg，BMI 19.8kg/m^2，无力体型，面部及前胸、阴阜可见多个直径 0.5 ~ 2cm 大小脓性破溃皮损。心肺查体无明显异常。腹软，左下腹轻压痛，无反跳痛，肝脾肋下未及，肠鸣音 5 次 / 分。

二、诊疗过程

（一）入院后诊疗

完善粪便病原学检查，便涂片找真菌阴性，粪便艰难梭菌外毒素 A/B 均阴性，粪便培养阴性，粪便抗酸杆菌阴性。血培养阴性；脓性破溃皮损处皮肤拭子及咽拭子培养阴性；T-Spot.TB 及 PPD 试验；G/GM 阴性；PCT 阴性；血 EBV-DNA、CMV-DNA 均阴性；感染筛查均阴性。完善免疫方面指标 ANA、抗 dsDNA 抗体、ENA 谱阴性，p-ANCA 1：32 阳性；免疫球蛋白正常。

骶髂平片示：骶髂关节两侧骨质局限性密度升高，骶髂关节炎可能性大；HLA-B$_{27}$ 阴性。腹部增强 CT：直肠、乙状结肠、降结肠、结肠脾曲及横结肠远段肠壁可见不均匀强化，可见分层，降结肠、乙状结肠、直肠系膜血管根部可见多发淋巴结，短径约 0.5cm，肠系膜小血管排列呈轻度齿梳样改变；考虑炎症性肠病可能性（病例 28 图 4）。

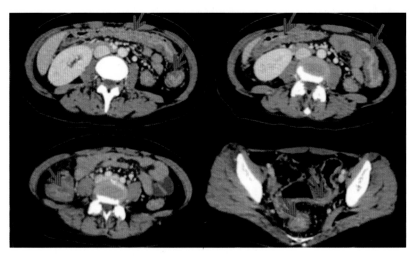

病例 28 图 4　腹部增强 CT

完善肠镜检查：直肠黏膜充血；乙状、降结肠黏膜充血、水肿，不规则溃疡形成；横结肠多发息肉；升结肠黏膜尚光滑，结肠袋存在（病例28图5）。病理：大肠重度慢性炎症，隐窝炎、隐窝脓肿形成；局部腺体扭曲、分支并增生；黏膜糜烂伴炎性纤维素性渗出，黏膜下层大量淋巴细胞、浆细胞浸润并淋巴细胞聚集，符合炎症性肠病表现。

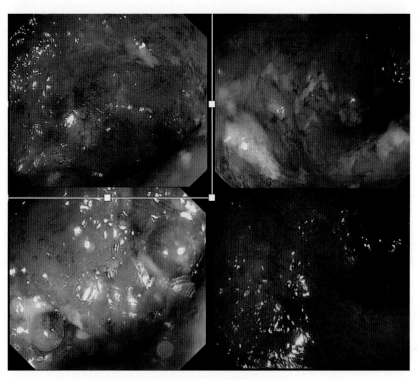

病例28图5　完善肠镜检查

经查房讨论，患者贫血、低蛋白血症，存在营养风险，加强营养支持。从患者临床症状，到影像学检查和肠镜下表现均提示患者疾病重度活动。在充分排除感染后，继续IFX治疗。应用IFX后患者腹泻、腹痛较前有所好转，体温降至正常。但1周后体温再次升高至38.4℃，大便次数增加伴腹痛。考虑患者产生抗药抗体，导致药物浓度较低，抗炎效果不理想。改用阿达木单抗（ADA）治疗。应用ADA后患者仍诉腹泻，腹痛，间断发热，便中带血。

复查结肠镜见直肠至结肠脾曲炎症明显好转，仅有黏膜水肿、充血，溃疡基本消失，临床症状与内镜表现不匹配。回顾病史，青年女性，精神症状突出，疾病复发因情感打击停药导致，试用劳拉西泮0.5mg qn治疗，患者睡眠改善，夜间腹泻消失。请精神科会诊：焦虑抑郁状态，可能加重炎症性肠病表现，予帕罗西汀、劳拉西泮治疗。针对炎症性肠病继续应用阿达木单抗治疗。

出院随访：患者坚持每两周使用一次ADA治疗，规律服用帕罗西汀、劳拉西泮治疗。

精神状况逐渐好转，排便次数明显减少，体温正常，皮肤坏疽破损愈合。

（二）MDT 诊疗（MDT 会诊意见）

精神科（王希林，北京大学第六医院）：患者年轻女性，溃疡性结肠炎诊断明确，经历多种治疗自觉疗效不佳。此次症状复发前有情感应激，目前有易激惹表现，使用助睡眠药物腹泻明显好转。家族史：奶奶患抑郁症。精神检查：意识清楚，表情痛苦，情绪焦虑，担心病好不了，希望彻底治愈疾病。睡眠差，未查出其他精神病性症状。精神科考虑为：焦虑抑郁状态，心理状况影响躯体症状。建议：口服帕罗西汀起始剂量 5mg qd，酌情加量至 10 ～ 20mg qd；劳拉西泮 0.5mg bid（早、午服用）；艾司唑仑 2mg qn 睡前服用，出院后到精神专科随访调整药物治疗。对于器质性疾病的精神心理问题常不被关注，但心理状况往往对躯体疾病治疗产生一定影响。在器质性疾病治疗的同时，精神方面药物治疗会带给患者更好的治疗效果。

三、病例讨论

患者青年女性，慢性病程、反复黏液血便，经影像学、结肠镜和病理检查确诊为"溃疡性结肠炎，慢性复发型 E2 重度活动，骶髂关节炎，坏疽性脓皮病"。患者病情反复发作的诱因均为家庭中给予的精神打击，导致患者多次自行停药，甚至放弃治疗。

入院后经生物制剂等强有力的抗感染治疗后，患者症状缓解仍不满意，且与内镜表现不匹配。此时应该仔细了解 IBD 患者精神心理状态是否存在异常。对于青年女性，服用 AZA 后的生育问题应加强宣教，导致其停药的原因是希望停药怀孕。后续患者出现颜面部和身体多部位的坏疽性脓皮病，再次给她带来了巨大的精神刺激，而家人尤其是伴侣的态度更是压垮她心理的最后一根稻草。患者治疗中精神症状突出（紧张、焦虑、爱哭、睡眠差、精神萎靡、认为自己不能好转等）加之情感上屡受打击，疾病似乎难以控制，此时精神心理干预发挥了作用。小量劳拉西泮使患者睡眠改善就已经表现出疗效。专业精神科给予焦虑抑郁状态的判定，并认为可能加重炎症性肠病，予帕罗西汀、劳拉西泮治疗后患者症状得到有效控制。坚持生物制剂和精神专科药物治疗最终让患者达到临床缓解。

四、病例点评

IBD 是一种慢性复发性肠道炎症性疾病，在漫长的病程中患者很容易出现心理问题，文献报告，IBD 患者罹患抑郁概率是正常人群的 2 ～ 4 倍，罹患焦虑的概率是一般人群的 3 ～ 5 倍。近期一项 meta 分析发现，UC 患者中 23% 有抑郁状态，32.6% 有焦虑状态，在活动期 IBD 中 41.3% 存在抑郁状态，70.8% 存在焦虑状态。IBD 患者精神心理问题可以表现为焦虑、抑郁、睡眠障碍、乏力等，容易出现类似 IBS 样症状。乏力、睡眠障碍可能是心理症状的早期表现，需要 IBD 专科医生予以重视。部分患者的心理问题出现可早于 IBD 的诊断，也可以出现在疾病的任何一个阶段，即使处于缓解期，也有很多 IBD 患者存在心理问题。年龄、婚姻状态、早期的家庭问题、女性、疾病状态（类型、严重程度、手术等）都是精神心理问题的危险因素。

IBD 患者发生精神心理障碍的具体机制尚不十分明确，但多种研究表明脑 - 肠轴和肠道菌群在其中有重要作用。研究发现活动期 UC 患者肠道菌群失调，通过宿主 - 微生物之间的作用导致血液中代谢产物异常表达；同时影响血液中可溶解蛋白，活化全身炎症反应，下调机体免疫反应（表现为减少免疫相关蛋白）。增加的炎症状态传递给大脑（尤其是海马体，与抑郁焦虑相关），从而影响心理状态。一项纳入 31 项研究的系统回顾分析了 IBD 患者的心理治疗情况，17.8% ～ 24.7% 的 IBD 患者应用过治疗心理药物。这些治疗可以改善心理问题，提高生活质量，减轻胃肠道症状的严重程度。有研究发现，服用益生菌和粪菌移植对焦虑和抑郁有显著改善，表明菌群干预可作为治疗 IBD 患者精神相关症状有效的手段。

IBD 患者的心理问题被严重低估，1/3 的 UC 患者存在抑郁，2/3 的 UC 患者焦虑情况被漏诊，大多数 UC 患者的心理问题没有得到及时足够的治疗。IBD 的精神心理问题可以加重病情、增加住院和手术，影响治疗效果。IBD 患者需要更多的心理行为干预，注重 IBD 患者心理问题评估，精神心理专业医生及时诊治，加上本病有效的治疗，力求使患者得以"身体、精神"共同治愈。

（病例提供：田玉玲 北京大学第一医院）

参考文献

[1]Lewis K，Marrie RA，Bernstein CN，et al.CIHR Team in Defining the Burden and Managing the Effects of Immune–Mediated Inflammatory Disease. The Prevalence and Risk Factors of Undiagnosed Depression and Anxiety Disorders Among Patients With Inflammatory Bowel Disease. Inflamm Bowel Dis，2019，25（10）：1674–1680. doi：10.1093/ibd/izz045.PMID：30888037.

[2]Tarricone I，Regazzi MG，Bonucci G，et al.EspriMici Study Group Ω.Prevalence and effectiveness of psychiatric treatments for patients with IBD：A systematic literature review.J

Psychosom Res，2017，101：68-95．doi：10.1016/j.jpsychores.2017.07.001．Epub 2017 Jul 26．PMID：28867427．

[3]Paulides E，Boukema I，van der Woude CJ，et al.The Effect of Psychotherapy on Quality of Life in IBD Patients：A Systematic Review.Inflamm Bowel Dis，2021，27（5）：711-724． doi：10.1093/ibd/izaa144.PMID：32737977；PMCID：PMC8047856．

[4]Gracie DJ，Hamlin PJ，Ford AC.The influence of the brain-gut axis in inflammatory bowel disease and possible implications for treatment.Lancet Gastroenterol Hepatol，2019，4（8）： 632-642．doi：10.1016/S2468-1253（19）30089-5.Epub 2019 May 20.PMID：31122802．